U0251676

主　编 / 潘　杰（四川大学华西公共卫生学院/华西第四医院）

潘惊萍（四川省卫生健康信息中心）

副主编 / 段占祺（四川省大数据中心）

杨　罗（四川大学华西公共卫生学院/华西第四医院）

编　委 /（按姓氏首字母排序）

程迪尔（海南医学院管理学院）

郭小林（四川省卫生健康信息中心）

侯丽莎（四川大学华西医院）

韩　旭（四川省卫生健康信息中心）

路立勇（四川大学华西公共卫生学院/华西第四医院）

谭　坤（四川省卫生健康信息中心）

闫沛静（四川大学华西公共卫生学院/华西第四医院）

张子武（四川省卫生健康信息中心）

张雪莉（四川省卫生健康信息中心）

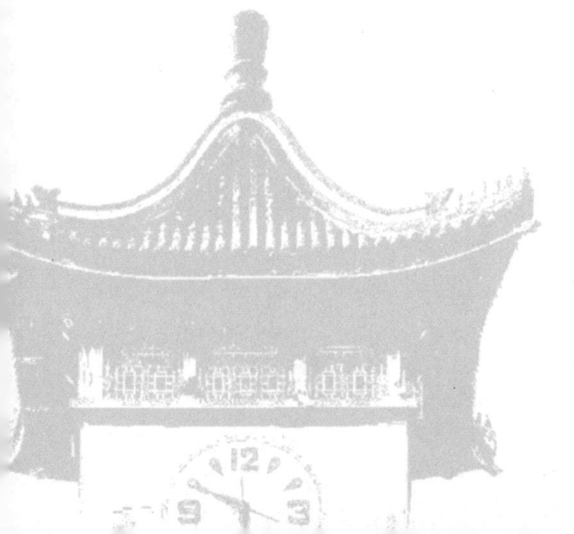

Health Development in Ethnic Minority Region

in Sichuan Province, China

四川省民族地区卫生事业研究：发展与改革

潘　杰　潘惊萍/ 主编

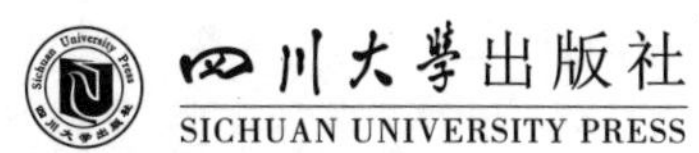

图书在版编目（CIP）数据

四川省民族地区卫生事业研究 ：发展与改革 / 潘杰，潘惊萍主编． — 成都 ：四川大学出版社，2022.12

ISBN 978-7-5690-4418-8

Ⅰ．①四… Ⅱ．①潘… ②潘… Ⅲ．①民族地区—医疗保健事业—研究—四川 Ⅳ．①R199.2

中国版本图书馆 CIP 数据核字（2021）第 011496 号

书　　名：四川省民族地区卫生事业研究：发展与改革

Sichuan Sheng Minzu Diqu Weisheng Shiye Yanjiu: Fazhan yu Gaige

主　　编：潘　杰　潘惊萍

选题策划：李天燕　龚娇梅

责任编辑：龚娇梅

责任校对：张　澄

装帧设计：墨创文化

责任印制：王　炜

出版发行：四川大学出版社有限责任公司

地址：成都市一环路南一段 24 号（610065）

电话：（028）85408311（发行部）、85400276（总编室）

电子邮箱：scupress@vip.163.com

网址：https://press.scu.edu.cn

印前制作：四川胜翔数码印务设计有限公司

印刷装订：四川煤田地质制图印刷厂

成品尺寸：170mm×240mm

印　　张：23.5

字　　数：446 千字

版　　次：2022 年 12 月 第 1 版

印　　次：2022 年 12 月 第 1 次印刷

定　　价：91.30 元

扫码查看数字版

四川大学出版社微信公众号

目　录

导　论…………………………………………………………………………………（1）

第一部分

“十三五”四川省民族地区卫生事业发展技术报告

第一章　概　述……………………………………………………………………（9）
一、研究背景……………………………………………………………………（9）
二、研究目的……………………………………………………………………（10）
三、研究内容与对象……………………………………………………………（10）
四、主要研究方法………………………………………………………………（11）
第二章　发展现状…………………………………………………………………（12）
一、四川省民族地区人口基本情况……………………………………………（12）
二、卫生服务体系建设研究……………………………………………………（16）
三、卫生服务情况分析…………………………………………………………（33）
四、卫生人才队伍建设研究……………………………………………………（40）
五、公共卫生服务研究…………………………………………………………（87）
附表………………………………………………………………………………（104）
第三章　民族地区卫生资源均衡性分析…………………………………………（112）
一、简介…………………………………………………………………………（112）
二、方法…………………………………………………………………………（113）
三、结果…………………………………………………………………………（114）
四、讨论…………………………………………………………………………（122）
五、结论…………………………………………………………………………（124）
第四章　存在的问题………………………………………………………………（125）
一、医疗服务体系建设…………………………………………………………（125）

二、卫生人才队伍建设……………………………………………………（131）
三、公共卫生服务……………………………………………………………（134）
第五章　对策及建议……………………………………………………………（135）
一、卫生服务体系建设……………………………………………………（135）
二、卫生人才队伍建设……………………………………………………（141）
三、提高基本公共卫生服务质量…………………………………………（144）
四、卫生资源配置标准……………………………………………………（145）

第二部分

四川省基层卫生人力资源差异性分析研究报告

第六章　概　述……………………………………………………………………（151）
一、研究背景…………………………………………………………………（151）
二、资料来源及研究方法…………………………………………………（151）
三、研究内容与对象………………………………………………………（152）
四、主要内容…………………………………………………………………（152）
第七章　民族地区与非民族地区卫生人力资源差异及变化趋势…………（153）
一、卫生人力数量差异及变化趋势………………………………………（153）
二、卫生人力学历构成差异及变化趋势…………………………………（155）
三、卫生人力职称构成差异及变化趋势…………………………………（158）
四、基层卫生人力资源机构分布差异及变化趋势………………………（161）
五、基层卫生人力资源配置差异及变化趋势……………………………（164）
六、基层卫生人力资源利用效率差异及变化趋势………………………（174）
第八章　民族地区内卫生人力资源差异及变化趋势……………………（179）
一、卫生人力数量差异及变化趋势………………………………………（179）
二、卫生人力学历构成差异及变化趋势…………………………………（181）
三、卫生人力职称构成差异及变化趋势…………………………………（184）
四、民族地区内卫生人力资源配置差异及变化趋势……………………（190）
五、民族地区内卫生人力资源利用效率差异及变化趋势………………（197）
六、民族地区内卫生人力资源分布的均衡性分析………………………（201）
第九章　存在问题及政策建议……………………………………………（213）
一、存在的主要问题…………………………………………………………（213）
二、政策建议…………………………………………………………………（215）

第三部分

四川省民族地区县乡村卫生服务一体化管理效果研究报告

第十章 概 述…………………………………………………………………… (221)
第十一章 县乡村卫生服务一体化管理综述………………………………… (225)
一、国外卫生服务一体化现状…………………………………………… (225)
二、国内县乡村卫生服务一体化的发展与现状………………………… (227)
三、总结…………………………………………………………………… (231)
第十二章 四川省民族地区县乡村卫生服务一体化管理实施概况……… (233)
第十三章 研究内容与方法…………………………………………………… (236)
一、研究对象 …………………………………………………………… (236)
二、研究内容 …………………………………………………………… (236)
三、研究方法 …………………………………………………………… (237)
第十四章 研究结果…………………………………………………………… (239)
一、调研结果……………………………………………………………… (239)
二、定量分析结果………………………………………………………… (247)
第十五章 研究结论和讨论…………………………………………………… (335)
一、主要成绩 …………………………………………………………… (335)
二、存在的问题 ………………………………………………………… (337)
三、政策建议……………………………………………………………… (340)
附录一 县乡村一体化管理问卷调查……………………………………… (347)
附录二 四川省民族地区县乡村一体化管理问卷调查表………………… (349)
附录三 卫生行政部门有关负责人访谈提纲……………………………… (351)
附录四 县级医疗机构院长或医务处负责人访谈提纲…………………… (353)
附录五 乡镇级医疗机构院长或医务处负责人访谈提纲………………… (355)
附录六 村卫生室访谈提纲………………………………………………… (357)
附录七 患者访谈提纲……………………………………………………… (359)
参考文献……………………………………………………………………… (363)

导　论

一、研究主题及文章结构

本专著在整体结构上划分为三部分。

（一）第一部分

第一部分由“十三五”四川省民族地区卫生事业发展技术报告构成，全面展示四川省民族地区的卫生事业发展。

本部分的研究内容主要围绕《四川省民族地区卫生发展十年行动计划（2011—2020年）》主要目标、重点工作及由此出台的相关政策，从卫生服务体系建设、卫生人才队伍建设、卫生事业发展的均衡性三个方面就以下内容进行研究：其一，了解民族地区“十二五”期间卫生计生事业纵向发展现况；其二，分析比较民族地区内部卫生事业发展均衡性问题；其三，探索“十二五”期间民族地区卫生事业发展中存在的问题，进而为提出“十三五”期间促进民族地区卫生事业发展的政策建议提供科学依据。具体内容如下。

1. 卫生服务体系建设

本研究从卫生资源、卫生服务两个方面研究卫生服务体系的建设情况。其中卫生资源包括医疗机构数、卫生设施和房屋建筑情况；卫生服务有门诊服务利用情况、住院服务利用情况和医疗费用支出等方面的情况。

2. 人才队伍建设

本研究主要从卫生人才的总量、卫生人才分布、卫生人员构成（学历和职称）的情况和发展趋势、卫生人才资源的配置情况及卫生人才的利用效率五大方面研究其建设情况和存在的问题。

3. 卫生事业发展的均衡性

除了上述常规的研究内容和指标，考虑到民族地区地理交通的特殊性，通过文献复习，本研究将卫生事业发展的均衡性纳入研究，采用泰尔指数、基尼系数等指标来衡量四川省民族地区、非民族地区内部卫生事业发展的均衡性，以及相应均衡性的变化趋势。

（二）第二部分

第二部分由四川省基层卫生人力资源差异性分析研究报告构成，并且就基层卫生人力发展进行专门的分析。主要包括以下三个方面：

其一，讨论四川省民族地区与非民族地区基层医疗卫生机构卫生人力资源的差异及变化趋势，包括卫生人力数量差异及变化趋势、卫生人力学历构成差异及变化趋势、卫生人力职称构成差异及变化趋势、基层卫生人力机构分布差异及变化趋势、基层卫生人力配置差异及变化趋势、基层卫生人力资源利用效率差异及变化趋势。

其二，讨论四川省民族地区内部人力资源的差异及变化趋势，包括几类民族地区间卫生人力数量差异及变化趋势、卫生人力学历构成差异及变化趋势、卫生人力职称构成差异及变化趋势、民族地区内卫生人力资源配置差异及变化趋势、民族地区内卫生人力资源利用效率差异及变化趋势、民族地区内卫生人力资源分布的均衡性等。

其三，讨论存在的问题及政策建议。

（三）第三部分

第三部分为四川省民族地区县乡村卫生服务一体化管理效果研究报告，从县乡村三级卫生体系整合改革的角度审视卫生事业的发展。主要对四川省民族地区县乡村卫生服务一体化管理的实施效果进行评价研究，主要研究内容包括以下三个方面。

其一，人员。乡镇卫生院人员管理权限并入县人民医院，村卫生室人员由乡镇卫生院统一管理后是否能提高基层人员工作积极性，是否能够为基层保留住业务骨干。

其二，财务。县乡两级财务独立核算、统一由县集中支付，乡镇卫生院设备由县人民医院灵活调剂使用是否能够提高民族地区卫生资源利用率。

其三，业务。乡镇卫生院医疗业务由县人民医院统一管理，村卫生室医疗业务由乡镇卫生院管理，是否能够提升综合医疗服务能力。

二、研究目的

其一，通过对四川省民族地区医疗卫生事业现况与近五年的发展进行研究，了解民族地区卫生资源、医疗服务等方面的情况，尤其是卫生人才队伍建设和基层卫生服务体系建设方面。总结和分析民族地区卫生事业发展过程中取得的成绩和存在的问题，提出相关政策建议，为相关部门制定和完善相关政策提供科学的决策依据。

其二，描述四川省基层医疗卫生机构卫生人力资源分布、构成、配置情况，分析情况的差异及其变化趋势，通过数据发现存在的问题并提出相关政策建议。

其三，探讨四川省民族地区县乡村卫生服务一体化管理的实施效果，即对一体化实施后民族地区卫生资源利用率和综合服务能力进行评价研究。进一步了解这一改革举措是否能够提高民族地区卫生资源利用率和综合医疗服务能力，发展壮大县级医疗卫生机构，提升乡镇卫生院和村卫生室医疗服务水平，满足人民群众的医疗卫生服务需求。并就县乡村一体化管理对三级医疗卫生网络可能产生的其他影响进行初步探索。

三、主要概念的界定

（一）卫生均衡性

卫生均衡性作为反映一个地区卫生资源配置标准的重要性在大量的卫生相关研究中有所报道（Embrett 和 Randall，2014；Robberstad 和 Norheim，2011）。世界卫生组织（WHO，2010）对卫生均衡性做了如下定义：在根据社会、经济、人口学及地理特征定义分类的不同人群中，卫生里不平等、可阻止的差异并不存在的情形。其中对于卫生均衡性主要有两种分类：横向均衡性和纵向均衡性。前者的含义即同一环境下的个人或者群体享有同等程度的卫生资源，而后者的含义是不同的环境下能够享有相应的不同卫生资源。由于纵向均衡性的衡量存在众多困难，因此大部分研究仅采用横向均衡性反映卫生均衡性（Van Ourti 等，2014）。

（二）卫生事业

卫生事业是指为增进人民健康所采取的组织体系、系统活动和社会措施的总和，这些组织和活动以追求社会效益为目的，由政府领导并提供必要的经费补助。

（三）卫生资源

卫生资源是指在一定社会经济条件下，社会为卫生部门提供的人力、物力、财力的总称，包括硬资源和软资源。其中，硬资源是指卫生人力、物力等有形资源；软资源是指医学科技、医学教育、卫生信息、卫生政策及卫生法规等无形资源。卫生资源是卫生部门为社会及人民群众提供卫生服务的基础，是开展卫生服务活动的基本条件。卫生资源的合理配置对卫生事业持续、稳定、快速、健康地发展具有重要的促进作用。

（四）卫生人力资源

卫生人力资源是指卫生技术人员的数量、质量和从事医疗卫生工作的能力，它是社会人力资源的组成部分，是反映一个国家、地区卫生服务水平的重要标志，对社会经济发展发挥着十分重要的作用。卫生人力资源也是所有卫生资源中最为活跃和重要的资源，是医疗卫生服务的主要承担者。

（五）县乡村卫生服务一体化管理

县乡村卫生服务一体化管理指的是县乡村医疗业务统一管理，乡镇卫生院医疗业务由县人民医院统一管理，村卫生室医疗业务由乡镇卫生院管理，并按照卫生室功能定位和技术要求开展医疗服务。

四、研究方法

本研究采用定性和定量相结合的方法展开，包括文献法、访谈法、定量分析。

（一）文献法

查阅相关文献，查阅、收集调查地区相关行动计划实施以来出台的相关文件；收集《中国卫生统计年鉴》《中国劳动和社会保障统计年鉴》《四川省统计年鉴》《四川省卫生统计提要》及各级相关工作报表、卫生财务报表等，获取相关信息。

（二）访谈法

访谈相关对象或者相关工作人员。访谈方式包括结构式访谈（问卷访谈）、半结构式访谈及集中座谈等。

（三）定量分析

获取数据之后，建立相应的数据库，并采用一定的方法来保证数据质量。采用 SAS 9.2 和 SPSS 21.0 等统计软件进行定量分析。一方面，通过统计图表对相关指标进行统计描述；另一方面，采用计量模型或者相关统计方法进行统计推断，以获取相关结论信息。研究过程中也用到了计量经济的相关方法。

◎ 第一部分

“十三五”四川省民族地区卫生事业发展技术报告

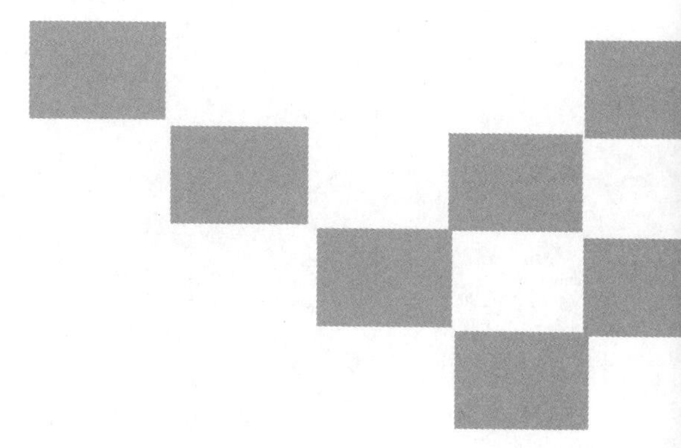

第一章　概　述

一、研究背景

四川省是一个多民族省份，56 个民族成分齐全，同时又是民族人口大省。根据四川省统计局 2021 年公布的《四川省第七次全国人口普查主要数据情况》少数民族户籍人口占全省总人口的 6.8%。全省共 67 个民族县或民族待遇县，主要分布于凉山彝族自治州（17 个县）和川西北生态经济区，即甘孜藏族自治州（18 个县）和阿坝藏族羌族自治州（13 个县）。

民族地区医疗卫生事业关系到广大农牧民群众切身利益，也关系到民族地区经济发展和社会稳定。然而，由于民族地区，尤其是川西北地区地处偏远山区，市场经济发展程度低，加之自然、交通、资金、技术等因素制约，卫生发展面临诸多不利条件（沈骥，郑小华，2008），致使民族地区卫生事业发展与农牧民日益增长的健康需求不相适应。因此，探索民族地区卫生发展策略，建立与其经济文化发展相适应，克服其地理自然环境不利影响的卫生发展模式，对于保护民族地区人群健康，维护社会安定，促进社会经济发展，贯彻落实“五位一体”和“四个全面”重要指导政策具有重要意义。

近年来，四川省委、省政府认真贯彻中央加快民族地区发展的一系列方针政策，卫生部门根据中央和省委和省政府有关要求，制定《四川省民族地区卫生发展十年行动计划（2011—2020 年）》（川委办〔2011〕6 号）（以下简称《十年行动计划》）。自 2011 年实施以来，民族地区卫生事业发展取得显著成效。时值“十三五”纳入规划时期，更应充分研究民族地区居民的卫生服务需要、需求与卫生部门、机构的卫生服务能力，分析民族地区卫生事业发展存在的重点问题及其影响因素，为相关政策制定和研究提供依据，切实提高民族地区水平健康水平，促进民族地区，尤其是川西北生态经济区卫生事业进一步发展。

二、研究目的

通过对四川省民族地区医疗卫生事业现况与近五年的发展进行研究，可了解民族地区卫生资源、医疗服务等方面的现状，尤其在卫生人才队伍建设和基层医疗服务体系建设方面。总结和分析民族地区卫生事业发展过程中取得的成绩和存在的问题，提出相关政策建议，可为相关部门制定和完善相关政策提供科学的决策依据。

三、研究内容与对象

研究对象包括四川省民族地区和非民族地区共计 181 个县的卫生相关部门和机构。其中主要研究 67 个民族县（民族待遇县）的卫生事业发展状况。

研究内容围绕民族地区《十年行动计划》主要目标、重点工作及由此出台的相关政策，从卫生服务体系建设、卫生人才队伍建设和卫生事业发展的均衡性三个方面出发，就以下内容进行研究：其一，了解民族地区“十二五”期间卫生计生事业纵向发展现况；其二，分析比较民族地区内部卫生事业发展均衡性问题；其三，探索“十二五”期间民族地区卫生事业发展中存在的问题，进而为提出“十三五”期间促进民族地区卫生事业发展的政策建议提供科学依据。具体内容如下。

1. 卫生服务体系建设

从卫生资源、卫生服务两个方面研究卫生服务体系的建设情况。其中卫生资源包括医疗机构数、卫生设施和房屋建筑情况；卫生服务包括门诊服务利用情况、住院服务利用情况和医疗费用支出等方面的现状。

2. 人才队伍建设

人才队伍建设研究主要从卫生人才的总量、卫生人才分布、卫生人员构成（学历和职称）的现况和发展趋势、卫生人才资源的配置情况，以及卫生人才的利用效率五大方面研究其建设情况和存在的问题。

3. 卫生事业发展的均衡性

除了上述常规的研究内容和指标，考虑到民族地区地理交通的特殊性，通过文献复习，本研究将卫生事业发展的均衡性纳入研究，采用泰尔指数、基尼系数等指标来衡量四川省民族地区、非民族地区内部卫生事业发展的均衡性，以及相应均衡性的变化趋势。

四、主要研究方法

本次研究采用定性和定量相结合的方法展开，包括文献法、访谈法、定量分析法。

（一）文献法

查阅期刊中民族卫生相关文献；查阅、收集《十年行动计划》实施以来出台的相关文件；收集《中国卫生统计年鉴》《中国劳动和社会保障统计年鉴》《四川省统计年鉴》《四川省卫生统计提要》及各级相关工作报表、卫生财务报表等。在确定研究指标的同时总结四川省出台的促进民族地区卫生健康事业发展，尤其是与卫生人才队伍、卫生服务体系及基本公共卫生服务三方面相关的各项重要决策的实施情况。

（二）访谈法

访谈对象为四川省民族宗教事务委员会、省卫生健康委员会、省财政厅分管领导及相关工作人员；民族地区州（市）、县卫生行政部门和相关部门的主要负责人及工作人员。访谈方式包括结构式访谈（问卷访谈）、半结构式访谈、集中座谈等。

（三）定量分析

依据“四川省卫生统计数据采集与决策支持系统”提供的机构数据和问卷调查获取的居民数据，建立相应的数据库，采用双人录入核对以保证质量。采用 SAS 9.2 和 SPSS 21.0 等统计软件进行定量分析。一方面，通过统计图表对相关指标进行统计描述，借助 Barro 回归等进行相应的统计推断；另一方面，采用计量模型就专家咨询、问卷调查和人员访谈中发现的民族地区卫生事业发展中面临的主要问题和重点问题开展进一步定量分析，挖掘影响因素。

第二章　发展现状

一、四川省民族地区人口基本情况

为更好地了解四川省民族地区、三州地区和川西北生态经济区的卫生发展现状，选择常住人口、出生率、死亡率、自然增长率、城镇化率及人口密度等指标对三州地区及四川全省做一个简要的描述，详细信息见表2－1、图2－1至图2－4。

表2－1　2010—2013年四川省以及省内民族地区的人口统计

指标	地区	2010	2011	2012	2013
常住人口（万人）	甘孜州	109.20	110.00	112.20	113.78
	阿坝州	89.90	90.22	90.67	91.23
	凉山州	453.30	454.10	456.10	458.50
	四川省	8041.80	8050.00	8076.20	8107.00
出生率（‰）	甘孜州	12.67	10.60	10.48	10.37
	阿坝州	9.89	8.72	8.76	8.48
	凉山州	14.44	13.40	10.89	12.73
	四川省	8.93	9.79	9.89	9.90
死亡率（‰）	甘孜州	5.92	4.31	4.31	4.00
	阿坝州	4.72	3.74	3.72	3.43
	凉山州	5.91	4.40	4.31	5.86
	四川省	6.62	6.81	6.92	6.90

续表2—1

指标	地区	2010	2011	2012	2013
自然增长率（%）	甘孜州	6.76	6.29	6.17	6.36
	阿坝州	5.17	4.98	5.04	5.05
	凉山州	8.53	9.00	6.58	6.87
	四川省	2.31	2.98	2.97	3.00
城镇化率（%）	甘孜州	20.53	22.39	24.41	25.81
	阿坝州	30.10	31.65	33.37	34.59
	凉山州	27.52	28.16	29.57	30.57
	四川省	40.18	41.83	43.53	44.90
人口密度（人/平方公里）	甘孜州	7	7	7	8
	阿坝州	11	11	11	11
	凉山州	76	76	76	76
	四川省	166	166	167	167

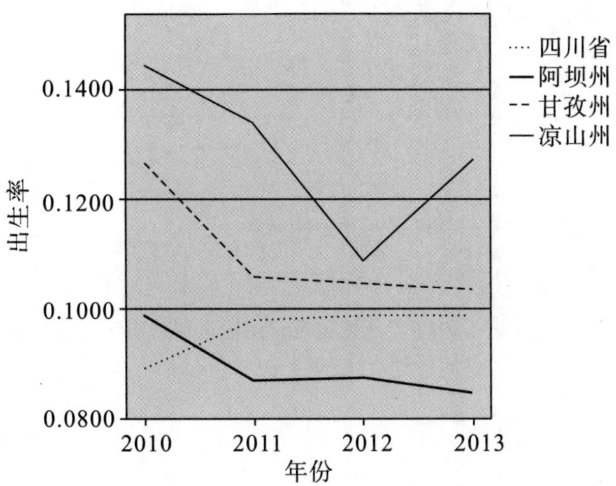

图 2—1　2010—2013 年四川省及三州地区出生率变化情况

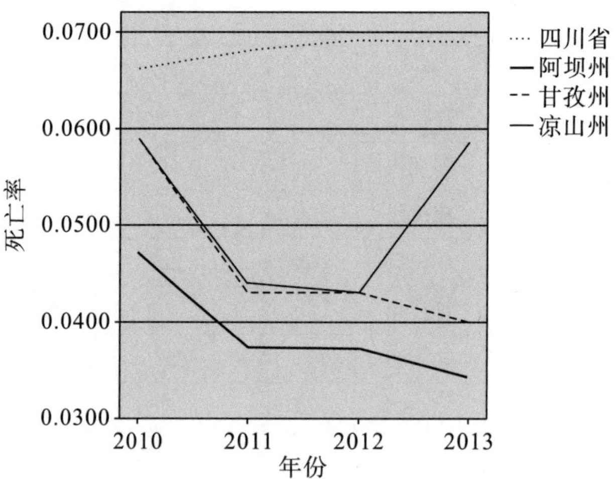

图 2-2　2010—2013 年四川省及三州地区死亡率变化情况

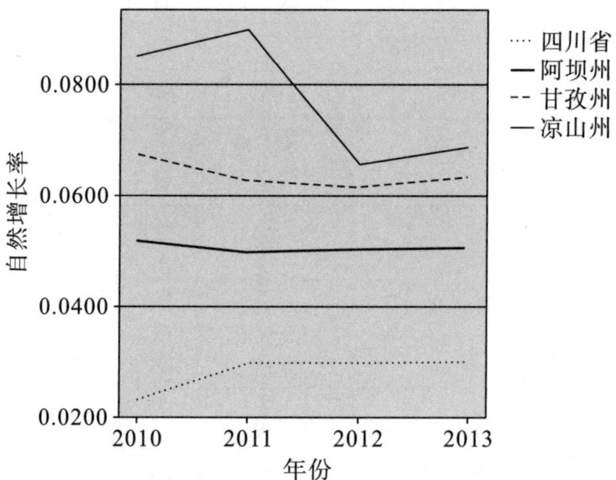

图 2-3　2010—2013 年四川省及三州地区自然增长率变化情况

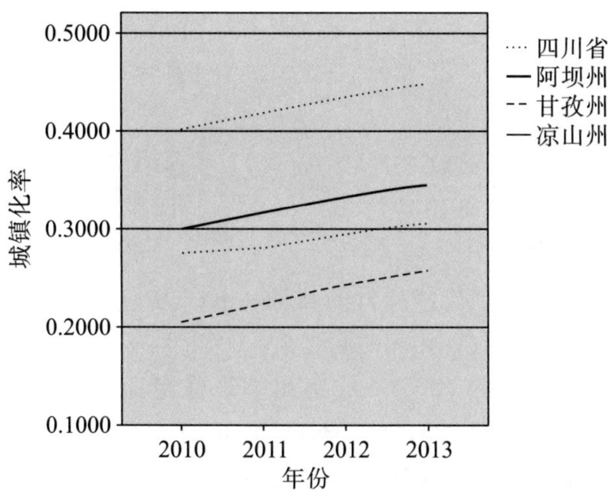

图 2-4　2010—2013 年四川省及三州地区城镇化率变化情况

从四川省的各项指标可以看出，2010—2013 年常住人口呈持续增长趋势，从 2010 年的 8041.80 万人增长到 2013 年的 8107.00 万人。四年的出生率依次为 8.93‰，9.79‰，9.89‰ 及 9.90‰；死亡率依次为 6.62‰，6.81‰，6.92‰和 6.90‰；4 年间出生率和死亡率均有增长，但死亡率增长了 0.28‰，较出生率缓，因而自然增长率呈持续增长趋势，从 2010 年的 2.31‰增长为 2013 年的 3.00‰。城镇化率也有了一定的提高，从 2010 年的 40.18%上升到 2011 年的 41.83%，最后到 2013 年的 44.90%。人口密度三年间基本维持不变，为 166 人/平方公里、167 人/平方公里。

甘孜州的各项数据显示，2010—2013 年常住人口呈增长趋势，从 2010 年的 109.20 万人增长为 2013 年的 113.78 万人。四年的出生率有明显下降，从 2010 年的 12.67‰下降为 2013 年的 10.37‰，共下降了 2.30‰；对应的死亡率也呈下降趋势，从 2010 年的 5.92‰，下降为 2013 年的 4.00‰，下降较出生率缓，因而自然增长率从 2010 年到 2013 年依次为 6.76‰，6.29‰，6.17‰和 6.36‰，先降后升，整体有下降趋势。城镇化率从 2010 年的 20.53%增长为 2011 年的 22.39%，最后到 2013 年的 25.81%，呈稳定上升。人口密度略有提高，从 2010 年的 7 人/平方公里，上升为 2013 年的 8 人/平方公里。

阿坝州的各项数据显示，2010—2013 年常住人口呈持续增长趋势，从 2010 年的 89.90 万人增长为 2013 年的 91.23 万人。四年的出生率依次为 9.89‰，8.72‰，8.76‰及 8.48‰，呈稳定下降趋势，共下降 1.41‰；死亡率也呈下降趋势，从 4.72‰，下降为 3.43‰，共下降了 1.29‰，下降较出生率缓，因而同期自然增长率略有下降，从2010年的5.17‰下降为2013年的5.05‰。城镇化率有了一定增长，从2010年的30.10%上升到2011年的31.65%，最后到2013年的34.59%。人口密度不变，为11人/平方公里。

凉山州人口基数相对较大，2010—2013年常住人口呈稳定增长趋势，2010年为453.30万人，2013年达458.50万人。四年的出生率呈先降后升的趋势，2010—2013年依次为14.44‰，13.40‰，10.89‰及12.73‰；类似出生率，四年间死亡率也呈先降后升的趋势，依次为5.91‰，4.40‰，4.31‰和5.86‰。自然增长率在四年间时起时伏，2010年为8.53‰，2012年有大幅下降，2013年又回升至6.87‰。城镇化率呈稳定上升趋势，从2010年的27.52%上升到2011年的28.16%，2013年为30.57%。人口密度稳定不变，为76人/平方公里，远高于其他两州，但是远低于全省水平。

二、卫生服务体系建设研究

（一）医疗机构数量

根据表2-2，2010年四川省县（州）综合医院有51所，2011年增至54所，2012年不变，2013年又降至51所，2014年增加1所，达52所。全省民族地区方面，2010年共计6所县（州）综合医院，2011年增加1所，至2014年保持不变。其中甘孜州、阿坝州及凉山州分别为3所、1所和2所，且5年间数量保持不变。民族待遇县2010年没有县（州）综合医院，2011年新建了1所后数目保持不变。

表2-2　2010—2014年四川省各民族地区及全省各级医疗机构的数量

医疗机构	地区	2010	2011	2012	2013	2014
县（州）综合医院	四川省	51	54	54	51	52
	民族地区	6	7	7	7	7
	甘孜州	3	3	3	3	3
	阿坝州	1	1	1	1	1
	凉山州	2	2	2	2	2
	民族待遇县	0	1	1	1	1

续表2－2

医疗机构	地区	2010	2011	2012	2013	2014
州中医医院和民族医院	四川省	14	14	15	17	19
	民族地区	3	3	3	3	3
	甘孜州	1	1	1	1	1
	阿坝州	1	1	1	1	1
	凉山州	1	1	1	1	1
	民族待遇县	0	0	0	0	0
县人民医院	四川省	410	416	419	428	444
	民族地区	130	132	131	132	139
	甘孜州	35	35	35	36	36
	阿坝州	25	25	24	25	25
	凉山州	32	32	32	31	38
	民族待遇县	33	36	36	36	36
县中医（民族）医院	四川省	154	154	152	150	159
	民族地区	54	54	54	53	61
	甘孜州	16	16	17	17	17
	阿坝州	13	13	12	11	12
	凉山州	8	8	8	8	15
	民族待遇县	15	17	16	16	16
中心卫生院	四川省	1048	1044	1044	1047	1043
	民族地区	337	342	342	347	345
	甘孜州	78	79	80	80	80
	阿坝州	46	46	46	48	48
	凉山州	113	114	114	116	115
	民族待遇县	87	92	91	92	92

续表 2-2

医疗机构	地区	2010	2011	2012	2013	2014
乡镇卫生院	四川省	4685	4618	4606	4595	4575
	民族地区	1582	1562	1560	1559	1555
	甘孜州	329	332	332	333	333
	阿坝州	223	223	223	222	222
	凉山州	638	618	618	618	615
	民族待遇县	332	344	342	341	341
村卫生室	四川省	52714	54005	54601	55165	55981
	民族地区	10761	11010	11874	11978	12140
	甘孜州	1717	1781	2124	2128	2180
	阿坝州	1148	1175	1176	1192	1244
	凉山州	3892	4013	4248	4311	4343
	民族待遇县	3707	3886	4141	4161	4187

州中医医院和民族医院方面，四川省于 2010—2014 年呈持续增长趋势，2010 年有 14 所，自 2012 年起每年增加 2 所，截至 2014 年达 19 所。全省民族地区 5 年间始终保持 3 所，其中甘孜州、阿坝州及凉山州各 1 所。

县人民医院方面，四川省 5 年间呈持续增长趋势，从 2010 年的 410 所，增长到 2014 年的 444 所，共增加 34 所。全省民族地区县人民医院数相对较稳定，2010 年有 130 所，5 年间共增长了 9 所。各类民族地区中，阿坝州县人民医院数相对较少，且稳定于 25 所；其他三类民族地区县人民医院均在 35 所左右，其中凉山州增长最快，2010 年 32 所，5 年间共增长 6 所；民族待遇县次之，由 2010 年的 33 所，增长到 2014 年的 36 所；而甘孜州相对稳定，5 年间仅新增 1 所，截至 2014 年有 36 所。

县中医（民族）医院方面，2010 年的四川省、民族地区、甘孜州、阿坝州、凉山州及民族待遇县分别为 154 所、54 所、16 所、13 所、8 所、15 所，5 年间整体较稳定。全省新增了 5 所，全省民族地区新增了 7 所，其中甘孜州新增 1 所；民族待遇县新增 1 所；凉山州在 2014 年有较大的增长，新增 7 所，较 2010 年增长近 1 倍；阿坝州有递减后回升趋势，截至 2014 有 12 所，相对 2010 年减少 1 所；截至 2014 年，4 类民族地区的县中医（民族）医院数无明显差异，其中阿坝州相对较少，有 12 所，其余地区约 16 所。

中心卫生院层面，四川省5年间中心卫生院数时起时伏，整体有下降，由2010年的1048所降至2014年的1043所。整个民族地区呈增长趋势，2010年为337所，2014年增至345所，新增了8所，其中三州地区各新增2所，民族待遇县新增5所，可见部分非三州地区有下降趋势。从绝对数看，凉山州的中心卫生院多于其他3类民族地区，民族待遇县次之，阿坝州较少，中心卫生院数不足凉山州的1/2。

2010年四川省有乡镇卫生院4685所，2011年降至4618所，2012年继续降至4606所，2013年又降至4595所，至2014年为4575所，整体呈降低趋势。民族地区方面，2010年共计1582所，之后也呈现逐年降低趋势，至2014年为1555所。甘孜州、阿坝州及凉山州于2010年分别为329所、223所和638所，截至2014年分别为333所、222所及615所，其中凉山州变化幅度最大，5年间减少了23所。2010年民族待遇县拥有乡镇卫生院332所，后逐年增加，截至2014年达341所。

较其他级医疗机构，村卫生室的绝对数量最多。2010年四川省有52714所，5年间呈稳定上升趋势，2014年增至55981所。民族地区方面，整个民族地区呈增长趋势，2010年拥有10761所，后于2011年增至11010，最终2014年达12140所，5年间增加了1379所。甘孜州、阿坝州及凉山州5年间村卫生室数量也显著上升，分别从1717所、1148所、3892所涨至2180所、1244所及4343所，其中凉山州增幅最大，增长451所。民族待遇县于2010年为3707所，2014年增至4187所，增幅仅次于凉山州。

结合表2-3，从医院产权的角度，全省各民族地区多以公立医院为主，三州地区较显著。2010年四川省公立医院共计755所，2011年降至735所，2012年降至721所，2013年出现回升，截至2014年达738所，五年间有一定起伏，但整体仍有下降。民族地区方面，5年间呈持续增长趋势，由2010年的154所，增长为2014年的163所，其中2014年增幅最大。甘孜州、阿坝州及凉山州5年间分别从2010年的40所、27所及43所分别增至41所、29所及49所，凉山州增幅最大，五年间增加了6所，其余两州基本维持不变。民族待遇县2010年时为39所，呈现先增后降的趋势，五年间数量基本不变，2011年出现增长，截至2013年又降低到40所，并保持至2014年。

表 2-3　2010—2014 年四川省各民族地区及全省医院产权类别

医疗机构	地区	2010	2011	2012	2013	2014
公立医院	四川省	755	735	721	724	738
	民族地区	154	156	154	154	163
	甘孜州	40	40	40	41	41
	阿坝州	27	28	27	28	29
	凉山州	43	43	42	41	49
	民族待遇县	39	41	41	40	40
民营医院	四川省	505	658	821	992	1084
	民族地区	27	38	55	75	104
	甘孜州	0	0	0	0	0
	阿坝州	0	0	2	3	6
	凉山州	12	16	18	29	52
	民族待遇县	15	22	35	40	44

民营医院方面，四川省呈稳定增长趋势，2010 年共计 505 所，2011 年增至 658 所，2014 年增加至 1084 所，约为 2010 年的 2 倍。民族地区方面，5 年间呈加速增长趋势，2010 年为 27 所，2011 年增至 38 所，最终 2014 年增加至 104 所，为 2010 年的 4 倍多，速度较全省快。甘孜州 5 年间民营医院数量一直为 0，2010 年与 2011 年阿坝州没有民营医院，2012 年修建 2 所，之后增至 6 所，凉山州 5 年间从 2010 年的 12 所逐年增加至 16 所、18 所、29 所及 52 所。三州地区民营医院主要集中在凉山州，并且占据了整个民族地区民营医院数量的一半。民族待遇县于 2010 年的 15 所增加至 2014 年的 44 所，呈现出稳定的增长趋势。

（二）卫生设施情况

由表 2-4 和图 2-5 可见，2010 年四川省每千人床位数为 2.60，2011 年增至 2.84，2012 年达 3.21，2013 年升至 3.43，2014 年增加至 3.64，距离标准差距为 0.16，增长速率依次为 9.23%、13.03%、6.85%、6.12%，每年平均增长速率为 8.78%。民族地区方面，2010 年为 2.36，后于 2011 年增至 2.55，2012 年达 2.87，2013 年增加到 3.03，截至 2014 年达 3.25，增长速率依次为 8.05%、12.55%、5.57%及 7.26%，每年平均增长速率为 8.33%。

甘孜州、阿坝州、凉山州 5 年间每千人床位数从 2010 年的 2.74、3.37 及 2.34 分别增至 4.59、4.34 和 3.02，甘孜州与阿坝州每千人床位数增幅显著高于凉山州，达到了配置标准，凉山州离标准差了 1.28。民族待遇县 2010 年时为 2.18，2011 和 2012 年为 2.35 和 2.70，之后又增加到 2.84，2014 年达 3.02，整体来看较三州地区数量少，且离标准差了 0.38。

表 2—4　2010—2014 年四川省各民族地区和全省每千人床位数

地区	2010	2011	2012	2013	2014	标准
四川省	2.60	2.84	3.21	3.43	3.64	3.8～4.7
民族地区	2.36	2.55	2.87	3.03	3.25	—
甘孜州	2.74	3.01	3.33	3.75	4.59	4.3～5.6
阿坝州	3.37	3.60	3.93	4.07	4.34	4.3～5.6
凉山州	2.34	2.49	2.75	2.89	3.02	4.3～5.6
民族待遇县	2.18	2.35	2.70	2.84	3.02	3.4～4.2

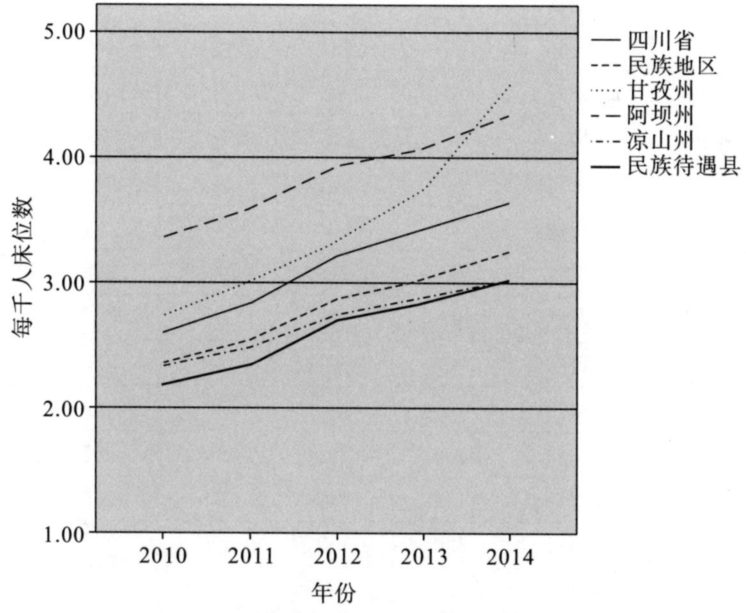

图 2—5　2010—2014 年四川省各民族地区和全省每千人床位数变化情况

表 2—5 为 2010—2014 年四川省各民族地区及全省医疗机构平均床位数的情况，由该表和图 2—6 可得 2010 年四川省州综合医院平均每个医疗机构床位数共计 574 张，2011 年增至 611 张，2012 年达 724 张，2013 年升至 816 张，

截至2014年达862张，增长速率呈现先升后降的趋势。民族地区方面，2010年有375张，后于2011年降至361张，2014年达457张，医疗机构平均床位数呈现出先降后增的趋势。甘孜州、阿坝州及凉山州5年间床位数分别由151张、300张、750张增至218张、435张、1009张，增长速率分别为44.37%、45%、34.5%，其中阿坝州增长速率最高。民族待遇县2010年时医疗机构平均床位数为0，2011年增加至70张，2013年增加20张并保持不变，共计90张。

表2-5　2010—2014年四川省各民族地区及全省医疗机构平均床位数

医疗机构	地区	2010	2011	2012	2013	2014
州综合医院	四川省	574	611	724	816	862
	民族地区	375	361	387	432	457
	甘孜州	151	191	201	219	218
	阿坝州	300	310	358	383	435
	凉山州	750	786	789	946	1009
	民族待遇县	0	70	70	90	90
州中医医院和民族医院	四川省	350	444	590	607	639
	民族地区	97	141	174	189	179
	甘孜州	80	80	80	80	80
	阿坝州	40	40	40	40	40
	凉山州	170	304	402	446	417
	民族待遇县	0	0	0	0	0
县人民医院	四川省	187	213	247	268	281
	民族地区	97	112	134	148	152
	甘孜州	35	37	45	56	62
	阿坝州	62	67	77	83	92
	凉山州	136	153	185	203	175
	民族待遇县	156	182	218	239	263
县中医（民族）医院	四川省	120	142	174	191	200
	民族地区	55	65	75	83	83
	甘孜州	12	13	13	20	22
	阿坝州	21	24	32	34	38
	凉山州	93	100	110	119	66
	民族待遇县	112	129	158	165	187

续表2－5

医疗机构	地区	2010	2011	2012	2013	2014
中心卫生院	四川省	43	46	50	51	53
	民族地区	20	20	21	21	22
	甘孜州	6	7	7	6	8
	阿坝州	9	9	9	9	9
	凉山州	20	21	22	23	22
	民族待遇县	37	35	39	40	41
乡镇卫生院	四川省	21	22	24	25	26
	民族地区	9	9	10	10	11
	甘孜州	3	3	4	3	6
	阿坝州	4	5	5	5	5
	凉山州	7	8	8	9	9
	民族待遇县	20	20	22	23	24

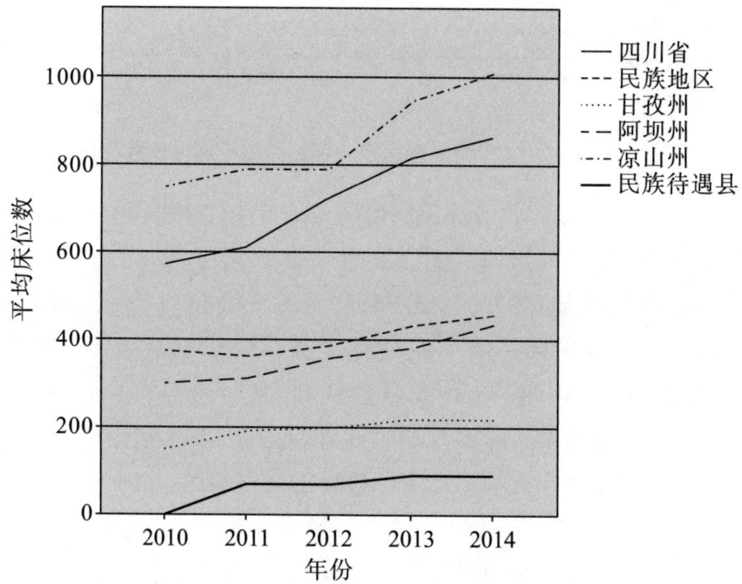

图 2－6　2010—2014 年州综合医院平均床位数变化情况

结合图 2－7 和表 2－5，就州中医医院和民族医院的平均床位数，四川省 2010 年拥有 350 张，2011 年达 444 张，2012 年增至 590 张，2013 年继续增至

607 张，2014 年增加 30 张，达 637 张，增长速率分别为 26.86%、32.88%、2.88%和 4.94%，增长速率前两年较高，后增长变缓。民族地区五年间增加了 82 张。甘孜州、阿坝州从 2010 年至 2014 年床位数一直保持不变，分别为 80 张和 40 张，凉山州从 170 张增至 417 张，可见凉山州的床位数高于其他两州，增长也较快。民族待遇县五年间床位数一直为 0。

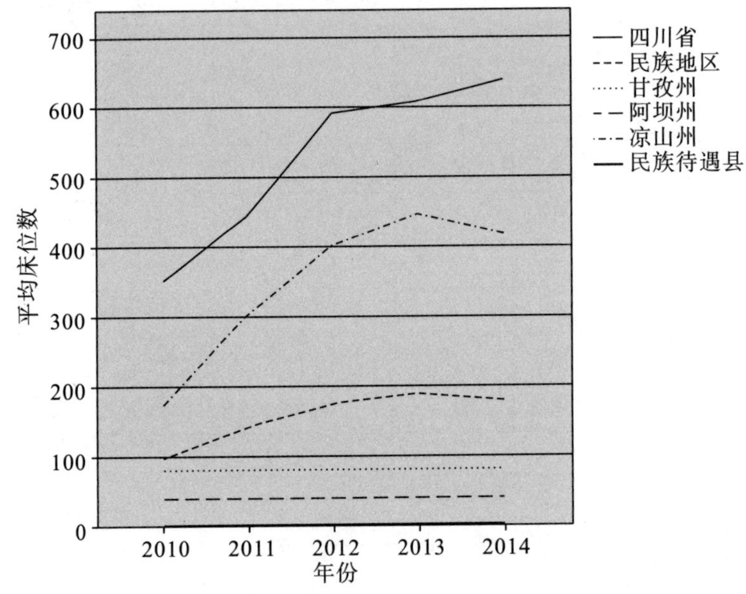

图 2-7　2010—2014 年州中医医院和民族医院平均床位数变化情况

结合图 2-8 和表 2-5，县人民医院方面，四川省增长趋势稳定，2010 年平均床位数为 187 张，2011 年增至 213 张，2014 年达 281 张，5 年间共增加 94 张，增长速率分别为 13.9%、15.96%、8.5%和 4.85%。民族地区县人民医院方面，2010 年平均有 97 张，后逐年上涨，截至 2014 年达 152 张，共增加 55 张。甘孜州、阿坝州、凉山州分别从 35 张、62 张、136 张增至 62 张、92 张、175 张。甘孜州增长速率最快，此外凉山州 2014 年出现下降。就绝对数量看，民族待遇县医疗机构平均床位数高于三州地区，2014 年达 263 张。

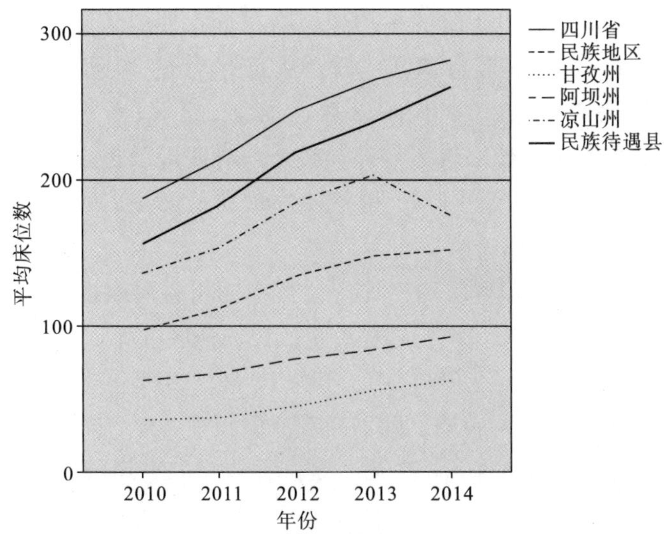

图 2-8　2010—2014 年县人民医院平均床位数变化情况

结合图 2-9 和表 2-5，对于县中医（民族）医院平均床位数，四川省、民族地区、甘孜州、阿坝州、凉山州及民族待遇县分别由 2010 年的 120 张、55 张、12 张、21 张、93 张、112 张变化至 2014 年的 200 张、83 张、22 张、38 张、66 张、187 张，除凉山州外，增幅分别为 66.67%、50.91%、83.33%、80.95%，凉山州 5 年内减少了 27 张，降幅为 29.03%，为所有地区中唯一床位数减少的地区。

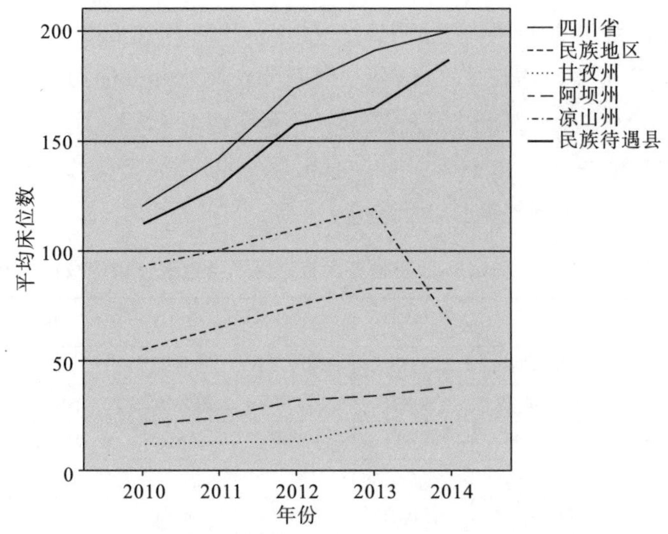

图 2-9　2010—2014 年县中医（民族）医院平均床位数变化情况

根据表 2-5，中心卫生院的平均床位数层面，四川省、民族地区、甘孜州、阿坝州、凉山州及民族待遇县也分别从 2010 年的 43 张、20 张、6 张、9 张、20 张、37 张增长至 2014 年的 53 张、22 张、8 张、9 张、22 张、41 张，除了阿坝州 5 年间床位数一直不变外，其余均有缓慢增长，增幅为 23.26%、10%、33.33%、10%及 10.81%，可见甘孜州增长最快，四川省与民族待遇县次之，甘孜州与凉山州较缓，均为 10%。

根据表 2-5，乡镇卫生院的平均床位数在四川省层面逐年增加，2010 年为 21 张，2014 年达 26 张，增长趋势稳定。民族地区方面，2010 年与 2011 年为 9 张，后增加 1 张，2012 年与 2013 年为 10 张，2014 年达 11 张。三州地区平均床位数低于 10 张，甘孜州、阿坝州及凉山州于 2010 年分别为 3 张、4 张和 7 张，2014 年分别为 6 张、5 张及 9 张，甘孜州的平均床位数增加了 1 倍，而阿坝州与凉山州的平均床位数分别增加了 1 张和 2 张。民族待遇县 2010 年与 2011 年时为 20 张，后缓慢增长，截至 2014 年达 24 张。

结合图 2-10、图 2-11 和表 2-6，2010—2014 年四川省和各民族地区专业设备总值均呈稳定增长趋势，全省较民族地区增长显著；民族待遇县较三州地区增长显著，三州地区中凉山州增长接近民族待遇县，甘孜州相对较缓；从绝对值看，民族待遇县高于三州地区，凉山州相对较高，接近民族待遇县水平，甘孜州处于最低水平。四川省 2010 年为 1711921 万元，2012 年出现突增，达 3455115 万元，2013 年又降至 2953083 万元，截至 2014 年为 3440548 万元，5 年间呈现出先增加后减少再增加的趋势。民族地区 2010 年共计 130240 万元，后于 2011 年增至 154515 万元，2014 年达 305676 万元，5 年间增加了 175436 万元，增长了 1.34 倍。甘孜州、阿坝州及凉山州 5 年间设备总值分别从 12827 万元、21466 万元及 45918 万元增至 34598 万元、48629 万元、109470 万元，增幅分别为 169.73%、126.54%和 138.4%。2010 年民族待遇县为 47903 万元，后逐年增长，截至 2014 年达 108109 万元。

表 2-6　2010—2014 年四川省各民族地区及全省医疗机构设备情况

指标	地区	2010	2011	2012	2013	2014
专业设备总值（万元）	四川省	1711921	1854710	3455115	2953083	3440548
	民族地区	130240	154515	208052	240450	305676
	甘孜州	12827	11865	30987	29684	34598
	阿坝州	21466	27613	29815	40855	48629
	凉山州	45918	53390	69988	79705	109470
	民族待遇县	47903	59660	74746	86527	108109

续表2—6

指标	地区	2010	2011	2012	2013	2014
万元以上设备数（台）	四川省	158093	185471	218961	251606	285995
	民族地区	14571	16511	19474	24377	28877
	甘孜州	1538	1342	2048	3088	3465
	阿坝州	2915	3142	3264	4147	4516
	凉山州	4595	5116	6494	7697	9473
	民族待遇县	5228	6506	7274	9009	10952
百万元以上设备数（台）	四川省	2121	2557	2818	3797	4614
	民族地区	152	180	159	275	357
	甘孜州	11	12	20	37	44
	阿坝州	50	56	11	42	54
	凉山州	50	56	58	119	129
	民族待遇县	59	71	68	111	124

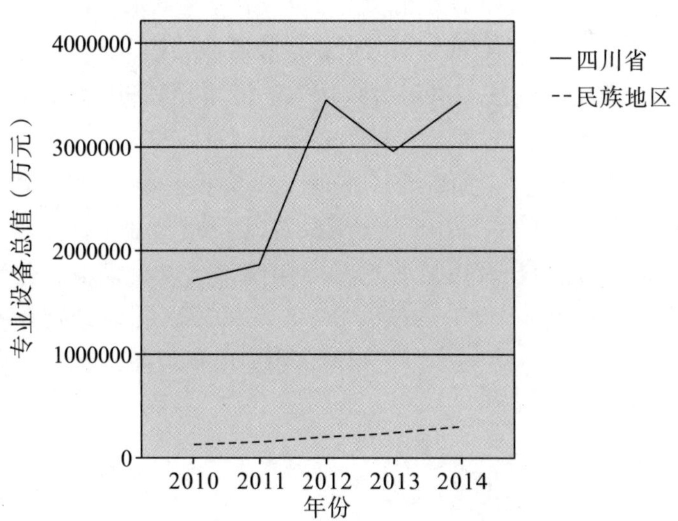

图2—10　2010—2014年四川省民族地区及全省专业设备总值变化情况

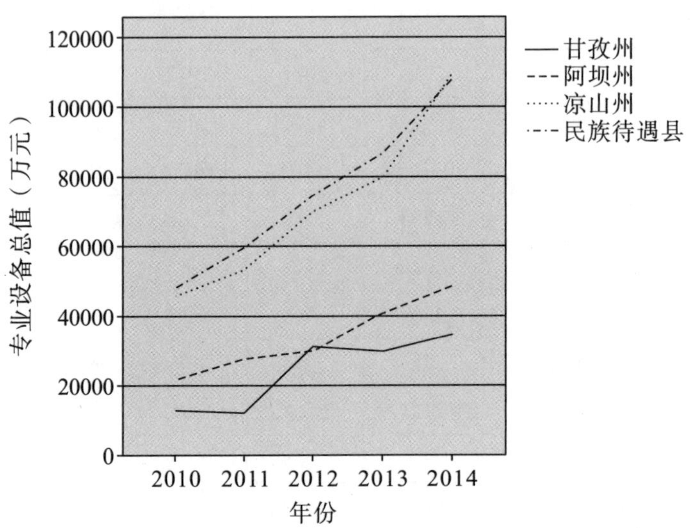

图 2－11　2010—2014 年四川省三州地区及民族待遇县专业设备总值变化情况

结合图 2－12、图 2－13 和表 2－6，2010—2014 年四川省及全省各民族地区万元以上设备数均稳定增长；全省各民族地区增长相对较缓，民族待遇县万元以上设备数高于三州地区，增长也较快，三州地区中凉山州万元以上设备数较高，增长也最快，甘孜州的万元以上设备数处于最低水平，但增长较阿坝州快。从具体数值看，2010 年四川省万元以上设备数共计 158093 台，2011 年增至 185471 台，2012 年达 218961 台，2013 年增至 251606 台，2014 年达 285995 台，增幅分别为 17.32%、18.06%、14.91%和 13.67%，可见增长率出现先上升后下降的趋势。民族地区方面，2010 年万元以上设备数共计 14571 台，2011 年增至 16511 台，2014 年达 28877 台，增长速率低于四川省水平。甘孜州、阿坝州、凉山州及民族待遇县 5 年间万元以上设备数分别从 1538、2915、4595、5228 增至 3465、4516、9473、10952，增幅分别为 125.29%、54.92%、106.16%及 109.49%。三州地区中凉山州增幅最高，民族待遇县较三州地区设备数多。

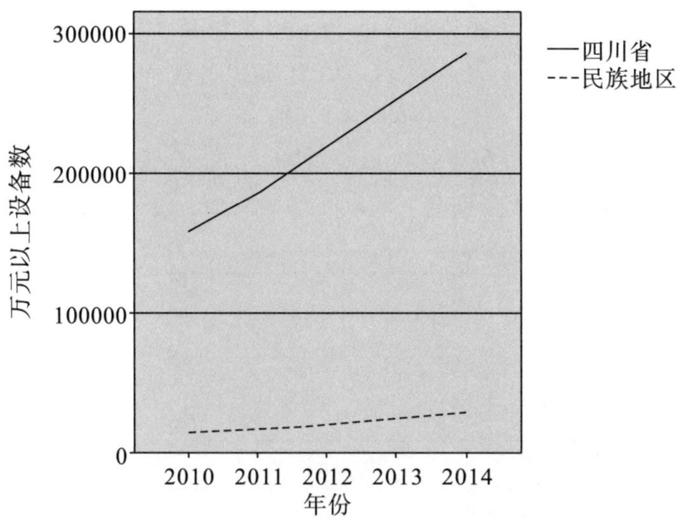

图 2－12　2010—2014 年四川省民族地区及全省万元以上设备数变化情况

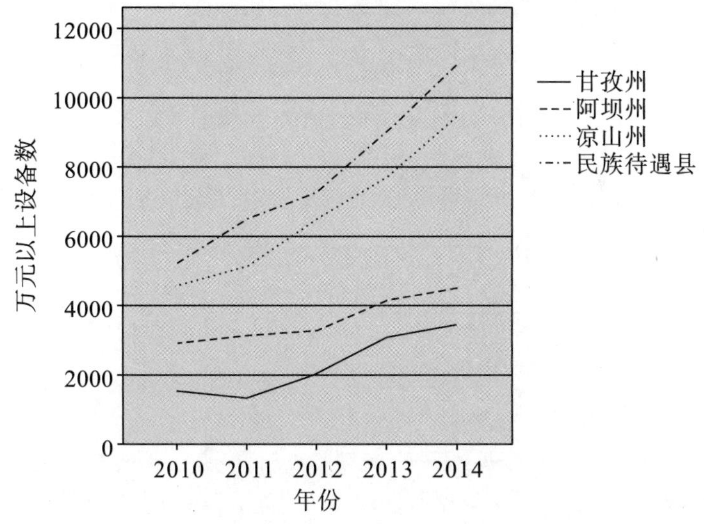

图 2－13　2010—2014 年四川省三州地区及民族待遇县万元以上设备数变化情况

结合图 2－14、图 2－15 和表 2－6，2010—2014 年四川省及全省各民族地区百万元以上设备数变化趋势差异较大，其中全省有明显的增长趋势，全省民族地区增长相对缓，远低于全省水平。四类民族地区中，民族待遇县和凉山州百万元以上设备数相对较高，增长也较显著，凉山州尤为显著，自 2013 年便处于民族地区的最高水平；不同于其他地区，阿坝州在 2012 年出现显著下降，2012 年后出现回升，2013 年略高于甘孜州，5 年间仅增长了 4 台。从具体数值看，四川省及全省各个民族地区百万元以上设备2010年分别为2121台、152台、11台、50台、50台、59台，后于2014年增至4614台、357台、44台、54台、129台、124台，5年间增幅分别为117.54%、134.87%、300%、8%、158%和110.17%，可见甘孜州增幅最大，增长了3倍，其次是凉山州、民族地区、四川省及民族待遇县，阿坝州增幅最小，仅为8%。

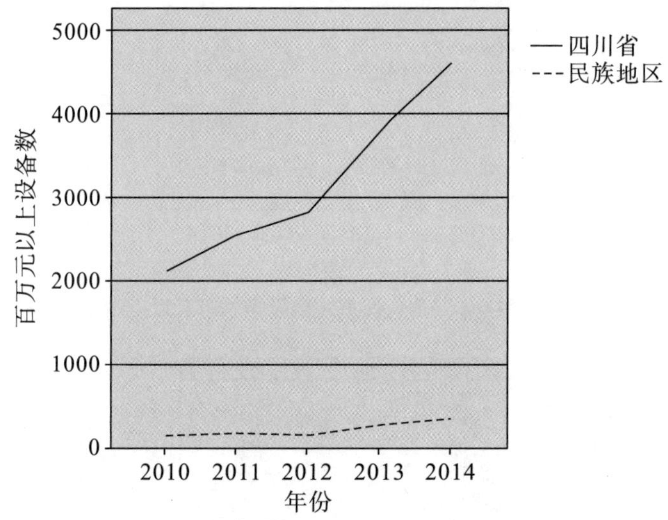

图2-14　2010—2014年四川省民族地区及全省百万元以上设备数变化情况

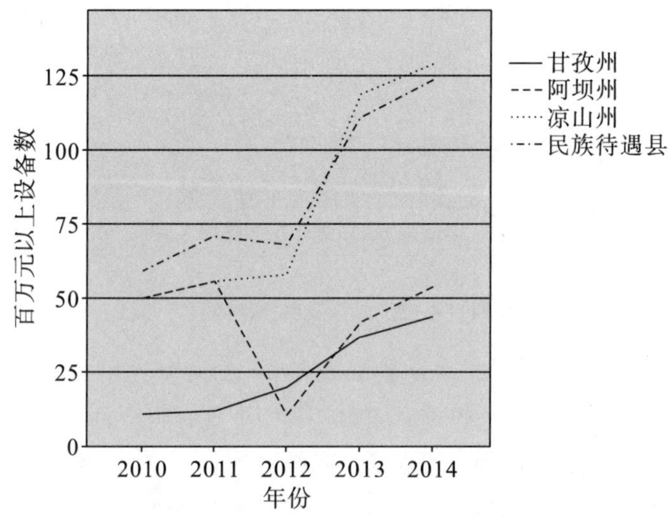

图2-15　2010—2014年四川省三州地区及民族待遇县百万元以上设备数变化情况

（三）房屋建筑情况

结合图 2－16 和表 2－7 可得川西北生态经济区，即阿坝州和甘孜州医疗卫生机构每千人占地面积高于其他民族地区和全省水平，超过 500 平方米，凉山州和民族待遇县相对较低，低于全省水平；从变化趋势看，各地区均呈缓慢增长趋势，相对较稳定。从具体数据可知，四川省医疗卫生机构每千人占地面积 2011 年为 341.9 平方米，截至 2014 年为 418.53 平方米，每年增幅分别为 13.74％、5.97％及 1.57％，增长速率逐年降低。民族地区方面，2011 年为 232.34 平方米，后于 2012 年增至 479.50 平方米，2014 年达 472.85 平方米，共增加了 240.51 平方米。甘孜州、阿坝州及凉山州 4 年间每千人占地面积分别从 2011 年的 679.87 平方米、773.36 平方米和 297.29 平方米，增至 936.88 平方米、1182.87 平方米和 436.91 平方米，增幅分别为 37.8％、52.95％和 46.96％，就绝对数量与增幅看，阿坝州 2011 年至 2014 年每千人占地面积为三州中最高。

表 2－7　2010—2014 年四川省各民族地区及全省医疗卫生机构每千人占地面积及房屋建筑面积情况

指标	地区	2010	2011	2012	2013	2014
每千人占地面积（平方米）	四川省	—	341.90	388.87	412.07	418.53
	民族地区	—	232.34	479.50	344.94	472.85
	甘孜州	—	679.87	798.94	895.90	936.88
	阿坝州	—	773.36	2227.24	1616.81	1182.87
	凉山州	—	297.29	334.99	395.68	436.91
	民族待遇县	—	278.16	303.41	330.05	335.54
每千人房屋建筑面积（平方米）	四川省	321.20	333.32	358.41	391.72	410.43
	民族地区	322.03	328.97	347.14	366.43	388.01
	甘孜州	550.26	583.45	603.68	682.45	694.28
	阿坝州	678.42	673.71	709.47	748.41	789.10
	凉山州	285.64	278.34	291.33	299.48	324.67
	民族待遇县	264.23	291.20	310.51	326.66	338.37

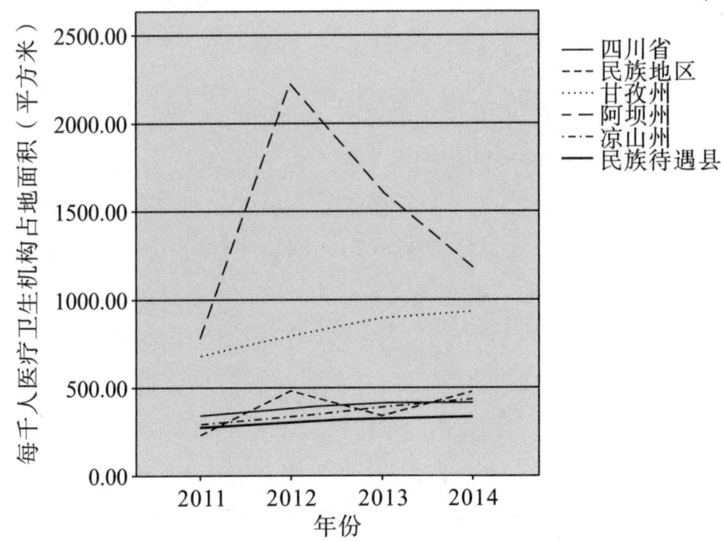

图 2—16　2011—2014 年四川省民族地区及全省医疗卫生机构每千人占地面积变化情况

结合图 2—17 和表 2—7，2010—2014 年四川省各民族地区及全省医疗机构房屋建筑面积均呈增长趋势；从绝对数看，阿坝州处于最高水平，甘孜州次之，均远高于全省水平，民族待遇县和凉山州相对较低，低于全省水平。具体数据：2010 年四川省医疗机构每千人房屋建设面积为 321.2 平方米，2011 年增至 333.32 平方米，2012 年达 358.41 平方米，2013 年上涨至 391.72 平方米，2014 年达 410.43 平方米，增长速率分别为 3.77%、7.53%、9.29%和 4.78%，2010—2013 年增长速率逐年增加，2014 年出现减缓趋势。民族地区方面，2010 年为 322.03 平方米，2011 年为 328.97 平方米，后于 2012 年增至 347.14 平方米，2014 年达 388.01 平方米，水平低于四川省，5 年间增加了 65.98 平方米，增长速率分别为 2.16%、5.52%、5.56%和 5.89%，增幅为 20.49%。甘孜州、阿坝州、凉山州及民族待遇县 5 年间每千人房屋建筑面积分别从 2010 年的 550.26 平方米、678.42 平方米、285.64 平方米及 264.23 平方米增至 694.28 平方米、789.10 平方米、324.67 平方米和 338.37 平方米。就绝对数来看，三州地区中阿坝州最高，三州地区水平高于民族待遇县。就增幅来看，5 年间三州地区和民族待遇县分别为 26.17%、16.31%、13.66%和 28.06%，民族待遇县增幅要高于三州地区。

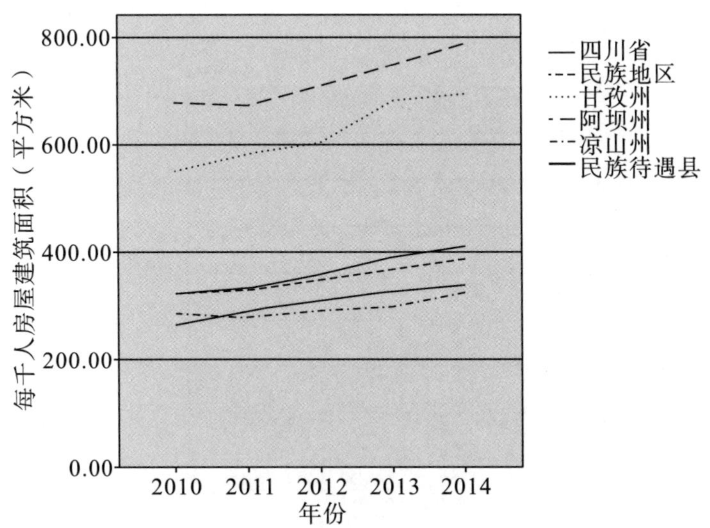

图 2—17　2010—2014 年四川省各民族地区及全省每千人房屋建筑面积变化情况

三、卫生服务情况分析

（一）门诊服务利用情况

结合图 2—18、图 2—19 和表 2—8，四川省医疗卫生机疗门诊总诊疗人次数的增长水平显著高于民族地区。四川省总诊疗人次数呈逐年增长趋势。2010 年共计 36091.54 万人次，之后三年分别为 39029.45、42530.39、43587.93 万人次，截至 2014 年达 44531.53 万人次，5 年间增长了 8439.99 万人次。增长速率分别为 8.14%、8.97%、2.49%和 2.16%。民族地区也呈现稳定增长，5 年间共增长了 537.97 万人次，逐年的增长率分别为 1.44%、6.14%、3.86%、2.45%。就绝对数来看，民族待遇县显著高于三州地区，前者 2010 年共计 1914.18 万人次，五年间增长了 274.02 万人次，并于 2014 年达 2188.20 万人次。三州地区方面，凉山州绝对数最高，其次为甘孜州和阿坝州，5 年间分别增加了 296.06 万人次、19.23 万人次、15.36 万人次，增幅分别为 24.67%、7.19%和 6.26%，凉山州的增幅也是最高的。

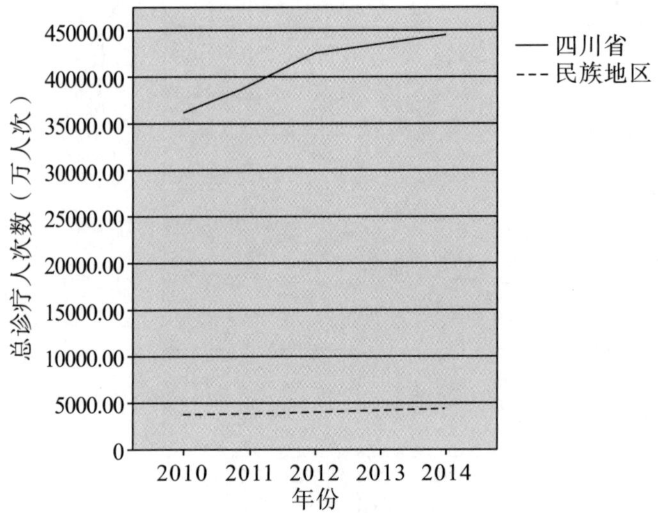

图 2－18　2010—2014 年四川省各民族地区及全省门诊总诊疗人次数变化情况

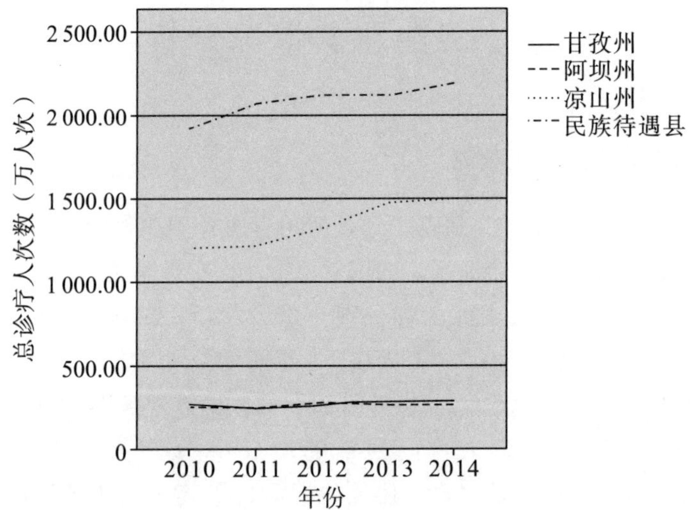

图 2－19　2010—2014 年三州地区及民族待遇县门诊总诊疗人次数变化情况

表 2－8　2010—2014 四川省各民族地区及全省医疗卫生机构门诊总诊疗人次数（万人次）

地区	2010	2011	2012	2013	2014
四川省	36091.54	39029.45	42530.39	43587.93	44531.53
民族地区	3807.07	3847.42	4083.55	4241.16	4345.04
甘孜州	267.42	239.71	262.26	282.66	286.65
阿坝州	245.45	245.75	276.24	261.07	260.81
凉山州	1199.73	1217.21	1318.93	1468.73	1495.79
民族待遇县	1914.17	2065.77	2117.27	2120.46	2188.19

（二）住院服务利用情况

1. 住院服务量

结合图 2－20、图 2－21 和表 2－9 可得，各民族地区医疗卫生机构入院人数均呈稳定增长趋势，其中民族待遇县和凉山州增长显著。从绝对数看，2014 年两个地区医疗卫生机构入院人数均高于 50 万人次，而甘孜州和阿坝州均在 10 万人次左右。从具体数据看，2010 年四川省医疗卫生机构入院人数为 1062.70 万人次，后持续增长，截至 2014 年达 1507.17 万人次，5 年间共增长 444.48 万人次，增幅为 41.83％，平均每年的增长速率为 10.46％。民族地区方面，2010 年共计 138.80 万人次，2011 年上升到 139.78 万人次，2012 年继续上涨到 179.76 万人次，2013 年达 182.03 万人次，2014 年为 187.67 万人次，增幅分别为 0.71％、28.60％、1.26％和 3.1％，其中 2011 年至 2012 年的增长速率显著高于其他几年。从绝对数来看，民族待遇县高于三州地区，三州地区内部凉山州显著高于其余二州。2010 年民族待遇县共计 61.53 万人次，截至 2014 年为 82.43 万人次，增幅为 33.97％。甘孜州、阿坝州及凉山州 5 年间增幅分别为 43.09％、24.27％和 42.52％，不难看出，阿坝州增长相对较慢。

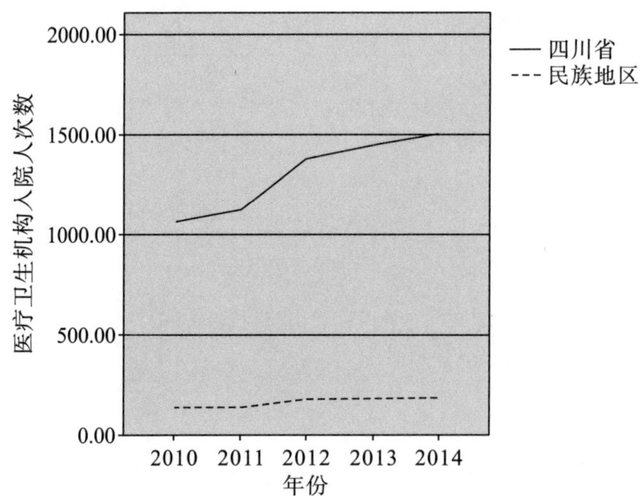

图 2-20 2010—2014 年四川省民族地区及全省医疗卫生机构入院人次数变化情况

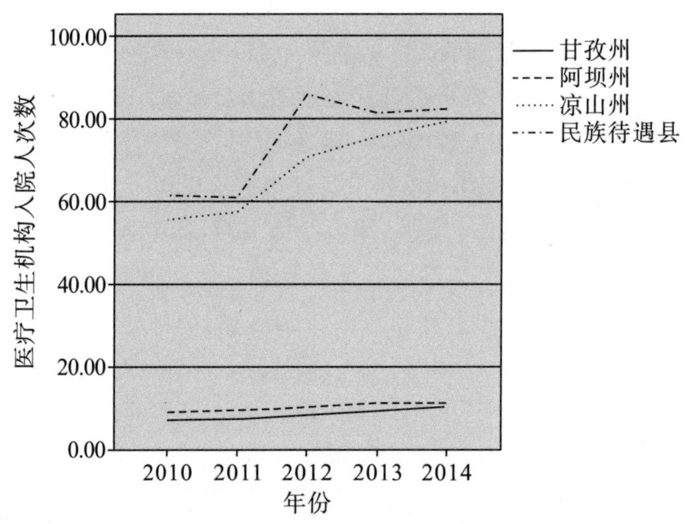

图 2-21 2010—2014 年四川省三州地区及民族待遇县医疗卫生机构入院人次数变化情况

表 2-9 2010—2014 年四川省民族地区及全省医疗卫生机构入院人次数（万人次）

地区	2010	2011	2012	2013	2014
四川省	1062.69	1126.85	1381.88	1450.29	1507.17
民族地区	138.79	139.78	179.76	182.03	187.67
甘孜州	7.31	7.43	8.61	9.50	10.46
阿坝州	9.23	9.75	10.33	11.43	11.47

续表2－9

地区	2010	2011	2012	2013	2014
凉山州	55.69	57.43	70.71	75.72	79.37
民族待遇县	61.53	60.97	86.08	81.53	82.43

2. 住院服务效率

结合图2－22和表2－10可得，各民族地区的病床使用率均高于全省水平，甘孜州和阿坝州，即川西北生态经济区病床使用率显著高于其他民族地区，但值得注意的是其病床使用率有大幅下降趋势，其余地区均呈不同程度的增长趋势。从具体数据看，2010年四川省病床使用率为119.08%，2011年降至117.9%，2012年继续降至112.95%，2013年回升达114.28%，2014年增长至118.39%，呈现出先降后增的趋势。民族地区方面，2010年为142.13%，2011年下降至139.09%，后于2012年继续降低至130.14%，2014年达137.52%，变化趋势类似四川省。阿坝州、甘孜州、凉山州及民族待遇县5年间病床使用率分别从2010年的200.29%、219.43%、136.47%和126.65%转变为2014年的170.95%、197.74%、127.65%及132.15%，其中阿坝州、甘孜州和凉山州分别减少了29.34%、21.69%和8.82%，而民族待遇县则增加了5.5%。

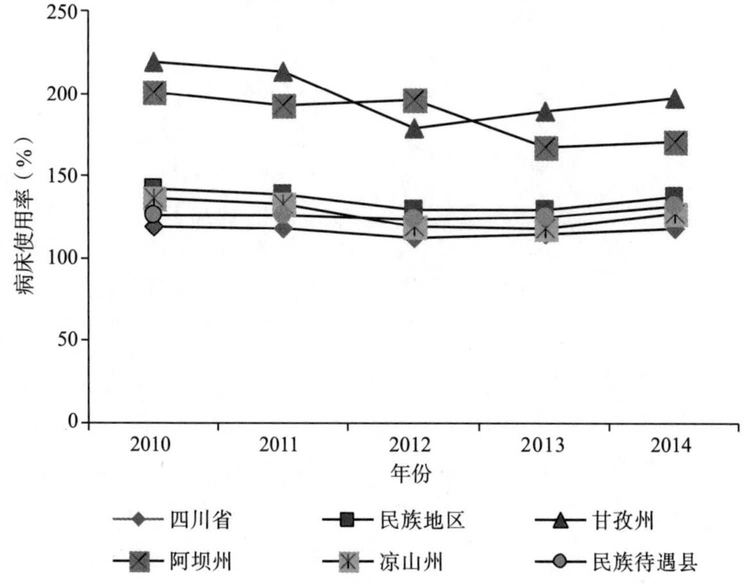

图2－22　2010—2014年四川省各民族地区及全省病床使用率变化情况

结合图2－23和表2－10，四川省出院者平均住院日高于各民族地区，但5年间呈下降趋势，其余四类民族地区时起时伏；从绝对数看，民族待遇县高于三州地区。2010年四川省出院省平均住院日为10.6天，2011年增至10.62天，2012年降至10.35天，2013年继续降低至10.27天，截至2014年为10.03天。民族地区方面，2010年为8天，2011年增加到8.36天，2012年降低至6.76天，2014年达7.93天，5年间减少了0.07天。甘孜州、阿坝州、凉山州及民族待遇县5年间住院日分别从2010年的7.6天、6.99天、8.29天和8.11天分别变为8.94天、7.4天、7.96天及7.87天，其中甘孜州和阿坝州分别增加了1.34天和0.41天，增幅为17.63％和5.87％，而凉山州和民族待遇县则减少了0.33天和0.25天，降幅分别为3.98％及3.08％。

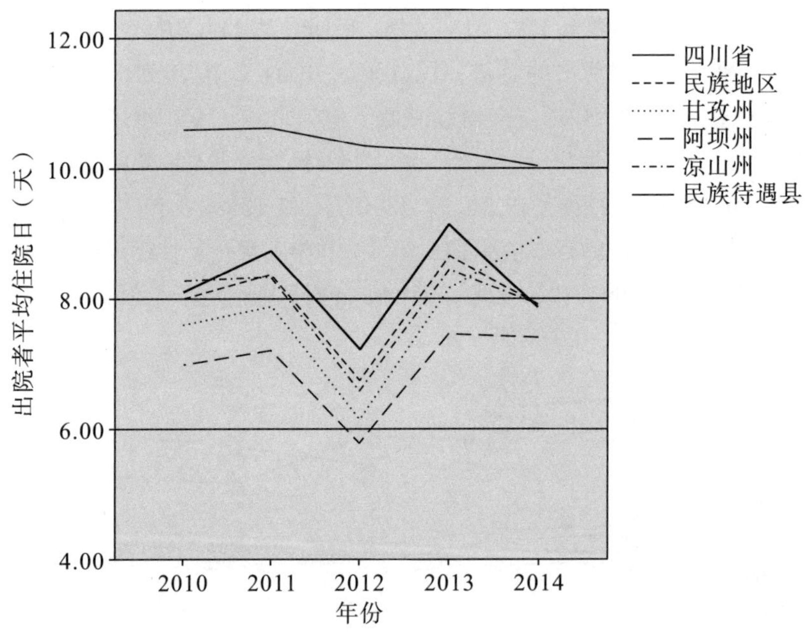

图2－23　2010—2014年四川省各民族地区及全省出院者平均住院日变化情况

表2－10中数据提示，对于实际开放总床日，2010年四川省共计10784万天，截至2014年共计16220万天，5年间增长了5436万天，增幅为50.41％。民族地区2010年总床日数为1229万天，2011年增加到1331万天，之后3年呈现增长趋势，2014年达1850万天，每年增长率分别为8.4％、13.68％、9.69％及11.48％。凉山州绝对数值高于民族待遇县和川西北生态经济区，前者2010年共计441万天，并于2014年达670万天，增长率为51.72％。民族待遇县、川西北生态经济区的甘孜州和阿坝州5年间分别增长了173万天、

75 万天和 30 万天，增幅分别为 68.76%、71.26%及 27.99%。

表 2—10　2010—2014 年四川省各民族地区及全省医院住院服务效率

住院服务效率指标	地区	2010	2011	2012	2013	2014
病床使用率（%）	四川省	119.08	117.90	112.95	114.28	118.39
	民族地区	142.13	139.09	130.14	129.26	137.52
	甘孜州	219.43	213.48	179.44	189.67	197.74
	阿坝州	200.29	192.37	195.57	167.86	170.95
	凉山州	136.47	132.51	119.74	118.01	127.65
	民族待遇县	126.65	126.41	123.34	125.20	132.15
出院者平均住院日（天）	四川省	10.60	10.62	10.35	10.27	10.03
	民族地区	8.00	8.36	6.76	8.66	7.93
	甘孜州	7.60	7.89	6.15	8.16	8.94
	阿坝州	6.99	7.21	5.79	7.46	7.40
	凉山州	8.29	8.34	6.57	8.45	7.96
	民族待遇县	8.11	8.74	7.22	9.16	7.87
实际开放总床日（万天）	四川省	10784	11864	13750	14942	16220
	民族地区	1229	1331	1513	1660	1850
	甘孜州	106	117	132	149	181
	阿坝州	110	120	129	129	140
	凉山州	441	475	537	591	670
	民族待遇县	250	305	344	391	423

（三）居民的医疗费用支出情况

表 2—11 为 2010—2014 年四川省各民族地区及全省居民次均住院费用，从表中可以看出，自 2010 年起四川省的平均水平逐年上升，2014 年达到 4882 元的水平；民族地区方面，各年次均住院费用较低，基本围绕省平均水平的一半变化；三州地区方面，甘孜州、阿坝州、凉山州都呈逐年递增趋势，总体增幅不大，截至 2014 年，甘孜州次均住院费用最高，三州地区次均住院费用分别为 3372 元、2945 元、2748 元。民族待遇县的次均住院费用最低，2011 年、2012 年基本无变化，2014 年增至 2563 元。

表 2-11　2010—2014 年四川省民族地区及全省居民次均住院费用（元）

地区	2010	2011	2012	2013	2014
四川省	3157	3682	4027	4469	4882
民族地区	1581	1903	2041	2444	2698
甘孜州	1730	2039	2204	3207	3372
阿坝州	1698	1967	2265	2603	2945
凉山州	1669	2001	2249	2496	2748
民族待遇县	1521	1858	1864	2334	2563

四、卫生人才队伍建设研究

（一）卫生人才总量及其发展趋势

表 2-12 资料显示，四川省 2010 年卫生人员总量为 498292 人，2014 年增加到 672436 人，相当于 2010 年的 1.34 倍，5 年间呈稳定增长趋势，共增加 174144 人，增幅为 34.95%，平均增长速度为 0.078。从环比增长速度看，2013 年增长最快，增长了 9.69%。

表 2-12　2010—2014 年四川省各民族地区及全省卫生人员数

卫生机构	地区	2010	2011	2012	2013	2014
医疗卫生机构	四川省	467774	505113	549866	595645	627158
	民族地区	54965	58812	64684	71463	76166
	甘孜州	6977	7617	8151	8482	8711
	阿坝州	5466	5670	6306	7164	7736
	凉山州	19088	20196	22680	24965	27090
	民族待遇县	21795	23523	25367	28218	29752
公共卫生机构	四川省	30518	31360	33405	44117	45278
	民族地区	4760	4851	4995	6802	6806
	甘孜州	834	845	833	1029	1004
	阿坝州	723	769	818	1070	1087
	凉山州	1801	1806	1829	2252	2220
	民族待遇县	1248	1268	1334	2192	2230

续表2—12

卫生机构	地区	2010	2011	2012	2013	2014
合　计	四川省	498292	536473	583271	639762	672436
	民族地区	59725	63663	69679	78265	82972
	甘孜州	7811	8462	8984	9511	9715
	阿坝州	6189	6439	7124	8234	8823
	凉山州	20889	22002	24509	27217	29310
	民族待遇县	23043	24791	26701	30410	31982

2010—2014 年，四川省内民族地区的卫生人员总量从 59725 人增加到 82972 人，共增加 23247 人，增幅为 38.92%，平均增长速率为 8.57%。整体变化趋势类似于全省，呈增长趋势。从环比增长速度看，2013 年增长最快，增长了 12.32%，较全省增长快。

2010—2014 年，各民族地区的卫生人员总量呈稳步增长趋势。5 年间甘孜州、阿坝州、凉山州和民族待遇县分别增加了 1904 人、2634 人、8421 人和 8939 人，增幅依次为 24.38%、42.56%、40.31%和 38.79%，平均增长速率分别为 5.60%、9.27%、8.84%和 8.54%。除甘孜州外，其余各民族地区的平均增长速度均高于全省水平，其中阿坝州增长最快。从环比增长速度看，不同时段各民族地区增长幅度有所不同，其中阿坝州和民族待遇县 2013 年增长较快，分别增长了 15.58%和 13.89%。

图 2—24 和图 2—25 分别显示了 2010—2014 年各民族地区公共卫生机构人员数和医疗卫生机构人员数的变化趋势。各民族地区的医疗卫生机构人员数处于持续增长状态，变化趋势类似卫生人员总量，而公共卫生机构人员数变化趋势不同于卫生机构人员总量，且各地变化趋势存在较大差异，其中甘孜州和凉山州的平均增长速率低于全省水平，同时二者在不同时段出现下降。2012 年和 2014 年甘孜州的公共卫生机构人员数较上一年有下降，2014 年凉山州的公共卫生机构人员数较 2013 年下降了 1.42%。图中还显示了四类民族地区卫生人员数的差异。凉山州和民族待遇县不论是医疗卫生机构还是公共卫生机构，卫生人员数均高于川西北生态经济区，即阿坝州和甘孜州，其中医疗卫生机构人员数间的差距较明显，且有逐渐变大的趋势。这可能与两地的人口密度相对较大有关。此外，图 2—25 显示 2010—2014 年民族待遇县的医疗卫生机构人员数始终高于凉山州，而公共卫生机构人员数自 2013 年以后，两地的差距逐渐缩小。

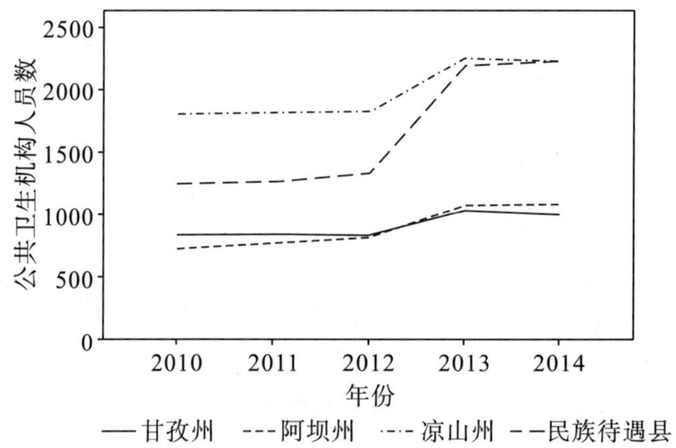

图 2-24　2010—2014 年四川省各民族地区公共卫生机构人员数变化趋势

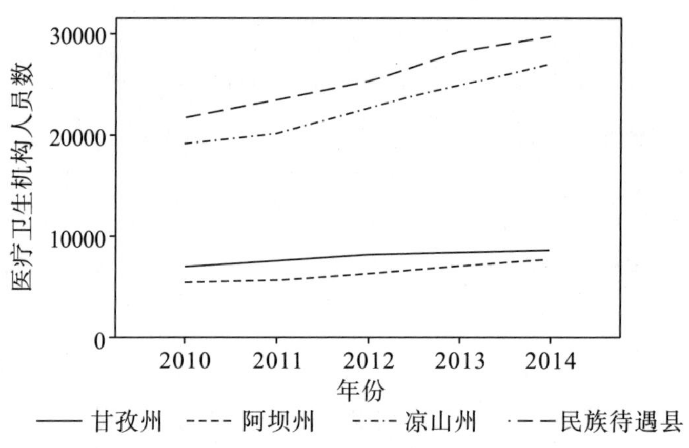

图 2-25　2010—2014 年四川省各民族地区医疗卫生机构人员数变化趋势

（二）卫生人才分布及其发展趋势

1. 医疗卫生机构人员分布及其发展趋势

结合图 2-26 和附表 2-1，从卫生人员在各级医疗卫生机构的构成比看，卫生人员主要分布于县级，乡镇级和村级次之。从变化趋势看，不同地区县级的比例均有增长趋势；乡镇级和村级有下降趋势，村级下降较显著。全省医疗卫生机构卫生人员分布较民族地区相对均衡，县级较高，州级略低，乡镇级和村级卫生人员总量约为所有卫生人员的 45%。村级比例低于乡镇级，然而村级较乡镇级下降显著，下降约为乡镇级的 2 倍。州、县级的比例均有增长趋势，但县级增长较快。

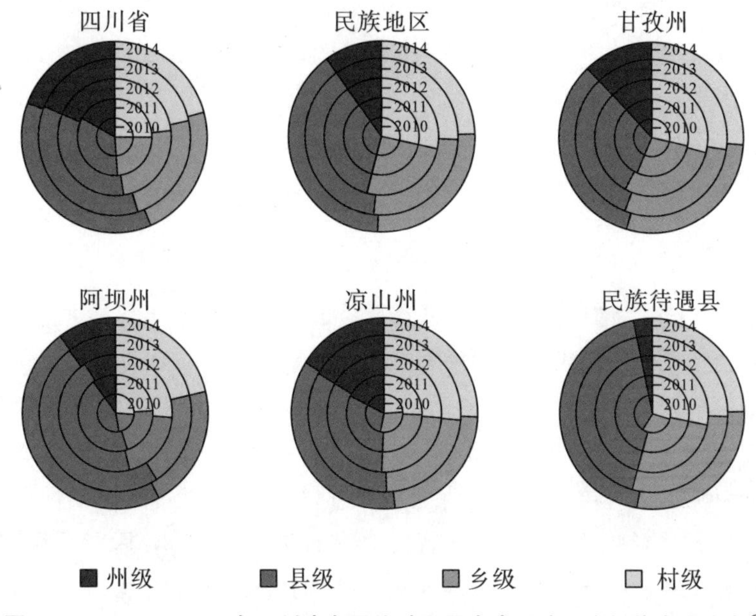

图 2－26　2010—2014 年四川省各民族地区及全省医疗卫生机构人员分布①

2010—2014 年整个民族地区医疗卫生机构卫生人员在县级、乡镇级和村级的比例均高于全省水平，卫生人员中有 50％以上分布于乡镇级、村级医疗卫生机构，同时不足 10％的人员分布于州级，并有下降趋势。县级、乡镇级和村级的差值与全省类似，县级的增长略高于全省，乡镇级和村级卫生人员的下降较全省缓慢，尤其是乡镇级，所占的比例相对稳定。

以 2014 年为例，四类民族地区州级医疗卫生机构卫生人员所占的比例均低于全省水平，村级比例均高于全省水平。甘孜州县级医疗卫生机构人员与乡镇级、村级的差值最小，乡镇级、村级医疗卫生机构卫生人员比例高于其他三类民族地区，下降也较其他地区缓，截至 2014 年，约 56％的卫生人员分布于乡镇级和村级医疗卫生机构。甘孜州乡镇级卫生人员比例略高于村级，5 年间的下降也较村级缓慢。此外，凉山州州级医疗卫生机构的卫生人员比例也相对较高，与他三级的差值较小。相比其他民族地区，阿坝州的卫生人员分布较集中，主要分布于县级医疗卫生机构，乡镇级、村级卫生人员占比不及全省水

① 注：州级为市州级的缩写，包括市州级医疗卫生机构；县级为区县级的缩写，包括区县级医疗卫生机构；乡镇级指乡镇级医疗卫生机构。下同。

平，虽然截至 2014 年村级卫生人员比例略高于乡镇级，但 5 年间村级卫生人员比例下降显著，下降比例为乡镇的 2 倍多。凉山州县级医疗卫生机构卫生人员与乡镇级、村级的差值较小，乡镇级、村级人员比之和接近 50%，村级卫生人员比例高于乡镇级，州级卫生人员比例在各类民族地区中处最高水平，略低于全省水平，且有明显的下降趋势。民族待遇县州级医疗卫生机构卫生人员比例最低，不足全省水平的 1/6，但县级与乡镇级、村级人员比例的差值不大，乡镇级卫生人员比例略高于村级，二者合计超过 50%。

2. 公共卫生机构人员分布及其发展趋势

结合图 2－27 和附表 2－2，民族地区公共卫生人员主要分布于疾病预防控制机构，妇幼保健机构次之，但前者呈下降趋势而后者呈增长趋势。卫生监督机构人员比例最低，并有下降趋势，截至 2014 年，卫生监督机构比例约为 10.91%。全省公共卫生机构人员中 50%以上为妇幼保健人员，约 90%的公共卫生人员为疾病预防控制和妇幼保健人员；2010—2014 年间妇幼保健人员比例增长了 7.55%，疾病预防控制和卫生监督人员均有下降，后者下降较快。

整个民族地区，公共卫生机构人员以疾病预防控制和妇幼保健人员为主，二者之和约占 90%，卫生监督人员略高于全省水平。整个民族地区疾病预防控制和卫生监督人员比例有下降趋势，妇幼保健人员比例有增长，整体较全省稳定。

四类民族地区的疾病预防控制人员比例均高于全省水平，而妇幼保健人员均低于全省水平。三州地区的疾病预防控制人员比例均高于妇幼保健人员，疾病预防控制人员的比例均在 50%左右，而民族待遇县正好相反，疾病预防控制人员比例低于妇幼保健人员，同时在四类民族地区处最低水平。疾病预防控制人员方面，川西北生态经济区，即阿坝州和甘孜州的疾病预防控制人员呈增长趋势，而凉山州和民族待遇县呈下降趋势，其中阿坝州疾病预防控制人员所占比例最大，增长最快，凉山州疾病预防控制人员的比例次之，但有较明显的下降趋势。妇幼保健人员方面，民族待遇县的比例最大，增长最快，2014 年约为 45.43%，而阿坝州比例最低，增长相对缓慢。卫生监督机构人员比例方面，民族待遇县卫生监督人员比例最高，阿坝州次之，凉山州相对最低；从变化看，甘孜州下降最快，阿坝州次之，二者的下降幅度大于全省水平；凉山州下降较其他民族地区缓，下降略低于全省水平。

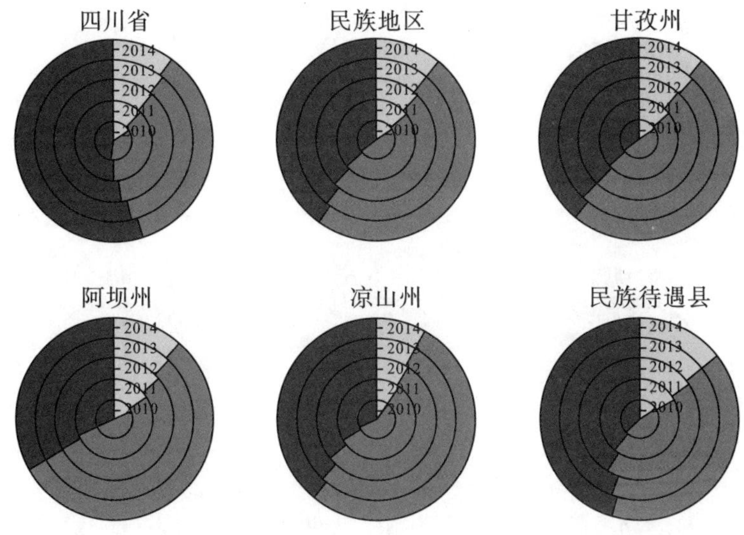

图 2－27　2010—2014 年四川省各民族地区及全省公共卫生机构人员分布

（三）卫生技术人员分布及其变化趋势

1. 执业（助理）医师分布及其变化趋势

结合图 2－30 和附表 2－3，执业（助理）医师主要分布于县级医疗卫生机构，乡镇级次之；多数地区村级比例较小，甘孜州和阿坝州，即川西北生态经济区较为显著，尤其是甘孜州；值得注意的是，民族待遇县州级医疗卫生机构的执业（助理）医师比例明显较低。从变化趋势看，州级的比例均有增长趋势，甘孜州增长最快；除阿坝州有轻度增长，其余民族地区乡镇级多有较明显的下降趋势；除甘孜州，村级多为增长趋势。截至 2014 年，全省执业（助理）医师主要集中于县级、乡镇级医疗卫生机构，约占执业（助理）医师的 70%，村级分布最少。5 年间县级有增长趋势，乡镇级有下降趋势，州级的增长约为村级的 4 倍。

整个民族地区医疗卫生机构执业（助理）医师较全省分布集中趋势更显著，县级、乡镇级的比例均高于全省水平，80%以上执业（助理）医师分布于县、乡镇两级，虽然村级比例有所增长，且增长速度略高于县级，但截至 2014 年，其比例低于全省水平，不及 10%。

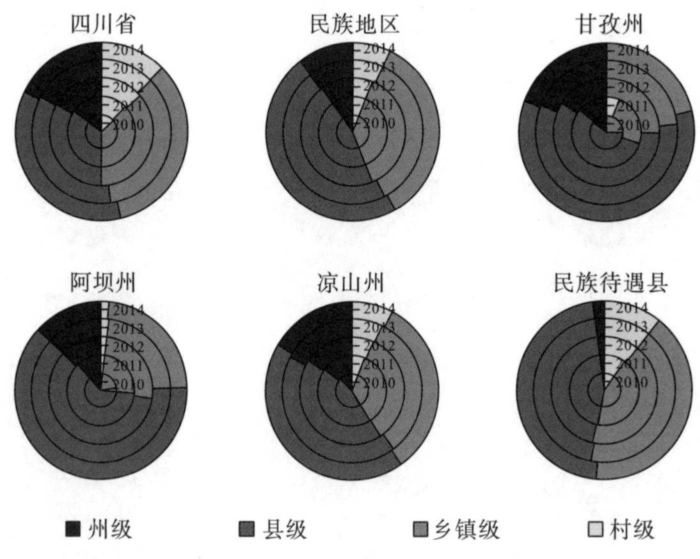

图 2－28　2010—2014 年四川省民族地区及全省执业（助理）医师分布

四类民族地区中，县级医疗卫生机构执业（助理）医师的比例均高于全省水平，乡镇级的比例民族待遇县较高，高于全省水平，而三州地区均低于全省水平，村级的比例均低于全省水平，尤其是甘孜州和阿坝州，即川西北生态经济区。四类民族地区中甘孜州的执业（助理）医师在各级医疗卫生机构的分布不均衡现象最显著，2014 年村级机构比例不及 0.5％，县级、乡镇级执业（助理）医师的比例之和约为 80％，除州级比例有提升，其他级医疗机构的比例均有下降趋势。2014 年时阿坝州县级、乡镇级执业（助理）医师的比例约为 85％，而村级的人员比例不足 2％，远低于除甘孜州外的其他民族地区，更低于全省水平，同时县级与乡镇级的差距也较大，县级比例约为乡镇级的 2.5 倍；虽然县级下降的同时乡镇级有轻度增长趋势，但缩小二者的距离还需要一个过程。截至 2014 年，凉山州较其他民族地区执业（助理）医师在下三级医疗机构的分布相对较均衡，县级、乡镇级比例合计约为 75％，村级的分布相对较高，且增长的速度最快，远高于全省水平。民族待遇县较三州地区，村级执业（助理）医师的分布比例较大，增长也较快，同时，县、乡镇两级的分布水平相近，县级略高，合计约 86％的执业（助理）医师分布在县、乡两级，州级比例最低，不足全省水平的 1/8，且增长最缓。

2. 注册护士分布及其变化趋势

结合图 2－29 和附表 2－4，多数民族地区州级医疗卫生机构注册护士比例略低于乡镇级。民族待遇县注册护士分布显著不均衡，州与县、乡镇级差距显著。从分布的变化趋势看，全省及各类民族地区注册护士分布比例变化趋势多样，存在较大差异。截至 2014 年，全省注册护士中约 48%分布于县级医疗卫生机构，州级的分布比例略高于乡镇级，5 年间州级和县级比例有增长，而乡镇级存在下降趋势，整体比例相对稳定。

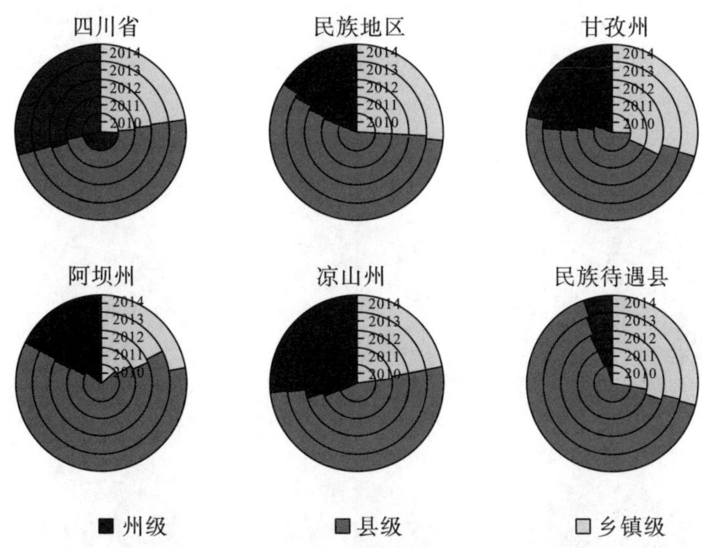

图 2－29　2010—2014 年四川省民族地区及全省注册护士分布

整个民族地区注册护士的分布较全省集中，约 55%分布于县级，州级的分布不足 20%，同时，变化也较全省大。州级医疗机构的注册护士有明显的下降趋势，县级和乡镇级均有增长，其中县级增长较快。

四类民族地区县级医疗卫生机构注册护士的比例均高于全省水平。民族待遇县较三州地区注册护士的分布集中，截至 2014 年，约 65%的注册护士分布于县级医疗卫生机构，且比例呈现增长趋势；州级分布比例最低，且下降较乡镇快。甘孜州较其他两州注册护士在各级医疗卫生机构的分布均衡，虽然县级医疗卫生机构注册护士比例约 48%，但有明显的下降趋势；州级比例略低于乡镇级，但其增长较乡镇级快。阿坝州注册护士的分布较其他两州集中，超过 60%的护士分布于县级医疗卫生机构，州级的比例较乡镇级低，尽管有增长趋势，但增长较乡镇级缓，截至 2014 年，州级的注册护士不足 18%。凉山州注册护士的分布介于前二者之间，县级医疗机构注册护士的比例约为 50%，州级比例略高于乡镇级，但县级有较明显的增长趋势，州级和乡镇级呈下降趋势，尤其是州级。

3. 药剂人员分布及其变化趋势

结合图 2－30 及附表 2－5，从整体看，医疗卫生机构药剂人员主要分布于县级，多数地区州级药剂人员比例低于乡镇级，民族待遇县与阿坝州药剂人员分布显著不均衡，前者州级与县、乡镇级差距显著，后者县级分布远高于州级和乡镇级。从变化趋势看，全省及各类民族地区药剂人员分布比例变化趋势多样，存在较大差异，其中全省和凉山州药剂人员分布比例较稳定，甘孜州变化较大。全省县级医疗卫生机构药剂人员分布比例略高于乡级，但二者的距离在逐渐拉大，州级比例相对较低，但呈增长趋势。

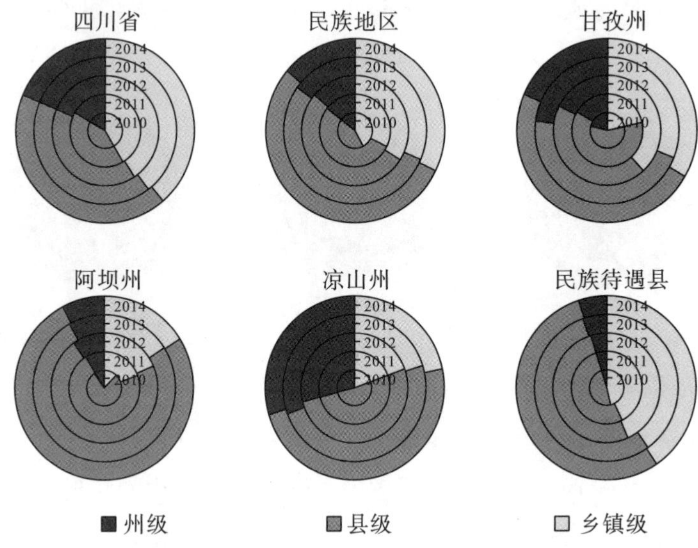

图 2－30　2010—2014 年四川省各民族地区及全省药剂人员分布

2010—2014 年，整个民族地区医疗机构药剂人员的分布较全省集中，约 53%分布于县级，州级的分布不足 20%，整个民族地区县级医疗卫生机构药剂人员比例较稳定，5 年变化不过 1%，县级医疗卫生机构的药剂人员呈增长趋势，州级和乡镇级均有下降，州级下降显著。

四类民族地区县级医疗卫生机构药剂人员的比例均高于全省水平。阿坝州的分布较集中，近 75%的药剂人员分布于县级，州级不足 10%，且呈显著下降趋势，乡镇级呈增长趋势，然而截至 2014 年，乡镇级的药剂人员比例仍不足 20%。民族待遇县医疗卫生机构的药剂人员中约 50%分布于县级，且呈显著增长趋势，乡镇级药剂人员分布比例在四类民族地区中处于最高水平，但呈显著的下降趋势，州级比例较低，增长趋势远不及县级医疗卫生机构，所以从长远看，民族待遇县的药剂人员分布不均衡现象有可能加剧。甘孜州和凉山州药剂人员分布相对均衡，尤其是前者，州级和县级有显著的下降趋势，尤其是县级；乡镇级呈明显的增长趋势，有望缩小县、乡镇的差距，但与州级的差距可能随之增大；后者州级的分布比例略高于乡镇级，然而乡镇级的增长较州级快，同时县级呈下降趋势，所以三级医疗机构药剂人员的分布的比值差距整体在逐步缩小。

4. 医技人员分布及其变化趋势

结合图 2－31 及附表 2－6，从整体看，医疗卫生机构医技人员为 50％分布于县级，民族待遇县和阿坝州医技人员分布较集中，州与县、乡镇级差距显著。从变化趋势看，县级医疗机构的医技人员比例均呈增长趋势；除阿坝州，全省及各类民族地区乡镇级医技人员比例均有下降。全省医技人员州级的分布比例略低于乡镇级；从变化趋势看，州级和县级比例呈增长趋势，县级增长略快，乡镇级存在下降趋势，整体变化不大，较稳定。

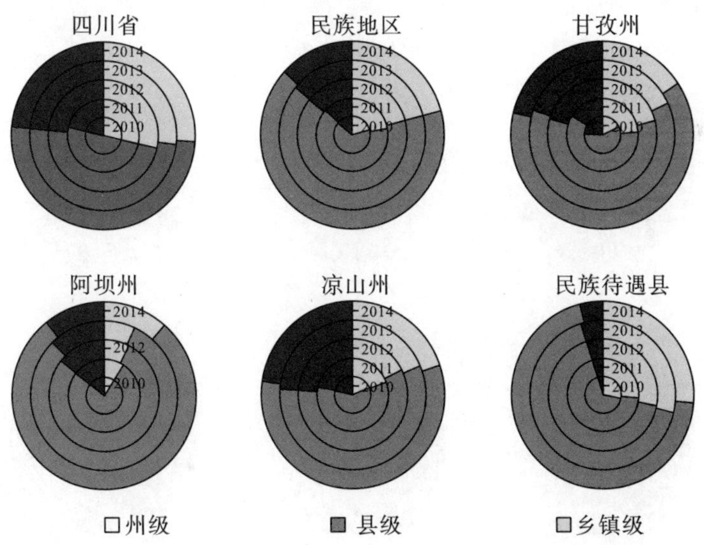

图 2－31　2010—2014 年四川省各民族地区及全省医技人员分布

整个民族地区医疗卫生机构医技人员的分布较全省集中，约 65％分布于县级，州级的分布不足 15％，且县级呈增长趋势，而州级呈下降趋势。乡镇级医技人员比例高于州级，下降也较州级缓。

四类民族地区县级医疗卫生机构医技人员的比例均高于全省水平，州级均低于全省水平。阿坝州医疗卫生机构医技人员的分布较集中，约 77％分布于县级医疗卫生机构，且比例呈缓慢增长趋势；州级和乡镇级比例均在10%左右，州级比例略低，且呈显著的下降，而乡镇级呈现较快的增长。甘孜州和凉山州各级医疗卫生机构医技人员分布较接近，但前者的变化趋势较显著，州级和乡镇级呈下降状，乡镇级下降显著，而县级呈明显的增长。民族待遇县医疗卫生机构医技人员主要集中于县级和乡镇级，州级分布较少，但整体呈现增长趋势。乡镇级比例高于三州水平，也略高于全省水平，下降也较全省缓。

5. 卫生管理人员分布及其变化趋势

结合图2—32及附表2—7，从整体看，全省州级医疗卫生机构卫生管理人员分布均相对较少，多数地区县、乡镇级比例相当，各地卫生管理人员分布差异较大，如甘孜州乡镇级显著高于县级，民族待遇县州级管理人员较少。从变化趋势看，除凉山州，全省和其他民族地区乡镇级管理人员比例均呈下降趋势；县级管理人员比例均呈增长趋势。全省医疗机构卫生管理人员主要分布于县级，乡镇级次之，县级呈现显著增长趋势，乡镇级呈现显著下降趋势，州级比例也有轻度下降。

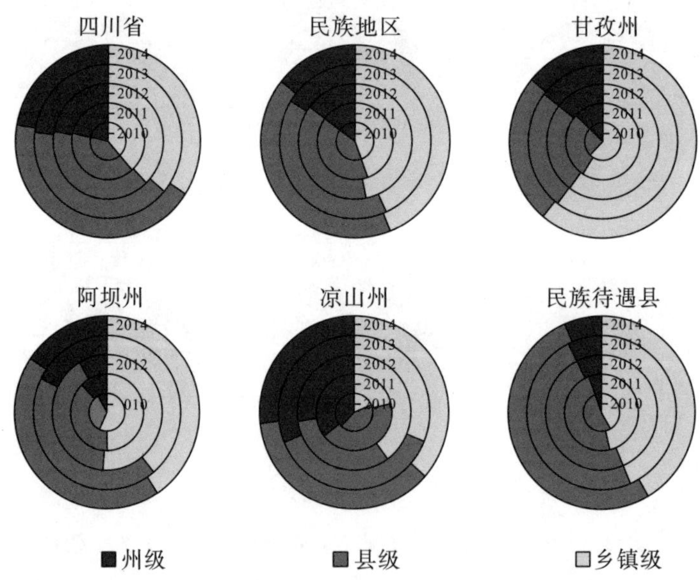

图2—32　2010—2014年四川省各民族地区及全省卫生管理人员分布

整个民族地区医疗卫生机构管理人员的分布较全省集中，乡镇级的管理人员比例略高于县级，均在40%以上，州级不足20%。乡镇级较州级下降缓慢，整体较稳定。

四类民族地区乡镇级卫生管理人员的比例均高于全省水平，其中甘孜州约

60％的卫生管理人员分布于乡镇级医疗卫生机构，县级仅占25％左右，且增长缓慢。截至2014年，凉山州卫生管理人员在三级医疗卫生机构的分布整体相当，乡镇级的比例略高于县级，州级略低，但5年间变化较显著，乡镇级有显著增长，州级和县级有较显著下降，尤其是州级。阿坝州和民族待遇县县级卫生管理人员比例略高于乡镇级，前者5年间变化显著，乡镇级有显著下降，州级和县级均有较显著的增长；后者州级比例低于三州地区，处于最低水平，且有轻度下降趋势。

6. 乡村医生及卫生员数及其变化趋势

根据表2－13，2010—2014年全省乡村医生数呈下降趋势。2010年为70680人，到2014年下降为67739人，5年间下降了4.16％。从环比增长速度看，2012年下降最快。

全省民族地区的乡村医生数呈稳定增长趋势。从2010年的12227人增长到2014年的13453人，共增长了10.03％，平均增长速度为2.42％。

结合图2－33，各类民族地区中民族待遇县的乡村医生数呈下降趋势，三州地区的乡村医生数呈稳定增长趋势，其中凉山州的增长最快（5.27％），甘孜州次之（5.13％）。从绝对数值看，虽然民族待遇县的乡村医生数呈下降趋势，但截至2014年，其乡村医生数仍然高于三州地区。三州地区中，凉山州的乡村医生数最多，且增长最快，2014年接近民族待遇县的水平，甘孜州和阿坝州乡村医生数远低于凉山州，阿坝州最为显著，不足凉山州的1/3。

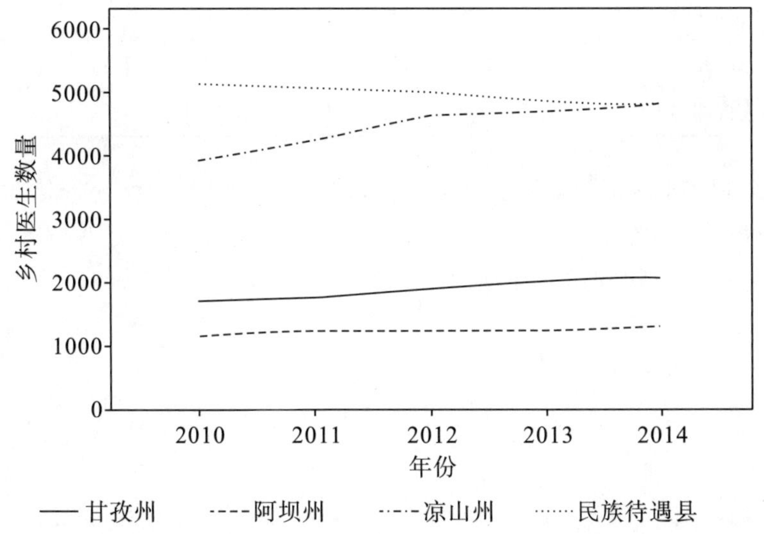

图2—33　2010—2014年四川省各民族地区乡村医生数量及其变化趋势

表 2－13　2010—2014 年四川省各民族地区及全省乡村医生数量和分布（人）

地区	2010	2011	2012	2013	2014
四川省	70680	70955	68936	68394	67739
民族地区	12227	12679	13261	13267	13453
甘孜州	1709	1764	1932	2042	2088
阿坝州	1161	1242	1252	1241	1306
凉山州	3919	4244	4636	4699	4812
民族待遇县	5143	5066	5007	4851	4826

结合表 2－14 和图 2－34，多数民族地区 2010—2014 年间卫生员数呈现先升后降的趋势。2010—2014 年全省卫生员数先升后降，总体较 2010 年有升高。2010 年为 3253 人，到 2014 年增长为 5259 人，5 年间增加了 2006 人，共增长了 61.67%，平均增长速率为 12.76%。从环比增长速度看，自 2013 年出现下降。

表 2－14　2010—2014 年四川省各民族地区及全省卫生员数量和分布（人）

地区	2010	2011	2012	2013	2014
四川省	3253	3629	5794	5533	5259
民族地区	959	982	1873	1612	1493
甘孜州	141	135	336	175	91
阿坝州	188	58	288	162	199
凉山州	288	366	751	707	585
民族待遇县	327	409	454	520	561

全省民族地区的卫生员数的变化趋势同全省。2010 年为 959 人，5 年间增加了 534 人，共增长了 55.68%，平均增长速度较全省低，为 11.70%。从环比增长速度看，自 2013 年出现下降。

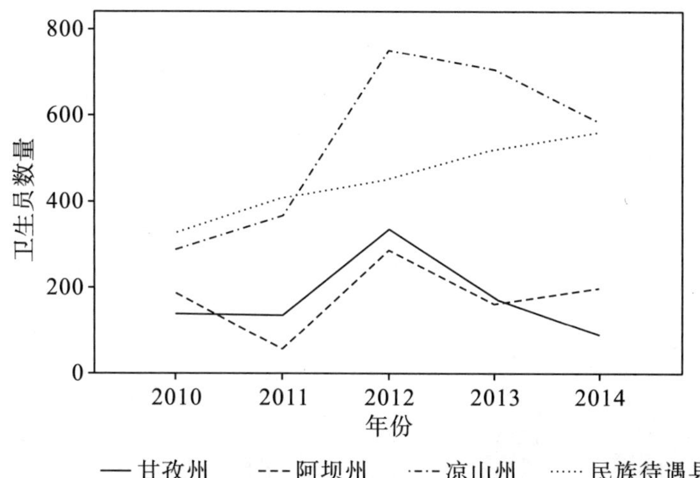

图 2－34　2010—2014 年四川省各民族地区卫生员数及其变化趋势

图 2－34 显示 2010—2014 年各类民族地区的变化趋势各异。民族待遇县持续增长；三州地区均时起时伏。整体看，凉山州的平均增长速度最快（19.38%），民族待遇县次之（14.45%），而甘孜州出现下降（10.37%）。从绝对数看，凉山州和民族待遇县的卫生员数相对较高，川西北生态经济区，即阿坝州和甘孜州较低。截至 2014 年，各类民族地区卫生员数的排序为凉山州、民族待遇县、阿坝州和甘孜州，具体数值依次为 585、561、199 和 91。

（四）卫生人才构成及其变化趋势

1. 卫生人才学历构成及其变化趋势

（1）医生学历构成及其变化趋势。

结合图 2－35 和附表 2－8，四川省医生本科及以上与专科学历分别占约三分之一。整体本科及以上学历的比例有所提高，从 2010 年的 31.08%增长至 2014 年的 38.09%，成为全省医生学历的主要构成。同时随着时间的推移，其他学历的构成均有不同程度的下降，其中中专学历所占比例下降显著，下降了 4%左右。

2010—2014 年整个民族地区医生的学历以专科为主，专科学历占 40%以上，并有提高的趋势；截至 2014 年中专学历所占的比例仅次于专科学历，而本科及以上学历仅占 20%，但 2010—2014 年间本科及以上学历所占的比例不断升高，截至 2014 年本科及以上学历的比例为 22.44%，提高了 4.82%，提高的幅度大于专科（2.67%），同时中专学历的比例有下降趋势。5 年间中专与本科及以上学历比例之差从 2010 年的 18.48%下降到 2014 年的 7.15%。

各类民族地区医生的学历以专科和中专为主。整体本科及以上和专科学历的比例逐渐提高。民族待遇县专科与中专的比例较接近，各占约三分之一。三州地区较民族待遇县专科的比例更高，尤其是川西北生态经济区，约50%的医生为专科学历。凉山州本科及以上学历的医生所占比例高于其他民族地区，5年间比例稳步增长，2014年25.33%的医生为本科及以上学历，但仍低于全省平均水平。

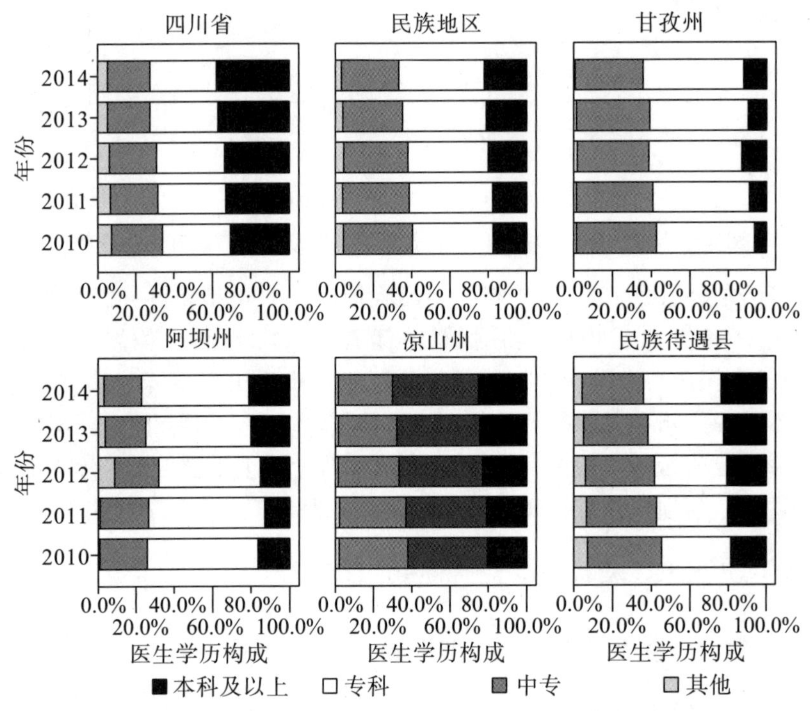

图2-35　2010—2014年四川省各民族地区及全省医生学历构成

(2) 护士学历构成及其变化趋势。

结合图2-36和附表2-8，四川省护士中为本科及以上学历的比例明显低于医生，80%~90%的护士为专科或中专学历。四川省50%以上的护士为专科学历，且比例在不断提升。虽然本科及以上学历的比例也在不断提高，但截至2014年比例仅为7.11%，较2010年提高了2.36%，同期专科比例提高了2.53%，可见护士的学历整体以专科为主。

民族地区护士的学历以专科为主，50%以上为专科学历，并在5年间稳步提高；虽然截至2014年中专学历所占比例仅次于专科，同时本科及以上学历仅占4.34%，但在2010—2014年间本科及以上所占的比例不断上升，同时中专学历的比例有下降趋势。5年间专科与本科及以上学历所占比例均有增长，同时专科比例远大于本科及以上学历比例，同全省的情况，专科比例上升幅度大于本科及以上，可见护士的学历在民族地区也以专科为主。

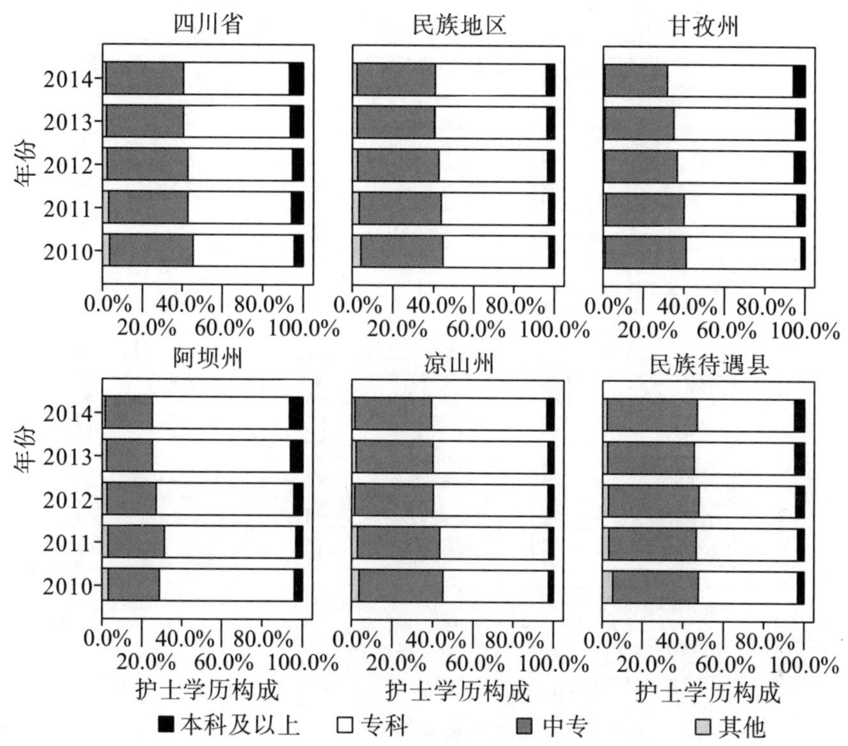

图 2-36　2010—2014 年四川省各民族地区及全省护士学历构成

各类民族地区护士的专科学历所占的比例较全省更大，且大多有增长趋势。截止 2014 年甘孜州的护士中 62.33%为专科学历。各类民族地区本科及以上学历比例远低于全省水平，凉山州尤为显著，虽然有增长趋势，截至 2014 年阿坝州护士本科及以上学历比例相对较高，但也仅为 6.55%，低于全省水平，凉山州仅为 3.33%，不足全省的 1/2。三州地区护士中专的比例低于全省水平，而民族待遇县护士中专的比例高于全省水平。三州地区本科及以上和专科学历护士的比例逐渐提高，其中甘孜州和凉山州类似全省，专科所占比例增长幅度较大，而阿坝州增长幅度较小；民族待遇县不同于全省和其他民族地区，在本科及以上学历所占比例增长的同时中专所占比例也有增长，但专科所占比例有所下降。

(3) 药剂人员学历构成及其变化趋势。

结合图 2-37 和附表 2-8，四川省药剂人员的学历以专科为主，中专次之；本科及以上学历和专科学历的比例有增长趋势。截至 2014 年，全省 74%的药剂人员为专科或中专学历，约14%为本科及以上学历；2010—2014年间本科及以上学历比例增长了5.20%，专科较本科及以上比例增长更缓，增长了4.89%。

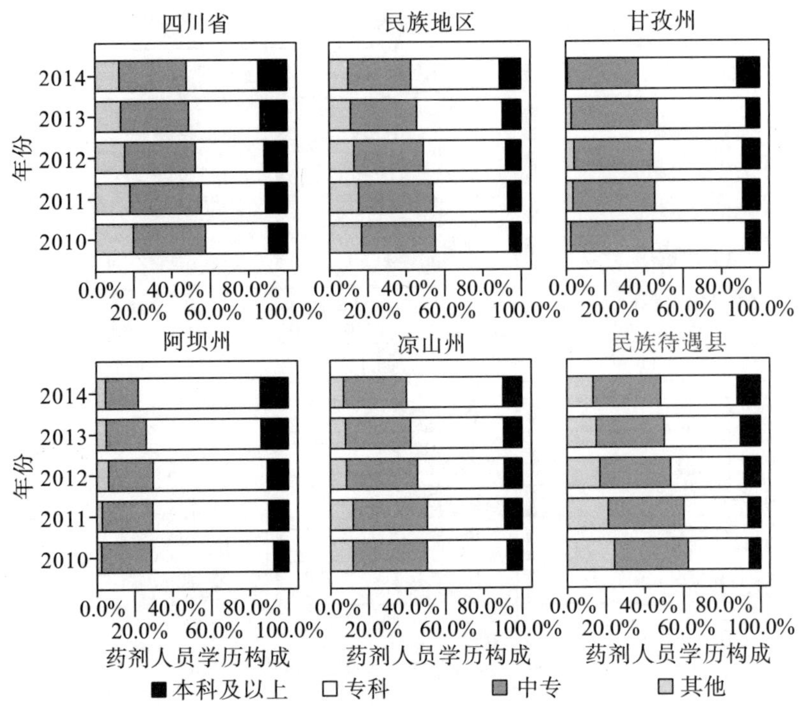

图2－37　2010—2014年四川省民族地区及全省药剂人员学历构成

整个民族地区相较于全省，药剂人员本科及以上学历和其他学历所占的比例较低，截至2014年，本科及以上学历仅占10%左右，而专科学历的比例较高，专科与中专约占80%，高于全省水平。2010—2014年间本科及以上学历比例上升了4.42%，专科增长更多，为7.83%。

从四类民族地区看，截至2014年，民族待遇县本科及以上学历比例低于全省水平，专科学历比例略高于全省水平，但2010—2014年间二者的增长较全省快，分别为6.0%和7.85%。2014年数据显示，三州地区本科及以上学历比例均低于全省水平，阿坝州相对较高，凉山州较低；专科学历比例均高于全省水平，其中阿坝州较明显。2014年阿坝州64.57%的药剂人员为专科学历，其余两州有约51%以上的药剂人员为专科学历。川西北生态经济区，即阿坝州和甘孜州本科及以上学历比例增长均较快，分别为6.5%和4.44%，而凉山州和民族待遇县专科学历比例增长较快。

(4) 医技人员学历构成及其变化趋势。

结合图2－38和附表2－8，从整体看，四川省医技人员的学历以专科为主，中专次之，本科及以上学历和专科学历的比例有增长趋势。2014 年全省 73.65%的医技人员为专科或中专学历，22.71%为本科及以上学历；2010—2014 年间本科及以上学历比例增长了 6.9%，专科比例较本科及以上增长更缓，增长了 1.93%。

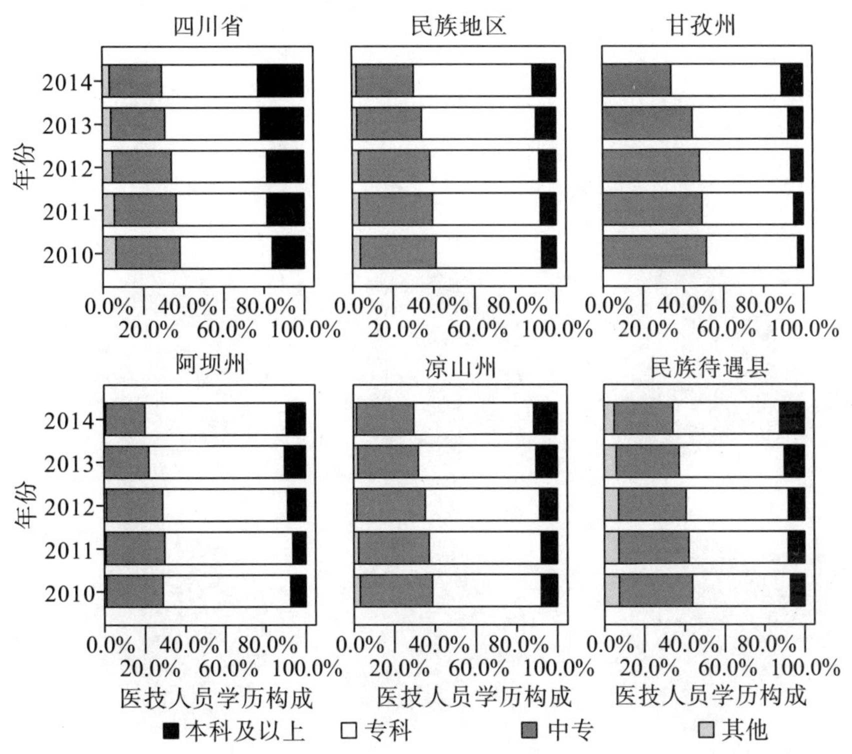

图 2-38　2010—2014 年四川省民族地区及全省医技人员学历构成

整个民族地区相较于全省，本科及以上学历和其他学历所占比例均较低，2014 年本科及以上学历仅占 11.24%，而专科的比例较高，专科与中专学历的医技人员共占约 86%，高于全省水平。2010—2014 年间本科及以上学历比例增长 4.54%，专科增长了 5.91%。

从四类民族地区看，2014 年民族待遇县专科及中专以下学历比例相对较高，本科及以上学历比例高于三州，但仍低于全省水平，专科和中专学历比例均高于全省水平，2010—2014 年间专科学历比例增长较全省快，为 4.11%。三州地区本科及以上学历比例均低于全省水平，阿坝州的相对较低，凉山州较高；专科学历比例高于全省水平，其中阿坝州较突出，2014 年阿坝州 70.32%的医技人员为专科学历，其余两州有 54%以上的医技人员为专科学历。三州地区专科学历比例增长较本科及以上学历快，而民族待遇县正好相反。甘孜州本科及以上学历和专科学历比例的增长都较其他民族地区快，也高于全省的增长。

2. 卫生人才职称构成及其变化趋势

(1) 执业医师职称构成及其变化趋势。

结合图 2－39 和附表 2－9，从四川省整体看，50％～60％执业医师的职称为初级，中级次之，占 20％～30％，高级和待聘比例相对较小。从变化趋势看，初级职称比例有下降趋势，高级和待聘人员的比例有增长趋势。全省中级和初级职称人员的比例合计约为 80％，中级和初级人员的比例有等幅下降趋势；高级职称人员比例略高于待聘人员，但待聘人员的比例增长较快。

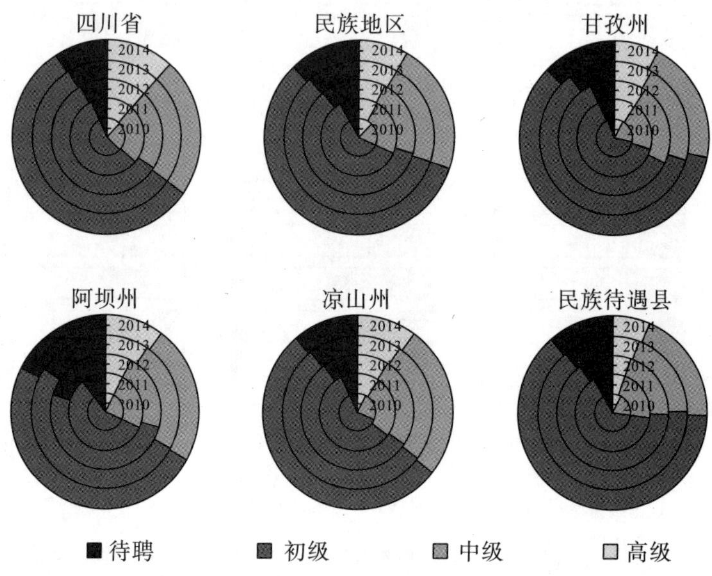

图 2－39　2010—2014 年四川省各民族地区及全省医生职称构成

整个民族地区，初、中级职称人员的比例合计略低于全省，高级职称人员比例低于全省，待聘人员比例高于全省。初、中级职称人员比例均有下降趋势，且下降速度较全省快，初级尤为显著；待聘和高级职称人员比例较全省均有较快增长，但待聘人员比例增长较高级职称人员快。

2014 年，四类民族地区待聘人员比例均高于全省水平，高级职称人员比例低于全省水平。2014 年，民族待遇县的初级职称人员比例高于三州地区，高、中级人员比例均低于三州地区，尤其是高级职称人员比例处于最低水平。三州地区中阿坝州卫生人员的职称分布相对较分散，高级和中级职称人员的比例高于其他民族地区，但高级职称人员所占比例仍然低于全省水平，中级略高于全省水平，同时待聘人员的比例也高于其他民族地区，远高于全省水平，并有增长趋势；初级职称人员相较其余民族地区所占比例最少，并有下降趋势。2014年甘孜州的初级职称人员比例仅次于民族待遇县，高于全省水平，同时待聘人员也占有较大比例，高级职称人员在三州地区处于最低水平；初级职称人员较其他民族地区比例下降最快，待聘人员有较大比例的增加。凉山州中级职称人员比例高于其他民族地区，同时也是唯一一个高于全省水平的民族地区，但有下降趋势。

(2) 护士职称构成及其变化趋势。

结合图2－42和附表2－9，四川省护士职称以初级为主，待聘和中级职称次之，而高级职称比例明显少于医生。从变化趋势看，中级职称人员的比例有下降趋势，待聘人员的比例有增长趋势，除甘孜州外，其余地区的高级职称均有增长趋势。截至2014年，全省护士以初级和中级职称人员为主，其中初级约占78.9%，初、中级共计约占91%，而高级仅占1.7%左右。全省护士中级职称人员比例有下降趋势，其余级别人员比例均有增长趋势，其中待聘人员增长最快，初级次之，高级增长最慢。

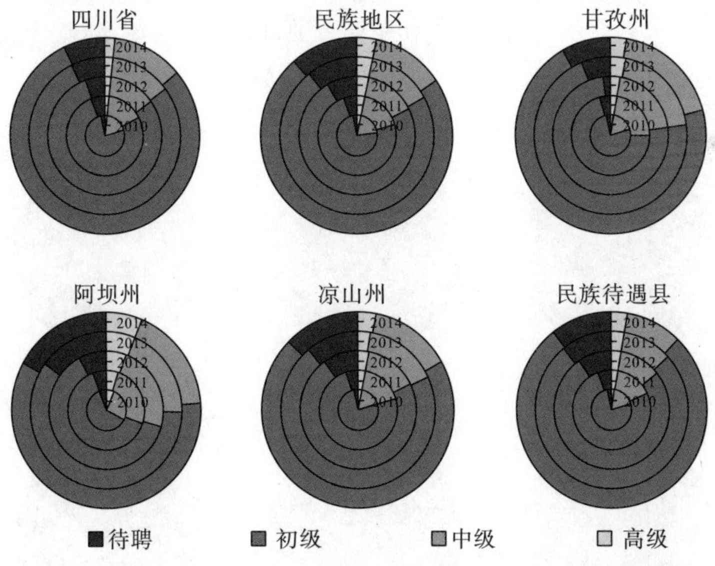

图2－40　2010—2014年四川省各民族地区及全省护士职称构成

至2014年，整个民族地区，护士职称以初级为主，中级职称人员比例略高于待聘人员，约85%为初、中级人员，待聘人员约占11.7%，而高级职称人员约占2.9%，高于全省水平。整个民族地区初、中级职称护士比例有下降趋势，尤其是中级职称人员，其余均有增长趋势，其中待聘人员增长最快，高级职称人员增长最慢并低于全省水平。

2010—2014 年，四类民族地区高级职称人员比例均高于全省水平，尤其是阿坝州，高级职称人员比例最高，同时增长最快，截至 2014 年，护士高级职称人员比例为 6.38%。中级职称人员比例除民族待遇县，其余地区均高于全省水平，5 年间各类民族地区中级职称比例均有下降，其中阿坝州下降最快，民族待遇县次之，截至 2014 年，甘孜州中级职称人员比例最高（约 18.14%），阿坝州次之（约 17.30%）。各类民族地区的初级职称人员比例均低于全省水平，阿坝州初级职称人员比例在四类民族地区中处于最低水平，低于 60%，其余民族地区均在 70%以上，其中民族待遇县最接近全省水平，且有增长趋势，甘孜州较凉山州高，且有增长趋势，而凉山州呈下降趋势。

(3) 药剂人员职称构成及其变化趋势。

结合图 2—41 和附表 2—9，从整体看，四川省药剂人员职称以初级为主，待聘和中级次之，而高级职称人员比例明显小于医生，民族待遇县较显著。从变化趋势看，5 年间中级职称人员的比例有下降趋势，待聘人员的比例有增长趋势，除甘孜州，其余地区的初级职称均呈下降趋势。全省药剂人员以初级和中级职称人员为主，其中初级约占 75.8%，初、中级共计约占 89.3%，而高级仅占 2.3%左右；全省药剂中、初级职称人员比例有下降趋势，而高级和待聘人员比例均有增长趋势，其中待聘人员增长最快。

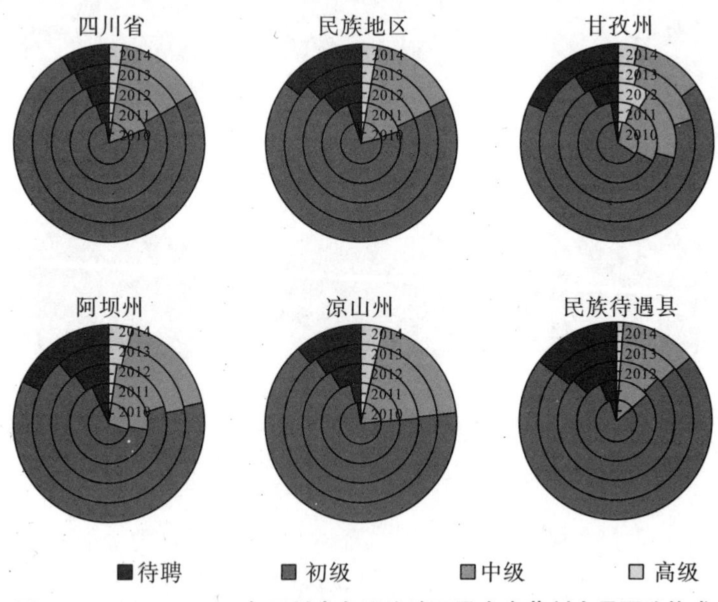

图 2—41　2010—2014 年四川省各民族地区及全省药剂人员职称构成

整个民族地区，至 2014 年，药剂人员职称以初级为主，中级职称人员比例略高于待聘人员，约 82.6%为初、中级人员，待聘人员约占 14.9%，而高级约占2.5%左右，略高于全省水平。整个民族地区初、中级职称药剂人员比例有下降趋势，尤其是初级职称人员，其余均呈增长趋势，其中待聘人员比例增长最快，远高于全省水平，高级职称人员比例增长最缓，增长幅度不及全省水平。

四类民族地区中除民族待遇县的高级职称人员比例低于全省水平，其余地区均高于全省水平，尤其是阿坝州，高级职称人员比例最高，同时增长最快，截至2014年，约4%药剂人员为高级职称。除甘孜州和民族待遇县，其余地区中级职称人员比例均高于全省水平，但各地区中级职称人员比例均有下降，其中甘孜州下降最快，阿坝州次之；截至2014年，凉山州中级职称人员比例最高（约19.93%），阿坝州次之（约17.71%）。民族地区初级职称人员比例均低于全省水平，除甘孜州，其余地区均有下降趋势，其中凉山州下降最快，民族待遇县次之，截至2014年，阿坝州初级职称人员比例为60.0%，处于最低水平，民族待遇县最接近全省水平。待聘人员方面，甘孜州的比例最大，阿坝州次之，凉山州最低，三州地区待聘人员比例的增长，甘孜州最快，阿坝州次之。

（4）医技人员职称构成及其变化趋势。

结合图2-42和附表2-9，从整体看，四川省医技人员职称以初级为主，高级职称人员比例明显小于医生，但高于护士和药剂人员，截至2014年，甘孜州医技人员高级职称比例最小。从变化趋势看，5年间中级职称人员比例有下降趋势，待聘人员的比例有增长趋势；除甘孜州，其余地区的初级职称人员比例均有下降趋势。截至2014年，全省医技人员职称以初、中级为主，共计约占83.3%，其中初级约占65.4%，而高级职称人员比例占5%左右。全省高、中、初级职称药剂人员比例均有下降趋势，中级职称人员比例下降最快，而待聘人员比例有较快的增长。

整个民族地区，医技人员职称以初级为主，至2014年，待聘人员比例高于中级职称人员，约78.69%为初、中级职称人员，2014年待聘人员比例为16.75%，高于全省水平，而高级职称人员比例仅占4.57%，低于全省水平。整个民族地区初、中级职称药剂人员比例有下降趋势，尤其是中级职称人员比例，而待聘人员比例有较快增长，远高于全省水平，虽然高级职称人员所占比例也有增长趋势，但变化不大。

四类民族地区中阿坝州的高级职称人员比例高于全省水平，其余地区均低于全省水平，尤其是甘孜州，下降也最快，截至2014年，约3.05%药剂人员为高级职称。四类民族地区中级职称人员比例均低于全省水平，且均有下降，其中甘孜州下降最快，阿坝州次之，凉山州下降较缓。截至2014年，凉山州中级职称人员比例最高，接近全省水平。初级职称人员比例除凉山州，其余地区均高于全省水平；从变化趋势看，除甘孜州，其余地区均有下降趋势，其中凉山州下降最快。待聘人员中，阿坝州的比例最大，甘孜州次之，阿坝州和凉山州的增长较甘孜州和民族待遇县快，其中凉山州的增长最快，甘孜州相对最慢。

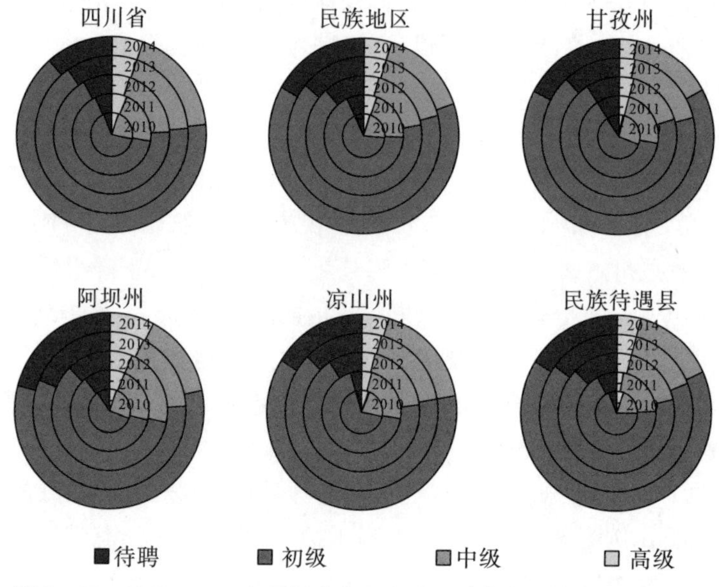

图 2—42　2010—2014 年四川省各民族地区及全省医技人员职称构成

3. 卫生人才执业类别构成及其变化趋势

结合图 2—43 和附表 2—10，四川省整体卫生人员的执业类型以临床为主，中医次之，口腔和公共卫生较少，同时公共卫生人员所占的比例有不同程度的下降。5 年间，全省除公共卫生人员，临床人员比例也有轻微下降，而口腔和中医比例有增长，其中中医增长最快（1.59%）；截至 2014 年，全省卫生人员中临床人员最多，比例约为 70.65%，公共卫生人员最少，仅占 2.39%。

整个民族地区临床人员和公共卫生人员比例均高于全省；不同于全省，民族地区临床人员的比例呈增长趋势，同时民族地区的口腔人员所占比例最少，虽然也有增长趋势，但增长缓慢，不及全省水平；截至 2014 年 74.93%卫生人员为临床人员，而口腔人员仅占 2.81%。

从四类民族地区看，公共卫生人员比例均高于全省水平，但除阿坝州，其余地区的下降速度均较全省快，同时民族待遇县与三州地区存在较大差异。民族待遇县的临床和口腔人员比例低于全省水平，而公共卫生和中医比例高于全省水平，三州地区临床人员比例高于全省水平，但中医比例低于全省水平。5

年间甘孜州临床人员比例增长最多（4.02%），其余卫生人员比例均有下降，其中公共卫生人员比例下降最快（3.47%）；阿坝州的变化趋势类似全省，临床和公共卫生人员有下降，公共卫生人员比例下降较快（0.93%），中医人员比例增长较快；凉山州临床、口腔和中医人员比例均有不同增长，其中中医人员增长较快（1.39%），但公共卫生人员比例有较大下降，高于全省水平。

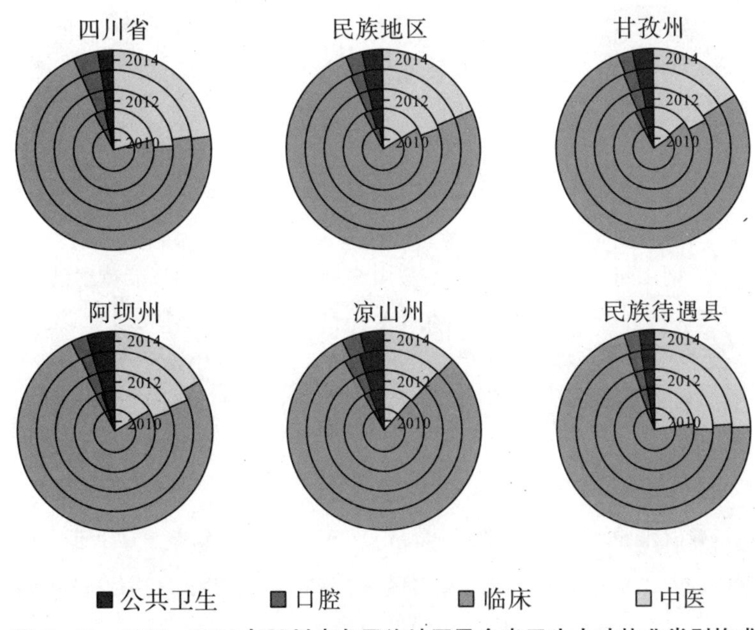

图 2－43　2010—2014 年四川省各民族地区及全省卫生人才执业类别构成

4. 卫生人才岗位类别构成及其变化趋势

结合图 2－44 和附表 2－11，四川省整体卫生人才的岗位类型以卫生技术人员为主，同时 5 年间卫生技术人员所占比例有不同程度的下降。5 年间，全省除卫生技术人员，管理人员比例也有轻微下降，工勤人员和其他技术人员比例有所提高，整体比例较稳定。

2010—2014 年，整个民族地区卫生技术人员和管理人员比例略高于全省。不同于全省，整个民族地区仅卫生技术人员的比例出现下降，且下降幅度较大，约为全省的 2 倍，其余人员比例均有增长。

从四类民族地区看，2014 年各类民族地区卫生技术人员和管理人员的比例均高于全省水平，工勤人员和其他技术人员的比例低于全省水平。民族待遇县整体卫生人员的岗位构成类似全省，变化趋势也类似。三州地区间存在较大差异。甘孜州的卫生技术人员占比最大，且增长较快，而阿坝州和凉山州的卫生技术人员比例均呈下降趋势。凉山州除卫生技术人员占比呈下降趋势，其他各类卫生人员的比例均有不同程度的增长，其中管理人员的增长较快。较其他民族地区，2014 年阿坝州卫生技术人员占比最低，各类卫生人才的岗位构成较分散，同时卫生技术人员和管理人员的比例有下降。

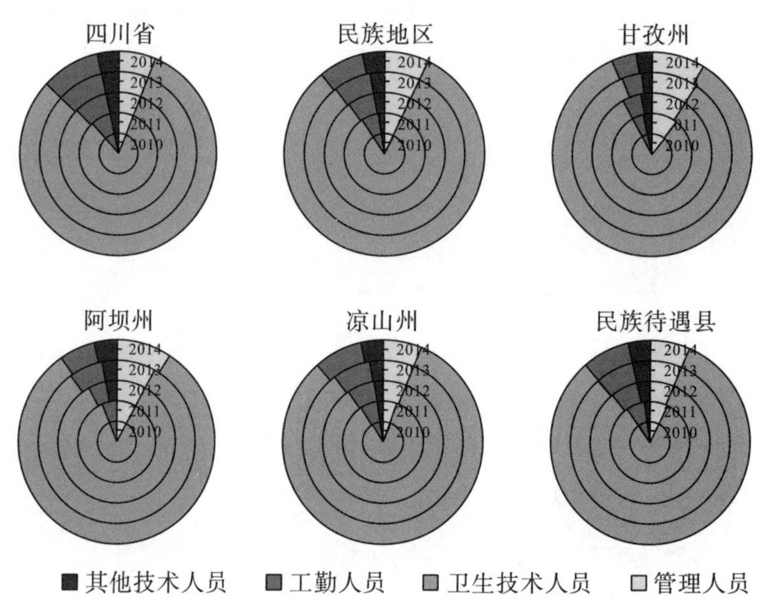

图 2-44　2010—2014 年四川省各民族地区及全省卫生人才岗位类别构成

（五）卫生人才资源配置

1. 人口、地域与卫生人才资源配置比例

（1）每千人口执业（助理）医师配置比例。

根据表 2-15，2010—2014 年全省每千人口执业（助理）医师数呈稳定增长趋势。2010 年为 1.61 人/千人，到 2014 年增长为 1.97 人/千人，相当于 2010 年的 1.22 倍，5 年间共增长了 22.36%，平均增长速度为 5.17%。从环比增长速度看，2012 年增长最快，增长了 5.88%，2014 年增长相对缓慢。自 2013 年全省每千人执业（助理）医师数开始达到《四川省 2008—2020 卫生资源配置标准（2011 年修订版）》中全省的低限要求。

2010—2014 年全省民族地区的每千人口执业（助理）医师数呈稳定增长。从 2010 年的 1.18 增长到 2014 年的 1.36，共增长了 15.25%，平均增长速度为 3.61%。从数值看，民族地区各时段的平均水平均低于全省水平，增长速度也较全省缓慢。

各类民族地区中阿坝州、凉山州和民族待遇县的每千人口执业（助理）医师数呈稳定增长趋势，其中阿坝州的增长最快（38.16％），民族待遇县次之（20.75％），而甘孜州整体比较稳定。相比其他民族地区，阿坝州的每千人口执业（助理）医师数相对较高，且自 2011 年起，各年人员配置数均高于全省平均水平，但仍低于《四川省 2008—2020 卫生资源配置标准（2011 年修订版）》中三类地区的低限要求。其余民族地区也均低于相应的标准。

（2）每千人口注册护士配置比例。

根据表 2－15，2010—2014 年全省每千人口注册护士数呈稳定增长趋势。2010 年为 1.17 人/千人，到 2014 年增长为 1.92 人/千人，5 年间共增长了 64.10％，平均增长速度为 13.18％。从环比增长速度看，2012 年增长最快，增长了 14.93％，2013 年后增长相对缓慢。自 2013 年全省每千人口注册护士数开始达到《四川省 2008—2020 卫生资源配置标准（2010 年修订版）》中全省的低限要求。

全省民族地区的每千人口注册护士数呈稳定增长趋势。从 2010 年的 0.73 人/千人增长到 2014 年的 1.29 人/千人，共增长了 76.71％，平均增长速度为 15.30％。从数值看，民族地区各时段的平均水平均低于全省水平，但增长速度较全省快。

各类民族地区的每千人口注册护士数呈稳定增长趋势，其中民族待遇县的增长最快（90.48％），阿坝州次之（70.65％），二者的增长速度均高于全省平均水平，凉山州增长相对缓慢。整体每千人口注册护士数的增长均在 50％以上，远高于每千人执业（助理）医师数的增长。从绝对数看，各类民族地区中，阿坝州的每千人口注册护士数相对较高，但各年的水平均低于全省平均水平，也低于《四川省 2008—2020 卫生资源配置标准（2011 年修订版）》中三类地区的低限要求。其余民族地区均低于全省平均水平，更低于相应的标准。

（3）每万人口药剂人员配置比例。

根据表 2－15，2010—2014 年全省每万人口药剂人员数呈稳定增长趋势。2010 年为 2.06 人/万人，到 2014 年增长为 2.48 人/万人，5 年间共增长了 20.39％，平均增长速度为 4.75％。从环比增长速度看，2013 年增长最快，增长了 5.80％。

全省民族地区的每万人口药剂人员数呈稳定增长趋势。从 2010 年的 1.15 人/万人增长到 2014 年的 1.43 人/万人，共增长了 24.35％，平均增长速度为 5.60％。从数值看，民族地区各时段的水平明显低于全省水平，但增长速度较全省快。

各类民族地区的每万人口药剂人员数呈稳定增长趋势，其中阿坝州的平均增长最快（14.98%），甘孜州次之（6.98%），二者的增长速度均高于全省平均水平。民族待遇县的增长相对缓慢（3.84%）。从绝对数看，各类民族地区中，阿坝州的每万人药剂人员数相对较高，凉山州相对较低。各类民族地区的每万人药剂人员数均低于全省平均水平。

（4）每万人妇幼保健人员配置比例。

根据表2－15，2010—2014年全省每万人口妇幼保健人员数呈稳定增长趋势。2010年为1.16人/万人，到2014年增长为1.26人/万人，5年间共增长了8.62%，平均增长速度为2.09%。从环比增长速度看，2012年增长最快，增长了3.42%。截至2014年全省每万人口妇幼保健人员数低于《四川省2008—2020卫生资源配置标准（2010年修订版）》中全省的低限要求（1.5人/万人）。

全省民族地区的每万人口妇幼保健人员数呈稳定增长趋势。从2010年的1.16人/万人增长到2014年的1.42人/万人，共增长了22.41%，平均增长速度为5.19%。从数值看，自2011年后民族地区每万人口妇幼保健人员配置水平持续高于全省水平，增长速度也较全省快。

各类民族地区的每万人口妇幼保健人员数基本呈稳定增长趋势，其中民族待遇县的平均增长速度最快（7.20%），阿坝州次之（6.58%），而甘孜州在2013年后出现下降，同时只有甘孜州的平均增长速度低于全省水平。从绝对数看，各类民族地区中川西北生态经济区，即甘孜州和阿坝州的每万人口妇幼保健人员数相对较高，二者分别于2010年和2011年达到《四川省2008—2020卫生资源配置标准（2011年修订版）》中三类地区的低限要求，但未过上限。民族待遇县的每万人口妇幼保健人员数的平均增长速度虽然最高，但是本身绝对数很低，仍低于全省平均水平，也尚未达到相关标准。凉山州的每万人口妇幼保健人员数略高于民族待遇县，2013年后逐渐高于全省平均水平，但距离相关标准还有一定的距离。

（5）每万人口疾病预防控制人员配置比例。

根据表2－15，2010—2014年全省每万人口疾病预防控制人员数呈稳定增长趋势。2010年为1.16人/万人，到2014年增长为1.26人/万人，5年间平均增长速度为2.09%。从环比增长速度看，2012年增长最快，增长了3.42%，2013年后增长相对缓慢。

全省民族地区的每万人口疾病预防控制人员数相对稳定，略有增长。从

2010 年的 1.71 人/万人增长到 2014 年的 1.74 人/万人，共增长了 1.75%，平均增长速度仅为 0.44%。从数值看，民族地区各时段的平均水平均高于全省水平，但增长速度远低于全省水平。

各类民族地区 5 年间每万人口疾病预防控制人员数的变化趋势差异较大，其中阿坝州和民族待遇县呈增长趋势，前者的增长较快（7.73%）；甘孜州和凉山州呈下降趋势，尤其是凉山州地区，呈持续下降趋势。从绝对数看，各类民资地区中，阿坝州的每万人口疾病预防控制人员数相对较高，甘孜州次之，凉山州和民族待遇县相对较低，二者低于相应的标准。但民族待遇县的每万人口疾病预防控制人员数最低，甚至低于全省平均水平。

（6）每万人口卫生监督人员配置比例。

根据表 2－15，2010—2014 年全省及各类民族地区的每万人口卫生监督人员数均呈下降趋势，目前均没有达到《四川省 2008—2020 卫生资源配置标准（2011 年修订）》中三类地区的低限要求。三州地区均较民族待遇县下降快，其中甘孜州下降最明显。从绝对数看川西北生态经济区，即甘孜州和阿坝州的每万人口卫生监督人员数较多，凉山州和民族待遇县较少，也低于全省水平，尤其是凉山州，约为《四川省 2008—2020 卫生资源配置标准（2011 年修订版）》中三类地区低限要求的 1/5。

表 2－15　2010—2014 年四川省各民族地区及全省每千（万）人口卫生技术人员配置比例

卫生技术人员	地区	2010	2011	2012	2013	2014	标准
执业（助理）医师（每千人口）	四川省	1.61	1.70	1.80	1.90	1.97	1.9～2.4
	民族地区	1.18	1.21	1.23	1.31	1.36	1.6～1.8
	甘孜州	1.59	1.63	1.51	1.57	1.58	2.2～2.9
	阿坝州	1.52	1.73	1.86	1.99	2.10	2.2～2.9
	凉山州	1.22	1.20	1.19	1.24	1.32	2.2～2.9
	民族待遇县	1.06	1.10	1.14	1.25	1.28	1.7～2.2
注册护士（每千人口）	四川省	1.17	1.34	1.54	1.72	1.92	1.7～2.7
	民族地区	0.73	0.84	0.96	1.11	1.29	1～1.5
	甘孜州	0.79	1.04	1.04	1.17	1.29	2.0～3.2
	阿坝州	0.92	1.00	1.14	1.35	1.57	2.0～3.2
	凉山州	0.85	0.90	1.03	1.19	1.36	2.0～3.2
	民族待遇县	0.63	0.76	0.88	1.02	1.20	1.5～2.4

续表2-15

卫生技术人员	地区	2010	2011	2012	2013	2014	标准
药剂人员（每万人口）	四川省	2.06	2.15	2.24	2.37	2.48	—
	民族地区	1.15	1.18	1.23	1.38	1.43	—
	甘孜州	1.13	1.17	1.51	1.52	1.48	—
	阿坝州	1.19	1.39	1.43	1.93	2.08	—
	凉山州	0.99	1.02	1.01	1.15	1.19	—
	民族待遇县	1.29	1.30	1.34	1.44	1.50	—
妇幼保健人员（每万人口）	四川省	1.16	1.17	1.21	1.24	1.26	1.5～2.3
	民族地区	1.16	1.21	1.31	1.38	1.42	—
	甘孜州	2.69	2.75	2.87	2.77	2.76	2.5～5.2
	阿坝州	2.48	2.59	2.83	3.13	3.20	2.5～5.2
	凉山州	1.08	1.12	1.19	1.27	1.29	2.5～5.2
	民族待遇县	0.78	0.82	0.88	0.97	1.03	1.3～2.1
疾病预防控制人员（每万人口）	四川省	1.16	1.17	1.21	1.24	1.26	1.3～2.3
	民族地区	1.71	1.74	1.75	1.76	1.74	—
	甘孜州	3.63	3.73	3.64	3.68	3.51	2.6～6.0
	阿坝州	3.98	4.38	4.65	5.21	5.36	2.6～6.0
	凉山州	1.95	1.89	1.87	1.82	1.76	2.6～6.0
	民族待遇县	0.90	0.90	0.93	0.90	0.92	1.2～2.2
卫生监督人员（每万人口）	四川省	0.47	0.39	0.38	0.37	0.37	0.9～1.4
	民族地区	0.52	0.47	0.41	0.39	0.39	—
	甘孜州	1.35	1.09	0.83	0.85	0.78	1.3～2.5
	阿坝州	1.35	1.27	1.16	1.13	1.09	1.3～2.5
	凉山州	0.37	0.33	0.28	0.26	0.26	1.3～2.5
	民族待遇县	0.38	0.36	0.33	0.31	0.32	0.9～1.4

2. 医生与护士之比

表2-16数据显示，2010—2014年无论是全省还是各类民族地区的医护比多不及1∶1，均远低于卫健委1∶2的要求，医护比例仍处于失调状态。

2010 年全省的医护比为 1∶0.73，5 年间稳步增长，2014 年增长为 1∶0.98，平均增长速度为 7.73%。从环比增长速度看，2013 年后增长速度减缓。

表 2-16　2010—2014 年四川省各民族地区及全省医护比

地区	2010	2011	2012	2013	2014
四川省	1∶0.73	1∶0.79	1∶0.86	1∶0.91	1∶0.98
民族地区	1∶0.62	1∶0.69	1∶0.78	1∶0.85	1∶0.95
甘孜州	1∶0.50	1∶0.63	1∶0.69	1∶0.74	1∶0.82
阿坝州	1∶0.60	1∶0.58	1∶0.61	1∶0.68	1∶0.75
凉山州	1∶0.69	1∶0.75	1∶0.86	1∶0.96	1∶1.04
民族待遇县	1∶0.60	1∶0.69	1∶0.77	1∶0.82	1∶0.94

全省民族地区 2010 医护比为 1∶0.62，低于全省水平。5 年间的医护比持续增长，且较全省增长快，平均增长速度为 11.87%，到 2014 年增长为 1∶0.95，略低于全省水平。从环比增长速度看，2012 年的增长最快。

三州及民族待遇县不同程度存在医护配备失调的情况，其中阿坝州最为显著。2010 年各类民族地区的医护比均低于全省平均水平，5 年间整体稳步增长，除阿坝州，其余民族地区的平均增长速度均高于全省，其中甘孜州增长最快（13.18%），民族待遇县之，截至 2014 年甘孜州、阿坝州、凉山州和民族待遇县的医护比分别为 1∶0.82，1∶0.75，1∶1.04 和 1∶0.94，凉山州的医护比超过全省平均水平，并超过了 1∶1。

结合表 2-17，从州、县、乡镇三级医疗卫生机构看，全省及多数民族地区（除甘孜州）随着医疗卫生机构级别的降低，医护比也随之降低，乡镇级卫生院医护比失调最为突出。其中全省州、县级与乡镇级的医护比差距较显著，且有增大的趋势；全省民族地区州、县级医疗卫生机构间医护比的差距有逐渐缩小的趋势，而县级与乡镇级的差距有扩大的趋势；三州地区中甘孜州和阿坝州，即川西北生态经济区内部各级医疗卫生机构医护比较接近；民族待遇县各级医疗卫生机构医护比的差距较大，尤其是州级与县、乡镇级间的差距较显著。值得注意的是，甘孜州县级医疗卫生机构的医护比相对较低，在 2013 年后乡镇级医疗卫生机构的医护比逐渐高于县级。此外，各民族地区同级医疗卫生机构中，民族待遇县的医护比相对较高，其中民族待遇县州级医疗机构的医护比自 2010 年高于卫健委 1∶2 的需求。

表 2－17　2010—2014 年四川省各民族地区及全省各级医疗卫生机构医护比

医疗机构	地区	2010	2011	2012	2013	2014
州级医疗卫生机构	四川省	1∶1.36	1∶1.42	1∶1.52	1∶1.57	1∶1.62
	民族地区	1∶1.29	1∶1.38	1∶1.48	1∶1.41	1∶1.48
	甘孜州	1∶0.67	1∶0.99	1∶1.13	1∶1.04	1∶1.03
	阿坝州	1∶0.79	1∶0.86	1∶0.88	1∶0.97	1∶1.04
	凉山州	1∶1.50	1∶1.49	1∶1.59	1∶1.48	1∶1.63
	民族待遇县	1∶1.98	1∶2.04	1∶2.35	1∶2.42	1∶2.09
县级医疗卫生机构	四川省	1∶0.99	1∶1.08	1∶1.19	1∶1.25	1∶1.33
	民族地区	1∶0.76	1∶0.84	1∶0.95	1∶1.08	1∶1.17
	甘孜州	1∶0.47	1∶0.52	1∶0.56	1∶0.66	1∶0.73
	阿坝州	1∶0.68	1∶0.64	1∶0.68	1∶0.75	1∶0.77
	凉山州	1∶0.72	1∶0.80	1∶0.97	1∶1.16	1∶1.22
	民族待遇县	1∶0.94	1∶1.08	1∶1.15	1∶1.27	1∶1.42
乡镇级卫生院	四川省	1∶0.44	1∶0.49	1∶0.53	1∶0.58	1∶0.65
	民族地区	1∶0.43	1∶0.49	1∶0.57	1∶0.64	1∶0.74
	甘孜州	1∶0.62	1∶0.82	1∶0.96	1∶1.03	1∶1.28
	阿坝州	1∶0.39	1∶0.39	1∶0.46	1∶0.56	1∶0.75
	凉山州	1∶0.42	1∶0.46	1∶0.53	1∶0.63	1∶0.67
	民族待遇县	1∶0.40	1∶0.47	1∶0.55	1∶0.59	1∶0.69

3. 医生床位比

表 2－18 提示 2010—2014 年全省和全省各民族地区的医生床位比均呈稳步增长趋势，全省民族地区的平均增长速度高于全省水平。各时间段全省民族地区医生床位比均高于全省水平，截至 2014 年，全省和全省民族地区的医生床位比分别达 1∶1.85 和 1∶2.39。从各民族地区看，2010—2014 年甘孜州、凉山州和民族待遇县的医生床位比呈稳步增长趋势，其中甘孜州增长最快，凉山州和民族待遇县次之，而阿坝州上下波动，较 2010 年整体有下降，截至 2014 年，医生床位比低于其他民族地区。各时间段各类民族地区的水平均高于全省平均水平。

表 2−18　2010—2014 年四川省各民族地区及全省医生床位比

地区	2010	2011	2012	2013	2014
四川省	1∶1.62	1∶1.67	1∶1.78	1∶1.80	1∶1.85
民族地区	1∶2.00	1∶2.10	1∶2.33	1∶2.30	1∶2.39
甘孜州	1∶1.72	1∶1.84	1∶2.20	1∶2.38	1∶2.91
阿坝州	1∶2.21	1∶2.09	1∶2.12	1∶2.05	1∶2.07
凉山州	1∶1.92	1∶2.07	1∶2.30	1∶2.33	1∶2.30
民族待遇县	1∶2.06	1∶2.14	1∶2.36	1∶2.28	1∶2.37

4. 中医卫生人员占比

图 2−45 和表 2−19 提示全省及全省各类民族地区的中医人员占比均低于 25%。自 2012 年后，全省各民族地区均低于全省平均水平，其中民族待遇县的中医人员占比相对较高，接近全省平均水平。三州地区的中医人员占比甚至低于全省民族地区的平均水平，凉山州相对最低。结合表 2−19 的数据，5 年间凉山州中医人员增长速度最快（24.66%），阿坝州次之，均高于全省平均水平，而甘孜州的中医人员占比有所下降（−6.48%）。

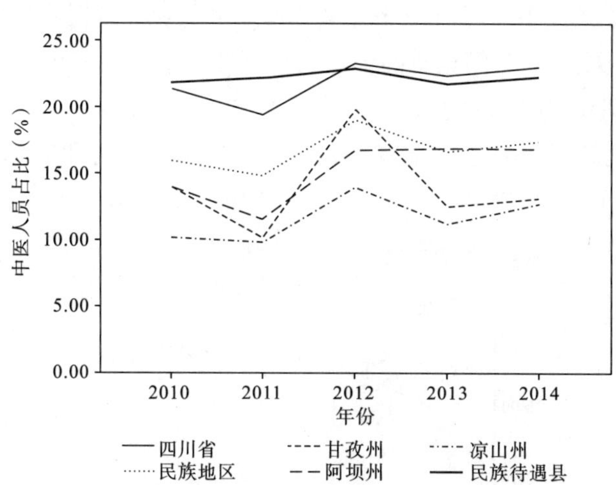

图 2−45　2010—2014 年四川省各民族地区及全省中医人员占比及其变化趋势

表 2-19　2010—2014 年四川省各民族地区及全省中医、中药人员占比（%）

中医卫生人员	地区	2010	2011	2012	2013	2014
中医人员	四川省	21.37	19.47	23.27	22.37	23.00
	民族地区	15.93	14.81	19.01	16.66	17.40
	甘孜州	14.04	10.18	19.74	12.51	13.13
	阿坝州	14.06	11.54	16.73	16.91	16.88
	凉山州	10.22	9.82	13.94	11.25	12.74
	民族待遇县	21.79	22.17	22.94	21.79	22.29
中药人员	四川省	33.57	29.77	33.75	30.99	31.76
	民族地区	28.72	25.23	29.09	27.22	25.60
	甘孜州	30.48	24.34	33.33	20.77	15.23
	阿坝州	19.82	24.81	25.19	28.31	28.00
	凉山州	23.62	21.82	30.19	28.47	26.12
	民族待遇县	35.00	28.88	28.91	27.32	28.08

图 2-46 提示全省及全省各类民族地区的中药人员占比大多在 20%～40% 波动，甘孜州自 2012 年后中药人员占比有持续大幅下降，2013 年处于各类民族地区的最低水平，2014 年仅有 15.23%。总体来看，自 2011 年后，全省民族地区和各类民族地区均低于全省平均水平，各类民族地区变化差异较大。结合表 2-19 的数据，5 年间全省的中药人员下降了 5.39%，全省民族地区中药人员下降比例约为全省的 2 倍。从民族地区内部看，甘孜州下降最快(50.03%)，民族待遇县也有下降（19.77%），而阿坝州和凉山州有增长，5 年间分别增长了 41.27%和 10.58%。

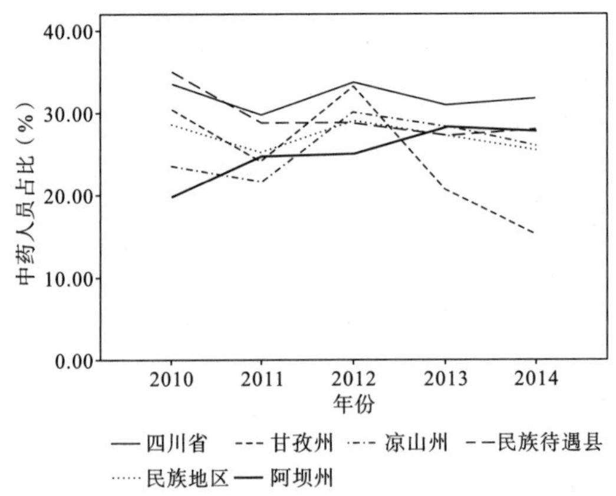

图 2-46　2010—2014 年四川省各民族地区及全省中药人员占比及其变化趋势

（六）卫生人才资源利用效率

卫生人才资源利用效率通过评估医生工作效率，即医生日均担负床日数进行研究及分析。

图 2－47 提示，2010—2014 年随着医疗卫生机构级别的降低，各地区医生日均担负床日数也随之降低。5 年间，全省州级和乡镇级医疗卫生机构医生日均担负床日数随时间的变化趋势基本一致，而县级医疗卫生机构的增长较快；参考表 2－20 中的数据，四川省州级、县级和乡镇级 2010 年住院医生日均担负床日数分别为 3.01、2.24 和 1.78。

参考图 2－47 和表 2－20，5 年间，全省民族地区各级医疗卫生机构住院医生日均担负床日数随时间的变化趋势不同，州级为先升后降，县级呈持续增长，而乡镇级分别在 2011 年和 2014 年出现下降；整体各级医疗卫生机构住院医生日均担负床日数均低于全省水平。参考表 2－20 中的数据，全省民族地区州级、县级和乡镇级 2010 年住院医生日均担负床日数数分别为 2.57、1.68 和 1.48。

表 2－20　2010—2014 年四川省各民族地区及全省住院医生日均担负床日数

医疗机构	地区	2010	2011	2012	2013	2014
州级医疗卫生机构	四川省	3.01	3.10	3.42	3.41	3.47
	民族地区	2.57	2.67	2.94	2.86	2.69
	甘孜州	1.72	2.04	2.37	2.11	2.21
	阿坝州	1.80	1.80	1.73	1.92	1.80
	凉山州	2.37	2.50	2.80	2.72	2.53
	民族待遇县	6.89	5.54	6.48	6.91	5.76
县级医疗卫生机构	四川省	2.24	2.42	2.78	2.81	2.85
	民族地区	1.68	1.94	2.23	2.34	2.41
	甘孜州	0.72	0.86	1.16	1.41	1.71
	阿坝州	0.97	1.06	1.12	1.12	1.21
	凉山州	1.79	2.04	2.50	2.65	2.59
	民族待遇县	2.32	2.63	2.81	2.89	2.96

续表2-20

医疗机构	地区	2010	2011	2012	2013	2014
乡镇级卫生院	四川省	1.78	1.73	2.08	2.07	2.07
	民族地区	1.48	1.41	1.80	1.87	1.77
	甘孜州	0.68	0.60	1.11	0.78	0.84
	阿坝州	1.29	1.04	0.94	1.19	0.99
	凉山州	1.24	1.31	1.72	1.88	1.82
	民族待遇县	1.79	1.61	2.00	1.98	1.88

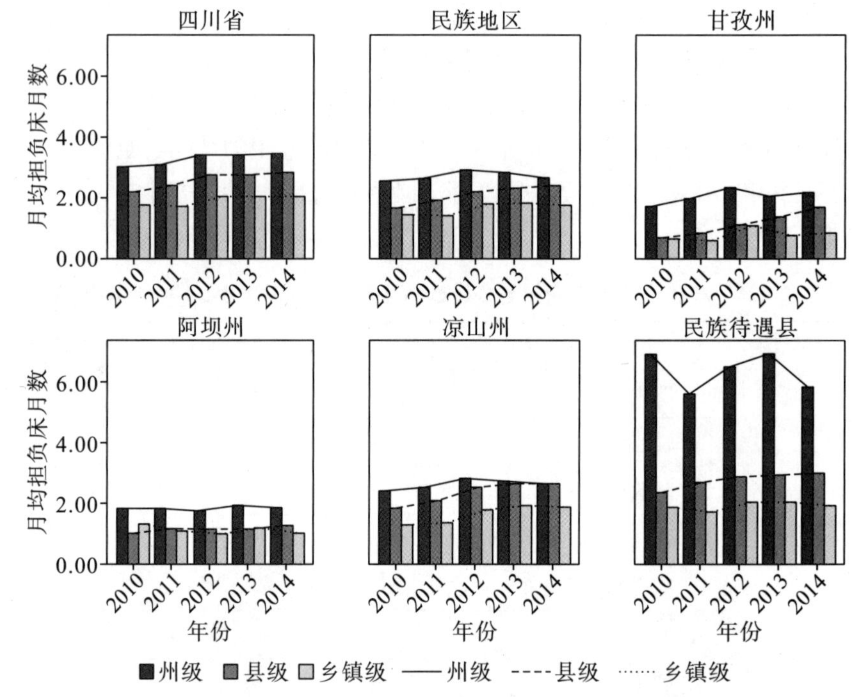

图 2-47　2010—2014 年四川省民族地区及全省住院医生日均担负床日数及其变化趋势

四类民族地区 5 年间各级医疗卫生机构住院医生日均担负床日数的绝对数及随时间的变化趋势均有较大差异。首先，从绝对数看，民族待遇县各级医疗卫生机构的住院医生日均担负床日数均高于三州地区，州、县级住院医生日均担负床日数也高于全省水平，同时内部三级医疗卫生机构的差异较大，州级住院医生日均担负床日数约为县级、乡镇级的 2 倍，县级略高于乡镇级。三州地区阿坝州各级医疗卫生机构住院医生日均担负床日数基本处于最低水平（乡镇级略高于甘孜州），凉山州各级医疗卫生机构住院医生日均担负床日数相对较高，且内部三级医疗卫生机构住院医生日均担负床日数相近，尤其是州级、县级。其次，从变化趋势看，民族待遇县内部三级机医疗卫生机构的变化趋势不同，州级和乡镇级均存在下降趋势，但州级变化较显著，同时也是四类民族地区中唯一出现州级医疗卫生机构住院医生日均担负床日数下降趋势的地区；三州地区中，阿坝州的州级、县级住院医生日均担负床日数相对稳定，但不同于其他两州，2010 年其乡镇级住院医生日均担负床日数高于县级，后时起时伏，因而与县级出现两次交叉，整体较 2010 年后呈现显著下降趋势；甘孜州内部三级医疗卫生机构的住院医生日均担负床日数均呈增长趋势，整体增长较快，尤其是州、县级增长显著；凉山州三级医疗卫生机构的住院医生日均担负床日数也均呈增长趋势，但州级、县级相对较缓，乡镇级有显著的增长。

（七）薪酬制度改革

1. 医疗卫生机构薪酬制度改革

（1）医疗卫生机构人员经费支出占业务支出比例。

由图 2—48 和表 2—21 可以看出，四川省医疗卫生机构人员经费支出占业务支出的比例随着级别的降低而呈现下降趋势。5 年间，三个级别的变化趋势不完全一致。州级与县级 2010 年至 2011 年有略微降低，后呈现上升趋势，而乡级起初两年有所上升，最终于 2014 年呈现显著降低。参考表 2—21 中数据，2010 年时，四川省州级、县级、乡镇级医疗卫生机构人员经费支出占业务支出比例分别为 29.05％、29.33％和 36.66％，前两者 5 年间增幅分别为 19.21％和 34.81％，乡镇级减少了 70.05％，平均变化速度分别为 4.49％、7.75％和－26.02％。不难看出，乡镇级的变化幅度最大。

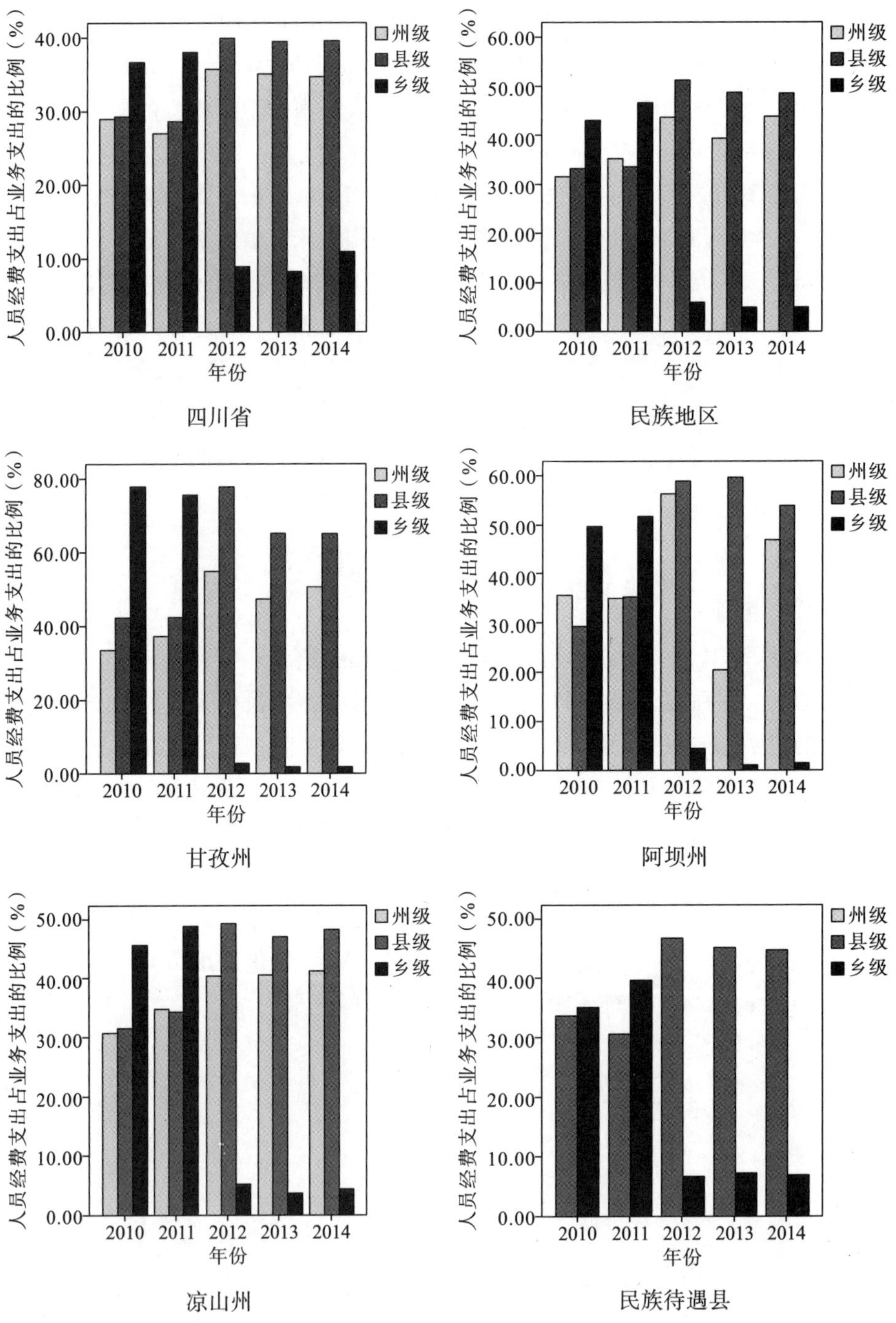

四川省

民族地区

甘孜州

阿坝州

凉山州

民族待遇县

图 2-48　2010—2014 年四川省各民族地区及全省医疗卫生机构人员经费支出占业务支出的比例

根据图 2−48 和表 2−21，民族地区州级和县级医疗卫生机构人员经费支出占业务支出比例变化趋势一致，而乡镇级则先上升后显著降低，变化趋势与四川省的基本一致。参考表 2−21 中数据，2010 年民族地区三个级别比例为 31.58%、33.21%及 42.94%，州级与县级 5 年之内分别增长了 38.32%和 45.74%，乡镇级降低了 88.19%，平均变化速度分别为 8.45%、9.87%及−41.38%。同四川省一样，乡镇级的变化幅度最大。四川省民族地区，三个级别的变化幅度均高于四川省，其中州级显著，约为四川省的 2 倍。

表 2−21　2010—2014 年四川省各民族地区及全省医疗机构薪酬制度改革情况

	医疗卫生机构	地区	2010	2011	2012	2013	2014
人员经费支出占业务支出的比例（%）	州级	四川省	29.05	27.02	35.74	35.02	34.63
		民族地区	31.58	35.11	43.55	39.27	43.68
		甘孜州	33.43	37.13	54.76	47.28	50.56
		阿坝州	35.50	34.96	56.01	20.43	46.90
		凉山州	30.82	34.78	40.46	40.61	41.35
		民族待遇县	—	—	—	—	—
	县级	四川省	29.33	28.68	39.92	39.46	39.54
		民族地区	33.21	33.54	51.02	48.63	48.40
		甘孜州	42.31	42.47	77.72	65.15	64.97
		阿坝州	29.21	35.16	58.71	59.46	53.74
		凉山州	31.63	34.45	49.31	47.09	48.24
		民族待遇县	33.73	30.72	46.86	45.28	44.88
	乡镇级	四川省	36.66	37.93	8.94	8.32	10.98
		民族地区	42.94	46.57	6.00	5.06	5.07
		甘孜州	77.81	75.53	2.84	1.80	1.76
		阿坝州	49.49	51.60	4.33	0.85	1.55
		凉山州	45.72	48.88	5.24	3.75	4.44
		民族待遇县	35.21	39.79	6.67	7.29	6.98

续表2-21

	医疗卫生机构	地区	2010	2011	2012	2013	2014
在岗职工工资增长率（%）	州级	四川省	42.83	8.27	32.72	8.26	9.58
		民族地区	43.19	25.77	14.91	5.11	17.51
		甘孜州	52.50	15.48	17.03	78.32	4.47
		阿坝州	84.76	19.92	36.55	−50.71	101.52
		凉山州	28.08	29.34	11.81	1.76	13.02
		民族待遇县	—	—	—	—	—
	县级	四川省	58.71	13.19	28.97	9.47	7.79
		民族地区	72.75	18.81	34.30	1.18	7.52
		甘孜州	86.72	34.09	48.89	1.11	4.91
		阿坝州	54.35	35.72	32.93	−4.12	9.14
		凉山州	81.89	31.49	23.28	1.78	3.01
		民族待遇县	77.64	1.87	41.26	3.43	9.95
	乡镇级	四川省	12.54	15.25	−73.43	−0.16	32.84
		民族地区	21.99	11.36	−84.38	−12.32	0.29
		甘孜州	42.41	5.97	−93.92	−33.14	1.34
		阿坝州	56.81	7.29	−92.04	−75.99	77.21
		凉山州	29.29	14.81	−87.53	−27.89	25.37
		民族待遇县	8.59	12.00	−79.11	11.55	−7.66

5年间四类民族地区的人员经费支出占业务支出比例的绝对数值及变化趋势均有较大的差异。首先，从绝对数值来看，民族待遇县未呈现州级的该数据；县级层面，民族待遇县水平高于四川省，但基本低于三州地区；乡镇级层面，除2010年外，2011—2014年四个民族地区水平均低于四川省，民族待遇县2010年与2011年低于三州地区，之后三年高于三州地区；就三州地区内部而言，甘孜州的水平整体高于阿坝州和凉山州。就变化趋势来看，三州地区在州级均呈现增长的趋势，但阿坝州波动较显著，其2012—2013年呈现明显的降低趋势；县级层面，四类民族地区变化趋势基本一致，于2011—2012年呈现明显的增长趋势，自2013年出现下降，其中甘孜州下降显著。乡镇级层面，四类民族地区变化趋势一致，2011—2012年时出现显著的降低后维持该低水

平至 2014 年，其中甘孜州 2010—2011 年水平有所降低，其余民族地区水平有所上升。

(2) 医疗卫生机构在岗职工工资增长率。

图 2−49 和表 2−21 中数据提示，在岗职工工资增长率与医疗卫生机构的级别无明显关系，5 年间各级医疗卫生机构在岗职工工资增长率的变化趋势存在较大差异。由表格中数据可见，2010 年四川省州、县、乡镇三级医疗卫生机构的在岗职工工资增长率分别为 42.83％、58.71％和 12.54％，5 年间州级和县级降幅分别为 77.63％和 86.73％，乡镇级增幅为 161.88％，平均变化速度分别为−31.23％、−39.65％和 27.21％。可见 5 年间州、县级医疗机构的在岗职工工资增长率有显著下降，而乡镇级有显著增长，2014 年时的数据约为 2010 年的 2.5 倍。

2010—2014 年，全省民族地区三级医疗卫生机构的在岗职工工资增长率大体均呈先降后增的趋势，其中乡镇级 2012 年与 2013 年增长率均为负值，后上升至正值。2010 年的绝对数值高低态势同四川省，州级、县级、乡镇级分别为 43.19％、72.75％及 21.99％，5 年间三个级别均出现了显著降低，降幅分别为 59.46％、89.66％和 98.68％，平均变化速度分别为−20.2％、−43.3％及−66.11％。由此可见，降幅随着级别的降低而升高，绝对数值的变化趋势与四川省一样，但是乡镇级别在民族地区依然呈现降低趋势，此特征与四川省不同。

由图 2−49 和表 2−21 中数据可见，2010—2014 年三州地区及民族待遇县的在岗职工工资增长率的绝对数值与变化趋势均有一定程度的差异。同人员经费支出占业务支出的比例的数据，民族待遇县未提供州级的数据，其县级医疗卫生机构 5 年间出现非常显著的升降变化后，2014 年是三州中最高的，且高于四川省平均水平，而乡镇级水平于 2010 年与 2014 年均为三州中最低。就三州地区来看，其绝对数值与级别未见明显相关性，三州之间也未见明显的水平高低。就变化趋势看，州级层面甘孜州与阿坝州变化剧烈而凉山州变化趋势相对较缓。县级层面，三州地区 5 年间有一定的波动，但大体上均呈现出降低的趋势，民族待遇县于 2011—2013 年表现出显著的增长，后又剧烈降低，变化趋势与三州地区不同。三州地区及民族待遇县乡镇级 2010—2012 年均呈现下降趋势，并且于 2012 年增长率均呈现出较高的负值，之后有所上升。总体看来，四类民族地区三个级别医疗卫生机构 5 年间均呈现了明显的变化，但县级的工资增长率一直保持在正值（阿坝州 2013 年除外），而州级和乡镇级均出现了负值。

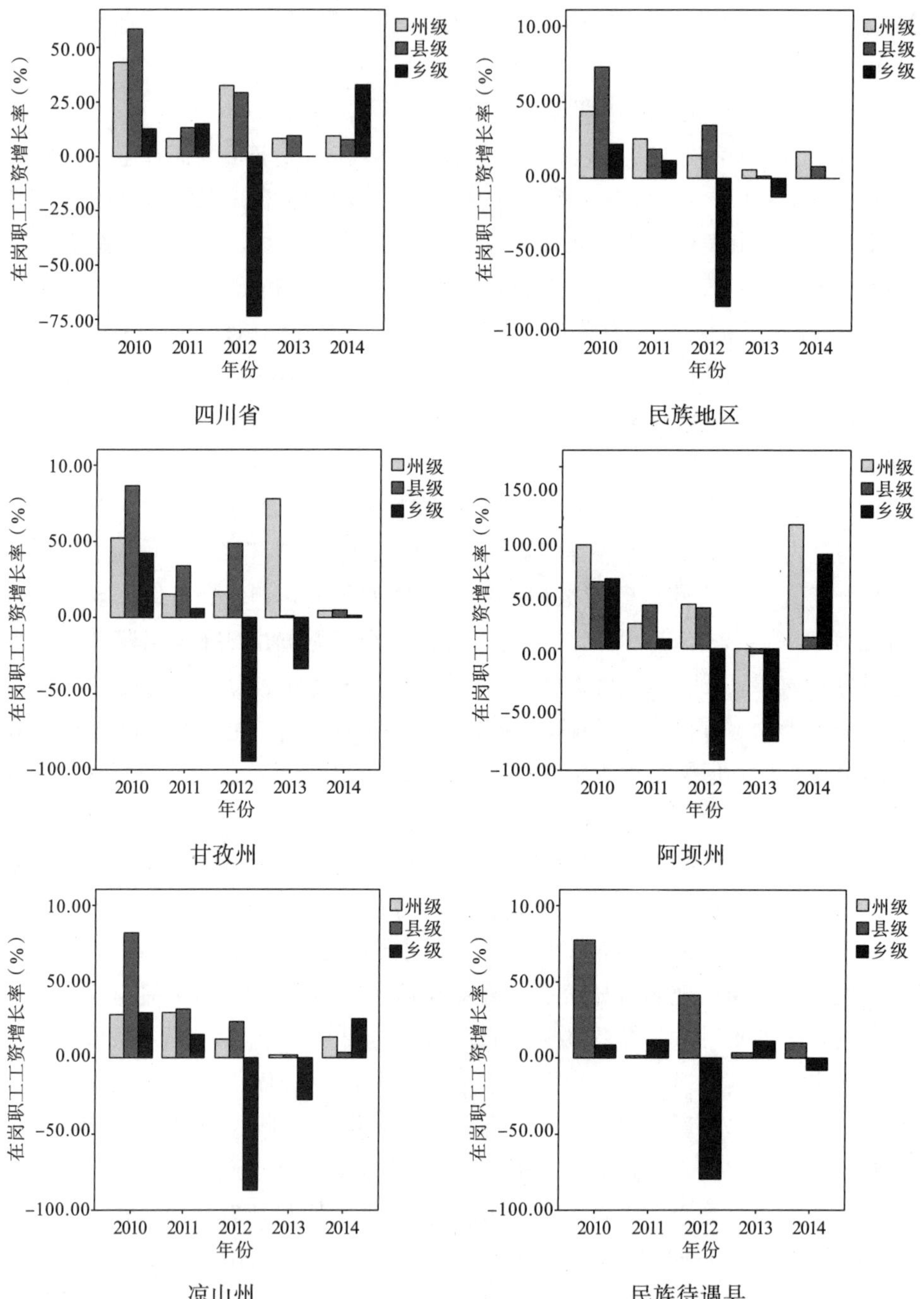

图 2-49　2010—2014 年四川省民族地区及全省医疗机构在岗职工工资增长率

2. 疾病预防控制中心薪酬制度改革

由图 2－50 和表 2－22 可以看出，2010—2014 年四川省疾病预防控制中心在岗职工工资增长率与级别无明显关系。5 年间，州级与县级的变化趋势一致。州级 2010—2011 年显著上升，后于 2012 年降低为负值，之后两年呈现先增加后减少的趋势。县级 5 年间同州级一样，呈现出一年增加一年减少的趋势。参考表 2－22 中数据，2010 年时，四川省州级、县级分别为 15.84％、8.6％，5 年间分别降低了 63.7％和 1.16％，平均变化速度分别为－22.38％和－0.29％。由此可见，州级的变化幅度远大于县级。

2010—2014 年，民族地区州级和县级变化趋势一致。2010—2012 年呈现降低趋势，之后一年上升而最后一年下降。这与四川省变化趋势不一致。由表 2－22 中数据可见，2010 年民族地区两个级别疾病预防控制中心在岗职工工资增长率为 50.37％、41.74％，州级与县级 5 年之内分别降低了 71.45％和 70％，平均变化速度分别为－26.9％和－25.99％。同四川省一样，州级变化幅度大于县级，但是差距很小。两个级别的变化幅度均大于四川省水平，其中县级的变化，民族地区约为四川省的 90 倍。

结合图 2－50 和表 2－22，5 年间四类民族地区的疾病预防控制中心在岗职工工资增长率绝对数值及变化趋势有较大的差异。首先从绝对数值来看，民族待遇县未呈现州级的该数据，县级层面，民族待遇县水平于 2010 年最高。就三州地区内部来看，阿坝州的水平大体上要高于其余两州。就变化趋势来看，甘孜州在州级呈现增长的趋势，而阿坝州和凉山州呈现降低趋势，且波动均非常显著。县级层面，四个民族地区变化趋势不一致，但总体看来，5 年间甘孜州的增长率有所增加，其余二州及民族待遇县均呈现降低趋势。

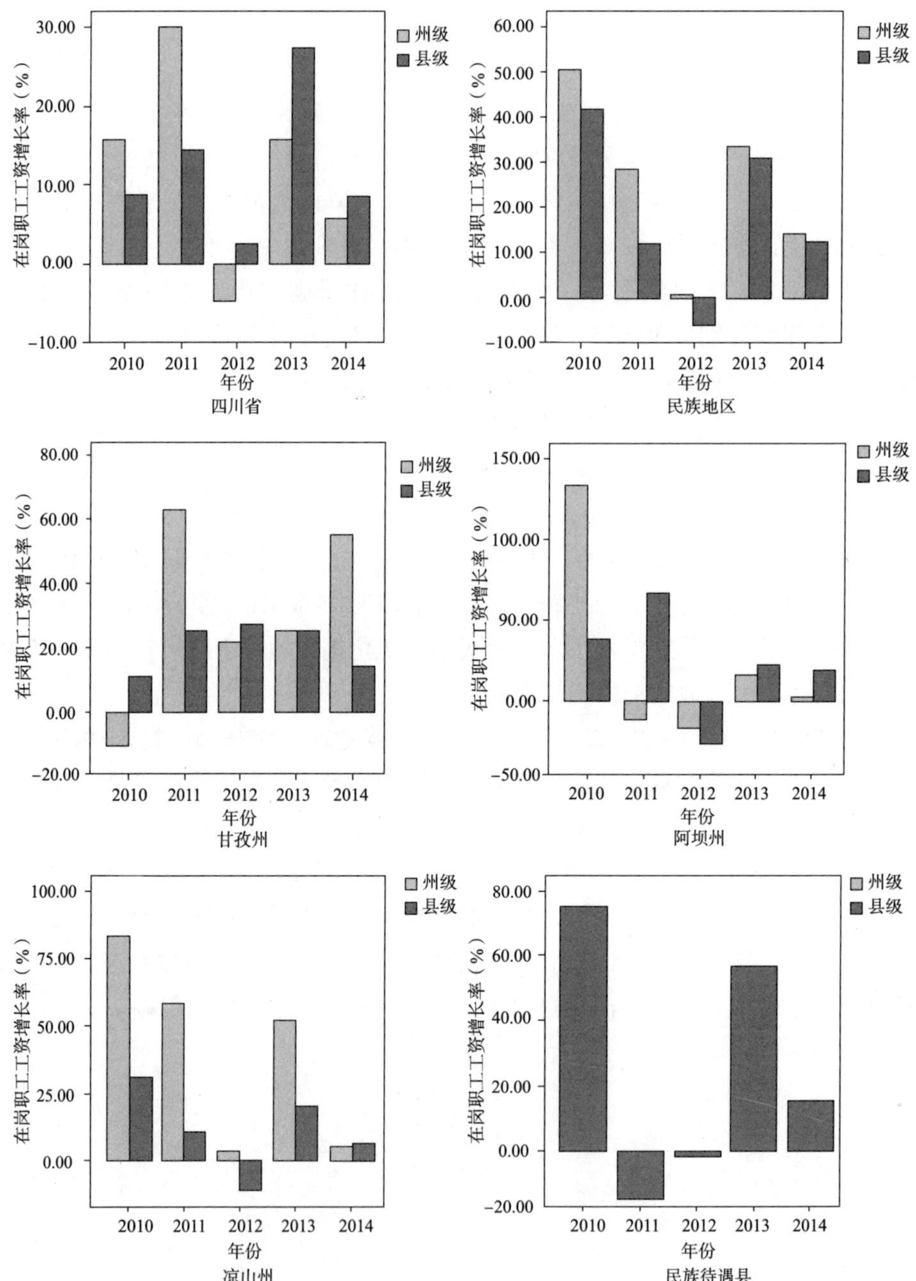

图 2-50　2010—2014 年四川省各民族地区及全省疾病控制预防中心在岗职工工资增长率

注：职工工资包括基本工资、绩效工资、津贴、社会保险缴费等，其中基本工资指事业单位工作人员的岗位工资和薪级工资。

表 2－22　2010—2014 年四川省各民族地区及全省疾病预防控制中心薪酬制度改革

	医疗卫生机构	地区	2010	2011	2012	2013	2014
在岗职工工资增长率（%）	州级疾病预防控制中心	四川省	15.84	29.72	－4.61	15.60	5.75
		民族地区	50.37	28.33	0.70	33.73	14.38
		甘孜州	－10.61	62.59	21.80	25.10	54.95
		阿坝州	133.66	－11.72	－17.03	14.95	－1.97
		凉山州	83.23	58.41	3.94	52.22	5.68
		民族待遇县	—	—	—	—	—
	县级疾病预防控制中心	四川省	8.60	14.31	2.59	27.38	8.50
		民族地区	41.74	11.96	－5.90	30.79	12.52
		甘孜州	10.94	25.11	27.33	25.25	14.24
		阿坝州	37.28	66.12	－26.56	22.54	19.69
		凉山州	30.83	11.19	－11.10	20.35	6.83
		民族待遇县	74.55	－15.27	－2.20	56.77	14.89

3. 妇幼保健机构薪酬制度改革

（1）妇幼保健机构人员经费支出占业务支出的比例。

图 2－51 和表 2－23 中数据提示，2010 年四川省妇幼保健机构人员经费支出占业务支出的比例州级高于县级。州级与县级在 5 年内变化趋势不一致。州级 2010—2011 年明显降低，后出现上升趋势，之后再次降低，而县级起初水平基本不变，后呈现上升趋势并维持上升后的水平至 2014 年。参考表 2－23 中数据，2010 年时，四川省州级、县级分别为 39.00%、37.89%，5 年间增幅为 11.49%和 30.46%，平均增长速度分别为 2.76%、6.87%。可见县级增幅远高于州级，截至 2014 年，县级水平已超过州级。

2010—2014 年，民族地区州级和县级人员经费支出占业务支出的比例变化趋势不一致。州级 5 年间呈现波动的趋势，幅度大于四川省，而县级则呈现出逐渐上升的态势，与四川省相似。参考表 2－23 中的数据，2010 年民族地区州、县两个级别比例为 69.22%、46.1%，5 年之内州级降幅为 17.48%而县级增幅为 23.77%，平均变化速度分别为－4.69%、5.48%。同四川省，县级的变化幅度依旧大于州级，不同的是州级呈现降低的趋势。

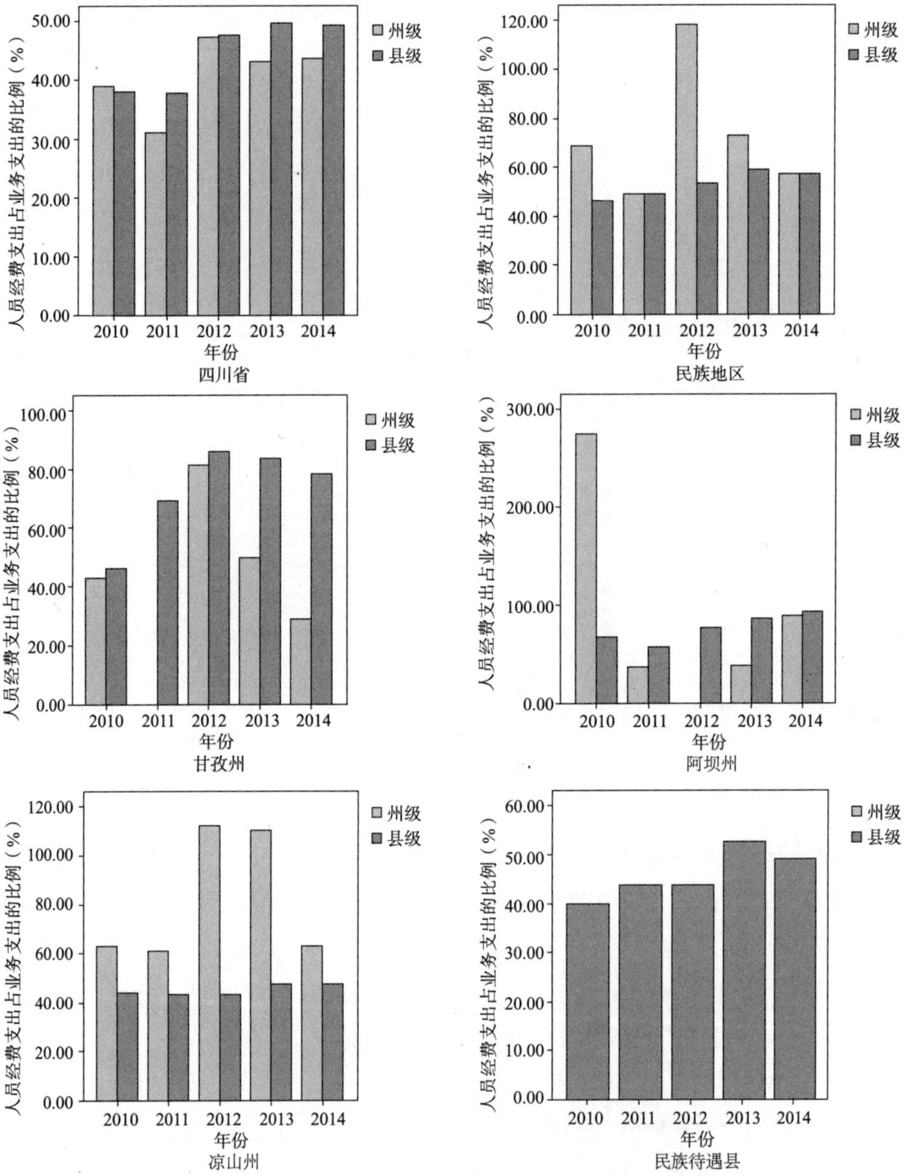

图 2-51　2010—2014 年四川省各民族地区及全省妇幼保健机构

人员经费支出占业务支出的比例

表 2-23　2010—2014 年四川省民族地区及全省妇幼保健机构薪酬制度改革

	医疗卫生机构	地区	2010	2011	2012	2013	2014
人员经费支出占业务支出的比例（%）	州级妇幼保健机构	四川省	39.00	31.06	47.22	43.03	43.48
		民族地区	69.22	49.39	118.21	72.89	57.12
		甘孜州	43.10	0.00	80.99	49.75	28.32
		阿坝州	275.47	35.78	—	37.26	88.27
		凉山州	63.61	61.15	112.29	110.51	63.10
		民族待遇县	—	—	—	—	—
	县级妇幼保健机构	四川省	37.89	37.78	47.69	49.52	49.43
		民族地区	46.10	49.42	53.45	58.54	57.06
		甘孜州	45.99	69.46	86.17	83.72	78.10
		阿坝州	67.12	56.98	76.68	86.68	93.43
		凉山州	43.39	43.45	43.80	46.94	47.10
		民族待遇县	39.97	43.68	44.00	52.63	49.15
在岗职工工资增长率（%）	州级妇幼保健机构	四川省	17.59	−13.97	24.06	6.22	15.76
		民族地区	51.28	−6.82	30.19	−7.43	33.77
		甘孜州	7.57	−100.00	—	−21.22	27.79
		阿坝州	205.34	−33.23	−7.94	46.16	−27.09
		凉山州	36.36	5.51	15.28	−12.80	52.00
		民族待遇县	—	—	—	—	—
	县级妇幼保健机构	四川省	18.49	9.51	22.99	8.29	9.96
		民族地区	22.68	5.88	7.31	11.87	11.05
		甘孜州	21.88	41.18	17.65	18.04	7.03
		阿坝州	44.75	−9.27	12.99	18.11	26.60
		凉山州	43.42	4.12	12.83	9.03	7.54
		民族待遇县	2.64	4.54	−3.05	6.78	8.52

由图 2−51 和表 2−23 可以看出，5 年间四类民族地区的人员经费支出占业务支出的比例的绝对数值及变化趋势差异较大。首先，从绝对数来看，民族待遇县未提供州级信息，县级层面，民族待遇县水平低于三州地区，但与四川

省接近。就三州地区内部而言，阿坝州水平最高且高于四川省水平，其次为甘孜州，凉山州与民族待遇县水平接近。从变化趋势看，州级层面，甘孜州与阿坝州均呈现显著降低的趋势，凉山州 5 年间出现了明显增长，但最终水平与 2010 年接近。县级层面，四类民族地区变化趋势大体一致，2014 年与 2010 年相比均呈现出增长的趋势，其中甘孜州与民族待遇县增长明显，而阿坝州与凉山州仅有轻微的增长。

(2) 妇幼保健机构在岗职工工资增长率。

参考图 2－52 和表 2－23，四川省妇幼保健机构在岗职工工资增长率州级与县级之间未见明显关系。州、县两个级别 5 年间变化趋势基本一致，均呈现出前一年减少后一年增加的趋势。参考表 2－23 中数据，2010 年时，四川省州级、县级分别为 17.59％、18.49％，5 年间降幅分别为 10.4％、46.13％，平均变化速度分别为－2.71％、－14.33％。县级降幅与平均变化速度均远高于州级，分别约为后者的 4 倍和 5 倍。

就民族地区而言，州级和县级变化趋势不一致。州级变化趋势同四川省州级，而县级 5 年间呈现出先降低后上升的趋势。参考表 2－23 数据，2010 年民族地区州、县两个级别妇幼保健机构在岗职工工资增长率为 51.28％、22.68％，5 年之内降幅分别为 34.15％和 51.28％，平均变化速度分别为－9.92％、－16.45％。可见县级的变化幅度依旧大于州级，与四川省整体相同，不同的是州级与县级之间变化的差距不如四川省大。民族地区州级平均变化速度约为四川省的 4 倍，而县级平均变化速度仅略高于四川省。

由图 2－52 和表 2－23 可以看出，三州地区与民族待遇县 5 年间的在岗职工工资增长率的绝对值及变化趋势不同。从绝对值来看，民族待遇县未提供州级数据，县级层面，民族待遇县整体水平低于其余三州地区。就三州地区内部而言，州级与县级均出现较大的波动，截至 2014 年，州级层面凉山州绝对数值最高，其次为川西北生态经济区，即甘孜州和阿坝州，而县级层面阿坝州水平最高，其次为凉山州和甘孜州。就变化趋势来看，民族待遇县县级 2012 年出现显著降低，但 5 年间整体仍呈现上升趋势。三州地区州级波动程度非常剧烈，5 年间阿坝州呈现降低趋势而其余二州呈现上升趋势。县级层面，四类民族地区变化趋势一致，2014 年与 2010 年相比均呈现降低的趋势，其中凉山州降幅最为显著，远高于川西北生态经济区。

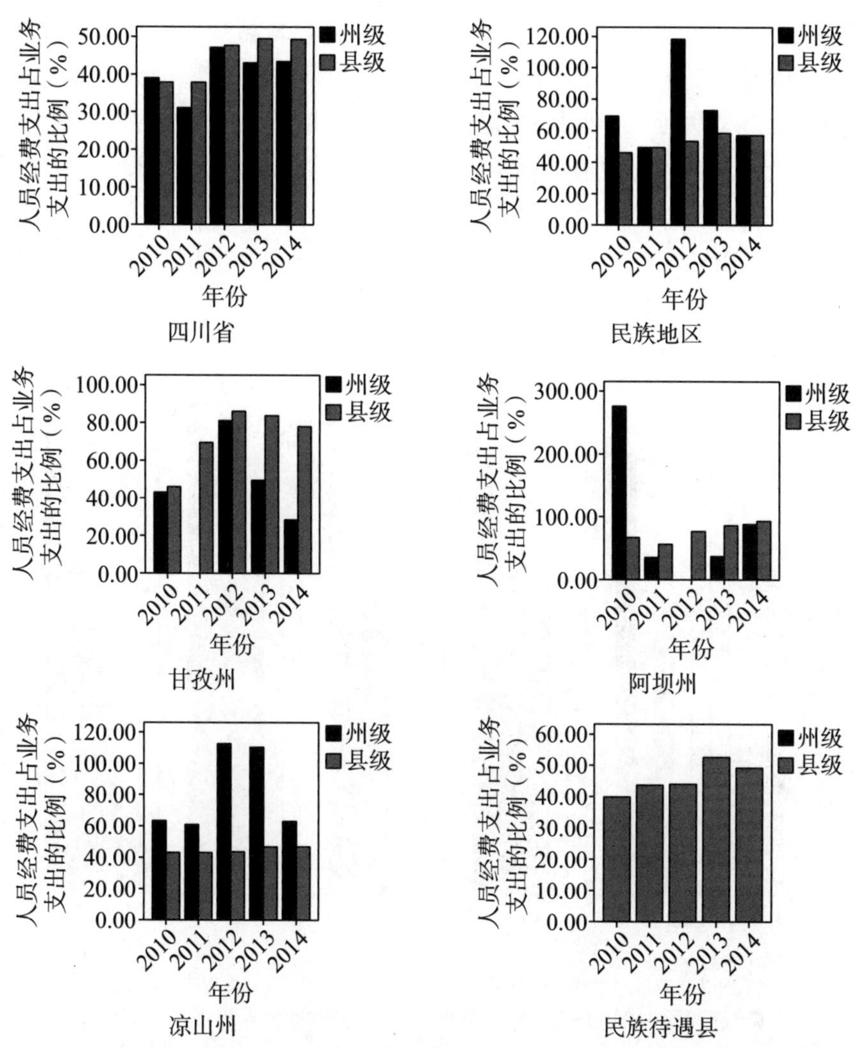

图 2-52　2010—2014 年四川省各民族地区及全省妇幼保健机构在岗职工工资增长率

五、公共卫生服务研究

（一）妇幼系统管理

1. 3 岁以下儿童系统管理

结合图 2-53 和表 2-24，全省民族地区 3 岁以下儿童系统管理率平均水平明显低于全省水平，其中三州地区较突出，而民族待遇县略高于全省水平。从变化趋势看，5 年间民族各地区 3 岁以下儿童系统管理率均呈稳定增长，尤其是三州地区，因而 5 年间民族地区与全省 3 岁以下儿童系统管理率水平的差距逐年缩小。从具体数据看，四川省 5 年间 3 岁以下儿童系统管理率呈持续增长趋势，由 2010 年的 81.53%增长为 2014 年的 93.19%，共增长了 11.66%，平均增长速度为 3.40%；从环比增长速度看，2011 年增长最快，增长了 5.35%，约为 2014 年的 4 倍。

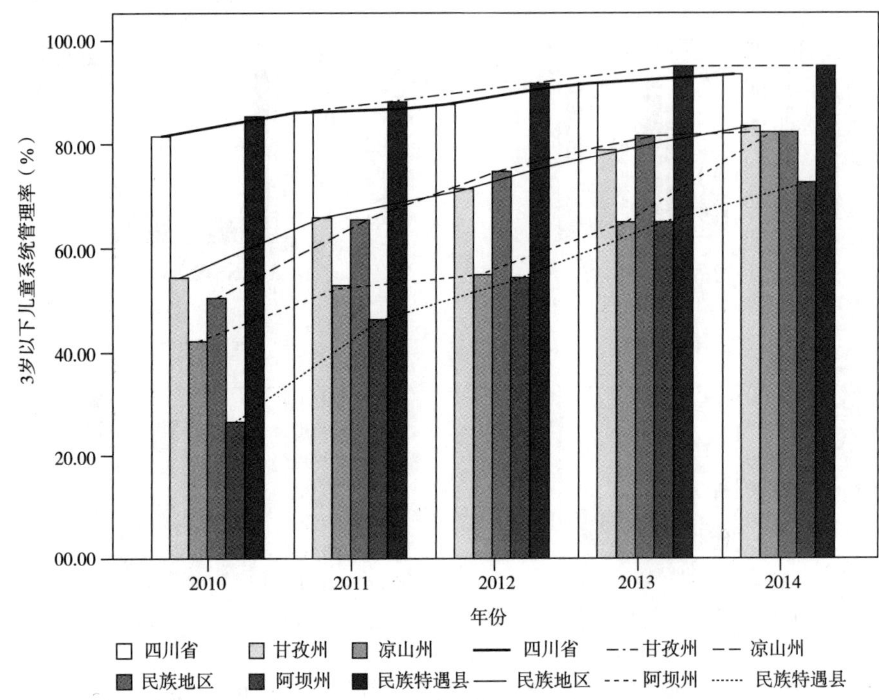

图 2－53　2010—2014 年四川省各民族地区及全省 3 岁以下儿童系统管理率

表 2－24　2010—2014 年四川省民族地区及全省 3 岁以下儿童系统管理率（%）

地区	2010	2011	2012	2013	2014
四川省	81.53	85.89	87.79	91.82	93.19
民族地区	54.20	65.61	71.22	78.74	83.52
甘孜州	42.15	52.27	54.85	64.80	81.89
阿坝州	50.28	65.31	74.75	81.76	82.44
凉山州	26.67	45.96	53.98	64.89	72.46

续表2—24

地区	2010	2011	2012	2013	2014
民族待遇县	85.27	88.26	91.72	95.16	95.55

全省民族地区5年间3岁以下儿童系统管理率呈显著增长趋势，由2010年的54.20%增长为2014年的83.52%，共增长了29.32%，平均增长速度为11.42%；从环比增长速度看，增长速度逐年变缓，其中2011年增长最快，增长了21.05%，约为2014年的3倍多，但整体民族地区的3岁以下儿童系统管理率仍低于全省水平，2014年民族地区的3岁以下儿童系统管理率不及2011年的全省水平。

从四类民族地区看，民族待遇县3岁以下儿童系统管理率远高于三州地区，同时5年间呈稳定增长趋势，增长较三州地区相对缓；平均增长速度为2.89%，略低于全省水平，截至2014年民族待遇县的3岁以下儿童系统管理率为95.55%，高于全省水平。三州地区3岁以下儿童系统管理率均远低于全省水平，其中阿坝州相对较高，凉山州处于最低水平，截至2014年，凉山州3岁以下儿童系统管理率仅为72.46%，不及2010年全省水平，其余两州也不足85%，不及2011年全省水平。从变化趋势看，5年间三者均有显著增长趋势，绝对数最低的凉山州增长最快，增长了45.79%，平均增长速度为28.39%，绝对数最高的阿坝州增长相对较缓，平均速度为13.16%，但由于2010年三州地区3岁以下儿童系统管理率差距显著，截至2014年，三州3岁以下儿童系统管理率的排序由高到低仍然为阿坝州、甘孜州、凉山州。

2. *孕产妇系统管理*

(1) 孕产妇住院分娩率。

结合图2—54和表2—25，2010—2014年三州地区孕产妇住院分娩率明显低于全省水平，而民族待遇县高于全省水平；从变化趋势看，5年间各民族地区的孕产妇住院分娩率均呈稳定增长，三州地区增长显著，凉山州较为突出。因而5年间民族地区与全省孕产妇住院分娩率的差距逐年缩小，但截至2014年，民族待遇县和四川省均高于95%，而三州地区均低于86%，凉山州甚至不及80%。从具体数据看，四川省5年间孕产妇住院分娩率持续增长，由2010年的92.5%增长为2014年的97.57%，共增长了5.07%，平均增长速度为1.34%，从环比增长速度看，增长速度逐年减缓，2011年增长最快，较2010年增长了2.32%，约为2014年的4倍。

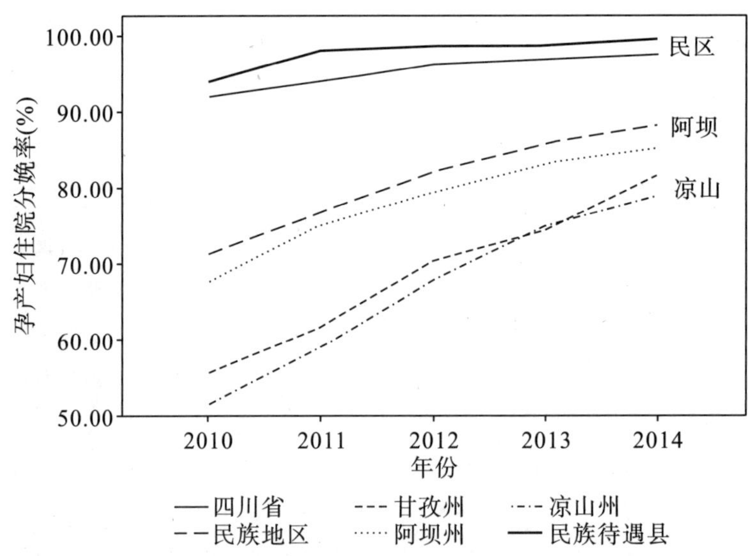

图 2-54　2010—2014 年四川省各民族地区及全省孕产妇住院分娩率

全省民族地区 5 年间孕产妇住院分娩率呈显著增长趋势，由 2010 年的 71.21%增长为 2014 年的 88.23%，共增长了 17.02%，平均增长速度为 5.50%，从环比增长速度看，类似全省，增长速度逐年减缓，2014 年为 2.88%，约为同年全省增长速度的 4 倍多，但整体民族地区的孕产妇住院分娩率仍低于全省水平，2014 年民族地区的孕产妇住院分娩率不及 2010 年全省水平。

从四类民族地区看，民族待遇县孕产妇住院分娩率远高于三州地区，同时 5 年间有缓慢增长趋势，平均增长速度为 1.26%，略低于全省水平，截至 2014 年，民族待遇县的孕产妇住院分娩率高达 99.66%，高于全省水平。三州地区的孕产妇住院分娩率均远低于全省水平，其中阿坝州相对较高，凉山州处于最低水平，截至 2014 年，凉山州孕产妇住院分娩率不足 80%，2014 年三州孕产妇住院分娩率不及 2011 年全省水平；从变化趋势看，5 年间三者均有显著增长趋势，绝对数最低的凉山州增长最快，平均增长速度为 11.37%，绝对数最高的阿坝州增长相对较缓，平均增长速度为 5.96%，但由于 2010 年三州地区孕产妇住院分娩率与全省差距显著，截至 2014 年，三州孕产妇住院分娩率的排序从高到低仍然为阿坝州、甘孜州、凉山州。

（2）高危孕产妇住院分娩率。

结合图 2-55 和表 2-25，2010—2014 年全省高危孕产妇住院分娩率相对较高，虽然部分民族地区 5 年间有下降趋势，但截至 2014 年，全省及各民族地区高危孕产妇住院分娩率均在 90%以上。整体民族地区的高危孕产妇住院分娩率低于全省水平，但需要注意的是，民族待遇县和阿坝州接近甚至高于全省水平；从变化趋势看，5 年间全省和整个民族地区均有增长，但各地区差异较大，凉山州增长显著，甘孜州有下降趋势，其余两类民族地区变化相对稳定。从具体数据看，2010—2014 年四川省 5 年间高危孕产妇住院分娩率呈先增长后趋于稳定的趋势，由 2010 年的 95.94%增长为 2014 年的 99.61%，共增长了 3.67%，平均增长速度为 0.94%，从环比增长速度看，自 2013 年后趋于稳定，变化不足 0.1%。

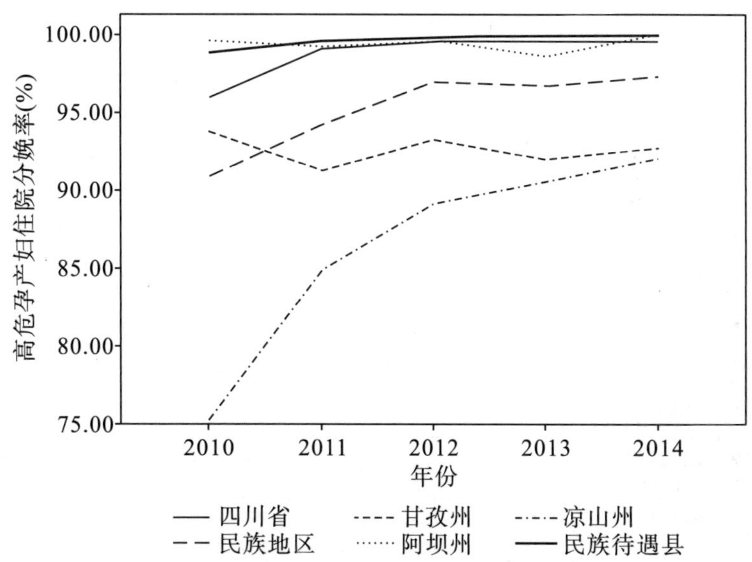

图 2-55　2010—2014 年四川省各民族地区及全省高危孕产妇住院分娩率

全省民族地区 5 年间高危孕产妇住院分娩率的变化趋势与全省一致，由 2010 年的 90.88%增长为 2014 年的 97.34%，共增长了 6.46%，平均增长速度为 1.73%。从环比增长速度看，其整体变化较全省显著，2013 年下降，2014 年出现回升，全省民族地区的高危孕产妇住院分娩率仍低于全省水平，2014 年民族地区的高危孕产妇住院分娩率不及 2011 年全省水平。

从四类民族地区看，民族待遇县和阿坝州高危孕产妇住院分娩率显著高于凉山州和甘孜州，同时 5 年间仍有缓慢增长，截至 2014 年阿坝州增长为 100%而民族待遇县也接近 100%；绝对值略高于全省水平，平均增长速度略低于全省水平。凉山州和甘孜州的高危孕产妇住院分娩率均低于全省水平，其中甘孜州相对较高，凉山州处于最低水平。但从变化趋势看，5 年间凉山州呈稳定增长趋势，平均增长速度为 5.20%；而甘孜州时起时伏，整体呈下降趋势，平均增长速度为−0.28%，截至 2014 年两州的高危孕产妇住院分娩率约为 92%。

(3) 孕产妇系统管理率。

结合图 2—56 和表 2—25，2010—2014 年四川省整体及各民族地区孕产妇系统管理率差距较大。三州地区孕产妇系统管理率明显低于全省水平，而民族待遇县高于全省水平；从变化趋势看，5 年间各民族地区的孕产妇系统管理率均呈持续增长趋势，三州地区增长显著。截至 2014 年民族待遇县为 95.9%和四川省为 93.16%，而凉山州为 70.88%，甘孜州略高但不及 77%。从具体数据看，四川省 5 年间孕产妇系统管理率呈持续增长趋势，由 2010 年的 86.04%增长为 2014 年的 93.16%，共增长了 7.12%，平均增长速度为 2.01%，从环比增长速度看，增长呈先快后慢的趋势，2011 年增长最快，2014 年出现减缓。

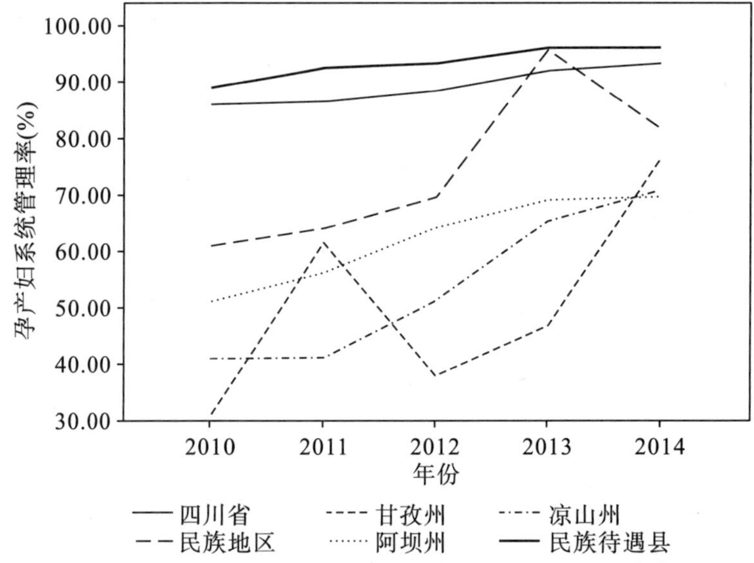

图 2—56　2010—2014 年四川省各民族地区及全省孕产妇系统管理率

全省民族地区 5 年间孕产妇系统管理率变化显著，2013 年出现显著增长，2014 年出现显著下降，整体有增长，由 2010 年的 61.74%增长为 2014 年的 81.72%，共增长了 19.98%，平均增长速度为 7.26%，从环比增长速度看，变化趋势类似全省，2013 年增长最快（37.07%），2014 年出现下降，下降了 14.43%。但是整体民族地区的孕产妇系统管理率仍低于全省水平，2014 年民族地区的孕产妇系统管理率不及 2010 年全省水平。

从四类民族地区看，民族待遇县孕产妇系统管理率远高于三州地区，同时

5 年间有缓慢增长趋势；平均增长速度略低于全省水平，为 1.80%，截至 2014 年，民族待遇县的孕产妇系统管理率高达 95.9%，高于全省水平。三州地区的孕产妇系统管理率均远低于全省水平，且 5 年间地区变化差异较大，其中甘孜州变化显著，2011 年出现显著增长，约增长了 1 倍，之后出现显著下降，自 2013 年回升后持续增长；整体 5 年间共增长了 45.28%，平均增长速度为 25.22%，较阿坝州和凉山州增长快，截至 2014 年孕产妇系统管理率也高于阿坝州和凉山州，但远低于全省 2010 年水平；阿坝州呈稳定增长趋势，增长缓慢，截至 2014 年孕产妇系统管理率不及 70%，居于三州地区最低水平；凉山州介于二者之间，5 年间呈增长趋势，平均增长速度为 14.76%，截至 2014 年孕产妇系统管理率为 70.88%，略高于阿坝州。

（4）孕产妇建卡率。

结合图 2-57 和表 2-25，2010—2014 年三州地区孕产妇建卡率明显低于全省水平，而民族待遇县高于全省水平；从变化趋势看，5 年间各地区的孕产妇建卡率均呈稳定增长趋势，三州地区增长显著，其中凉山州较为突出。因而 5 年间民族地区与全省孕产妇建卡率水平的差距逐年缩小，但截至 2014 年民族待遇县和四川省均高于 95%，而三州地区均不及 86%，凉山州甚至低于 80%。从具体数据看，四川省 5 年间孕产妇建卡率呈持续增长趋势，由 2010 年的 90.29%增长为 2014 年的 95.89%，共增长了 5.6%，平均增长速度为 1.52%，从环比增长速度看，2013 年增长最快，增长了 2.08%。

2010—2014 年，全省民族地区 5 年间孕产妇建卡率呈显著增长趋势，由 2010 年的 69.54%增长为 2014 年的 88.65%，共增长了 19.11%，平均增长速度为 6.26%，从环比增长速度看，2013 年增长相对较缓，但仍是全省最高增长水平。但整体民族地区的孕产妇建卡率仍低于全省水平，2014 年民族地区的孕产妇建卡率不及 2010 年全省水平。

从四类民族地区看，民族待遇县孕产妇建卡率远高于三州地区，同时 5 年间有缓慢增长趋势；平均增长速度为 0.96%，略低于全省水平，截至 2014 年民族待遇县的孕产妇建卡率高达 98.61%，高于全省水平。三州地区的孕产妇建卡率均远低于全省水平，其中凉山州处于最低水平，截至 2014 年，凉山州孕产妇建卡率仅为 76.06%，川西北生态经济区，即阿坝州和甘孜州孕产妇建卡率相对较高，但截至 2014 年仍低于 2010 年全省水平；从变化趋势看，5 年间三州均有显著增长趋势，绝对数最低的凉山州增长最快，平均增长速度为 14.17%，甘孜州增长相对较缓，平均增长速度为 5.90%，但由于 2010 年三州地区孕产妇建卡率与全省差距显著，截至 2014 年三州孕产妇建卡率从高到低的排序依次为阿坝州、甘孜州和凉山州。

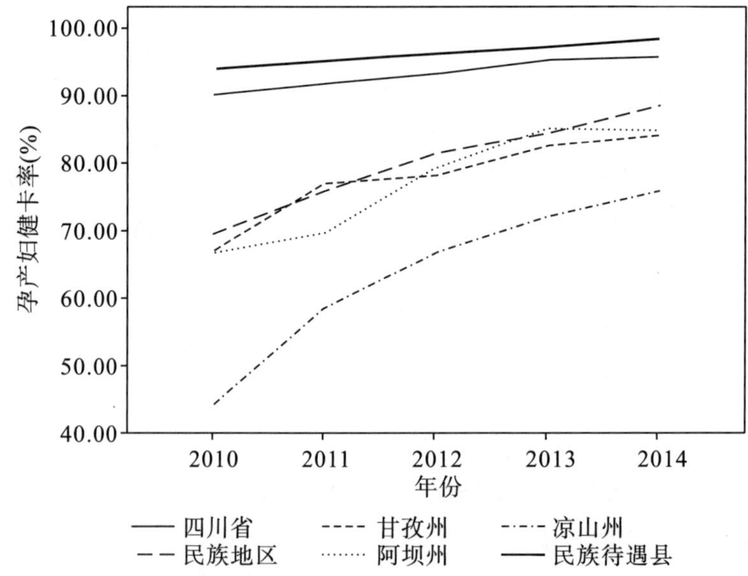

图 2-57　2010—2014 年四川省各民族地区及全省孕产妇建卡率

(5) 产后访视率。

结合图 2-58 和表 2-25，2010—2014 年三州地区产后访视率明显低于全省水平，而民族待遇县高于全省水平；从变化趋势看，5 年间各民族地区的产后访视率均呈增长趋势，三州地区增长显著，凉山州较为突出。因而 5 年间民族地区与全省产后访视率的差距逐年缩小。截至 2014 年民族待遇县为 96.53%，四川省为 94.86%，甘孜州不及 83%，凉山州甚至低于 75%。从具体数据看，四川省 5 年间产后访视率呈持续增长趋势，由 2010 年的 89.42%增长为 2014 年的 94.86%，共增长了 5.44%，平均增长速度为 1.49%，从环比增长速度看，2013 年增长最快。

整体民族地区 5 年间产后访视率呈显著增长趋势，由 2010 年的 69.11%增长为 2014 年的 84.85%，共增长了 15.74%，平均增长速度为 5.26%，约为全省水平的 3 倍多；从环比增长速度看，增长速度逐年减缓，2014 年的增长速度为 2.22%，约为 2011 年的 1/3，但整体民族地区的产后访视率仍低于全省水平，2014 年整体民族地区的产后访视率不及 2010 年全省水平。

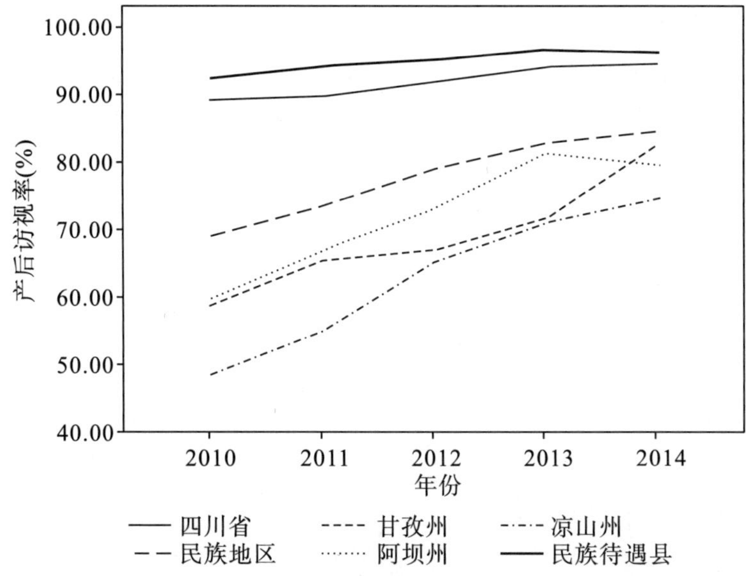

图 2－58　2010—2014 年四川省各民族地区及全省孕产妇产后访视率

从四类民族地区看，自 2010 年起民族待遇县产后访视率超过 90%，远高于三州地区，同时 5 年间有缓慢增长趋势；平均增长速度为 1.03%，略低于全省水平，截至 2014 年民族待遇县的产后访视率高达 96.53%，高于全省水平。三州地区的产后访视率均远低于全省水平，其中甘孜州相对较高，凉山州处于最低水平，截至 2014 年，凉山州产后访视率为 74.87%，2014 年三州产后访视率不及 2010 年全省水平；从变化趋势看，5 年间三者均有显著增长趋势，凉山州增长最快，平均增长速度为 11.50%，川西北生态经济区的甘孜州和阿坝州平均增长速度均低于 10%，阿坝州相对增长缓慢，截至 2014 年，阿坝州产后访视率最高，凉山州最低。

(6) 产前检查率。

结合图 2－59 和表 2－25，2010—2014 年四川省各民族地区产前检查率均高于 50%，三州地区产前检查率明显低于全省水平，而民族待遇县高于全省水平；从变化趋势看，5 年间各地区的产前检查率均呈增长趋势，三州地区增长显著，凉山州较为突出。因而 5 年间民族地区与全省产前检查率的差距逐步缩小，截至 2014 年四川省高于 95%，而甘孜州、阿坝州约为 83%，凉山州甚至低于 78%。从具体数据看，四川省 5 年间产前检查率呈持续增长趋势，由 2010 年的 91.57%增长为 2014 年的 95.79%，共增长了 4.22%，平均增长速度为 1.13%，从环比增长速度看，2013 年增长最快。

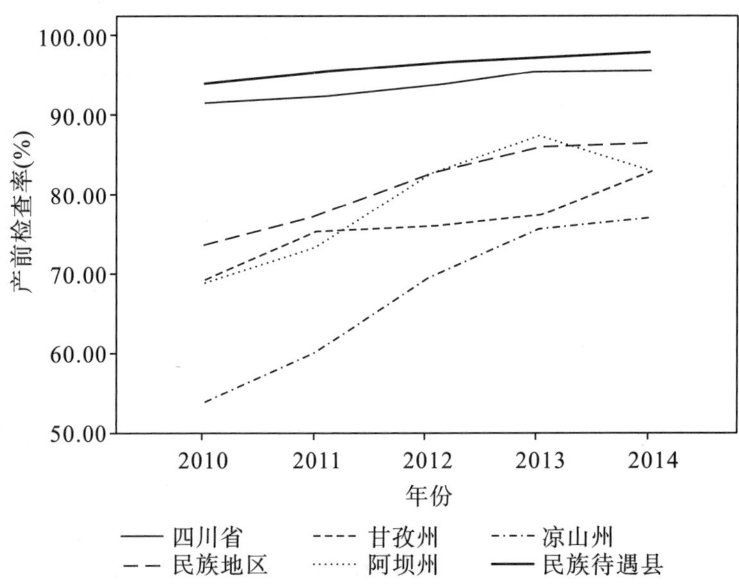

图 2-59　2010—2014 年四川省各民族地区及全省孕产妇产前检查率

全省民族地区 5 年间产前检查率呈显著增长趋势，由 2010 年的 73.62% 增长为 2014 年的 86.75%，共增长了 17.83%，平均增长速度为 4.19%，约为全省增长速度的 3 倍多；从环比增长速度看，2013 年增长最快，但整体民族地区的产前检查率仍低于全省水平，2014 年民族地区的产前检查率不及 2010 年全省水平。

从四类民族地区看，自 2010 年起民族待遇县产前检查率接近 95%，远高于三州地区，同时 5 年间呈缓慢增长趋势；平均增长速度为 0.93%，略低于全省水平，截至 2014 年，民族待遇县的产前检查率高达 98.15%，高于全省水平。三州地区的产前检查率均远低于全省水平，其中凉山州处于最低水平，截至 2014 年，凉山州产前检查率仅为 77.20%，2014 年三州产前检查率远低于 2010 年全省水平；从变化趋势看，5 年间三州均有显著增长趋势，凉山州增长最快，平均增长速度为 9.40%，甘孜州和阿坝州平均增长速度均低于 5%。截至 2014 年，甘孜州产前检查率最高，凉山州最低。

表 2—25　2010—2014 年四川省各民族地区及全省孕产妇管理指标（%）

	地区	2010	2011	2012	2013	2014
孕产妇住院分娩率	四川省	92.50	94.65	96.16	97.04	97.57
	民族地区	71.21	76.83	82.15	85.76	88.23
	甘孜州	55.71	61.63	70.37	74.62	81.58
	阿坝州	67.64	75.13	79.56	83.15	85.25
	凉山州	51.43	58.95	67.89	75.07	79.12
	民族待遇县	94.79	98.06	98.69	98.64	99.66
高危孕产妇住院分娩率	四川省	95.94	99.06	99.57	99.55	99.61
	民族地区	90.88	94.16	96.94	96.71	97.34
	甘孜州	93.80	91.26	93.26	91.97	92.77
	阿坝州	99.59	99.25	99.58	98.64	100.0
	凉山州	75.17	84.88	89.15	90.53	92.06
	民族待遇县	98.89	99.58	99.86	99.90	99.99
孕产妇系统管理率	四川省	86.04	86.50	88.32	91.93	93.16
	民族地区	61.74	64.05	69.67	95.50	81.72
	甘孜州	31.05	61.63	38.66	46.69	76.33
	阿坝州	51.10	56.24	64.19	69.10	69.77
	凉山州	40.87	41.10	51.30	65.32	70.88
	民族待遇县	89.29	92.52	93.28	96.06	95.90
孕产妇建卡率	四川省	90.29	92.01	93.42	95.36	95.89
	民族地区	69.54	76.62	81.55	84.69	88.65
	甘孜州	67.07	77.00	78.42	82.63	84.35
	阿坝州	66.77	69.86	79.47	85.37	85.06
	凉山州	44.76	58.53	66.84	72.13	76.06
	民族待遇县	94.93	95.45	96.54	97.40	98.61
产后访视率	四川省	89.42	90.47	92.25	94.33	94.86
	民族地区	69.11	73.60	79.19	83.01	84.85
	甘孜州	58.73	65.50	67.22	71.90	82.96
	阿坝州	59.94	67.19	73.23	81.51	79.85
	凉山州	48.44	55.11	65.33	71.10	74.87
	民族待遇县	92.65	94.45	95.45	96.94	96.53

续表2—25

	地区	2010	2011	2012	2013	2014
产前检查率	四川省	91.57	92.42	93.83	95.59	95.79
	民族地区	73.62	77.36	82.65	85.99	86.75
	甘孜州	69.28	75.33	76.15	77.53	83.09
	阿坝州	68.86	73.49	82.40	87.49	83.06
	凉山州	53.89	60.28	69.46	75.67	77.20
	民族待遇县	94.57	95.45	96.53	97.42	98.15

3. 妇女儿童健康指标

(1) 孕产妇死亡率。

结合图2—60和表2—26，2010—2014年各民族地区孕产妇死亡率差异较大，但均高于10%；三州地区孕产妇死亡率明显高于全省水平，而民族待遇县接近甚至低于全省水平；从变化趋势看，5年间甘孜州呈增长趋势，其余民族地区的孕产妇死亡率均呈下降趋势。从具体数据看，四川省5年间孕产妇死亡率时起时伏，整体呈下降趋势，由2010年的22.81/10万下降为2014年的18.63/10万，共下降了4.18/10万，平均下降速度为4.93%，从环比下降速度看，2012年下降最快。

整体民族地区5年间孕产妇死亡率的变化趋势与全省的一致，由2010年的44.11%下降为2014年的35.74%，共下降了8.37%，平均下降速度为5.12%，略高于全省水平；从环比下降速度看，2012和2014年出现下降，但整体民族地区的孕产妇死亡率远高于全省水平。

从四类民族地区看，民族待遇县的孕产妇死亡率低于三州地区，同时5年间仍有下降趋势，平均下降速度低于三州地区，绝对值略高于全省水平，平均下降速度为2.52%，低于全省水平。三州地区的孕产妇死亡率均高于全省水平，其中甘孜州孕产妇死亡率处于最高水平，截至2014年，甘孜州孕产妇死亡率超过80/10万，凉山州也接近50/10万，阿坝州低于其余两州，也高于2010年全省水平；从变化趋势看，5年间三者均有显著下降趋势，阿坝州较突出，平均下降速度为16.46%，凉山州的下降速度相对较缓，而甘孜州有增长趋势。截至2014年阿坝州的孕产妇死亡率最低，接近全省水平。

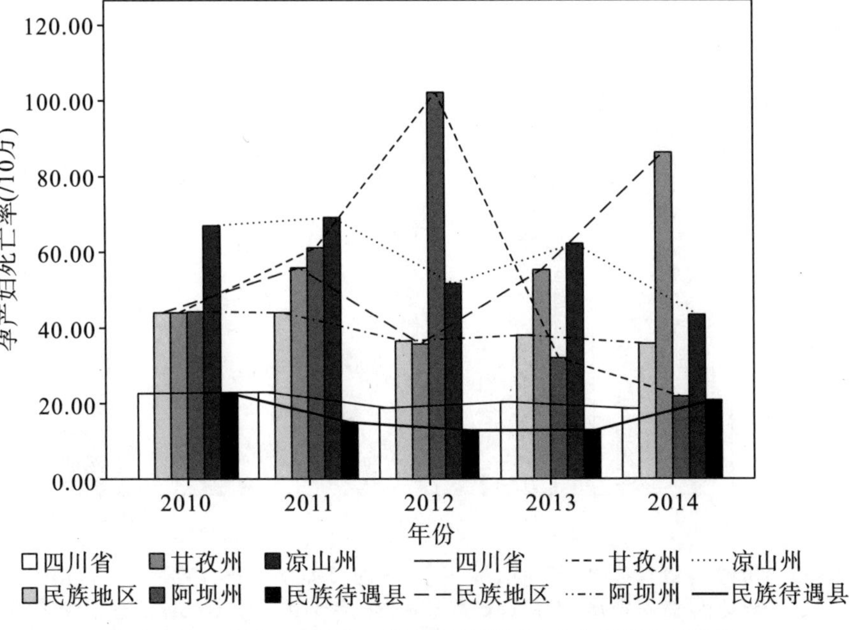

图 2-60　2010—2014 年四川省民族地区及全省孕产妇死亡率

(2) 新生儿死亡率。

结合图 2-61 和表 2-26，2010—2014 年，四川省各民族地区新生儿死亡率差异较大，但均低于 12‰；三州地区新生儿死亡率明显高于全省水平，尤其是川西北生态经济区，即阿坝州和甘孜州，民族待遇县接近甚至低于全省水平；从变化趋势看，5 年间除甘孜州呈增长趋势，其余地区的新生儿死亡率均呈下降趋势。从具体数据看，2010—2013 年间四川省新生儿死亡率呈下降趋势，2014 年出现增长，整体呈下降趋势，由 2010 年的 4.29 ‰下降为 2014 年的 3.01 ‰，共下降了 1.28‰，平均下降速度为 8.48%，从环比下降速度看，2012 年下降最快。

整体民族地区 5 年间新生儿死亡率的变化趋势与全省的一致，由 2010 年的 5.80‰下降为 2014 年的 3.75‰，共下降了 2.05‰，平均下降速度为 5.12%，略低于全省水平。但整体民族地区的新生儿死亡率明显高于全省水平。

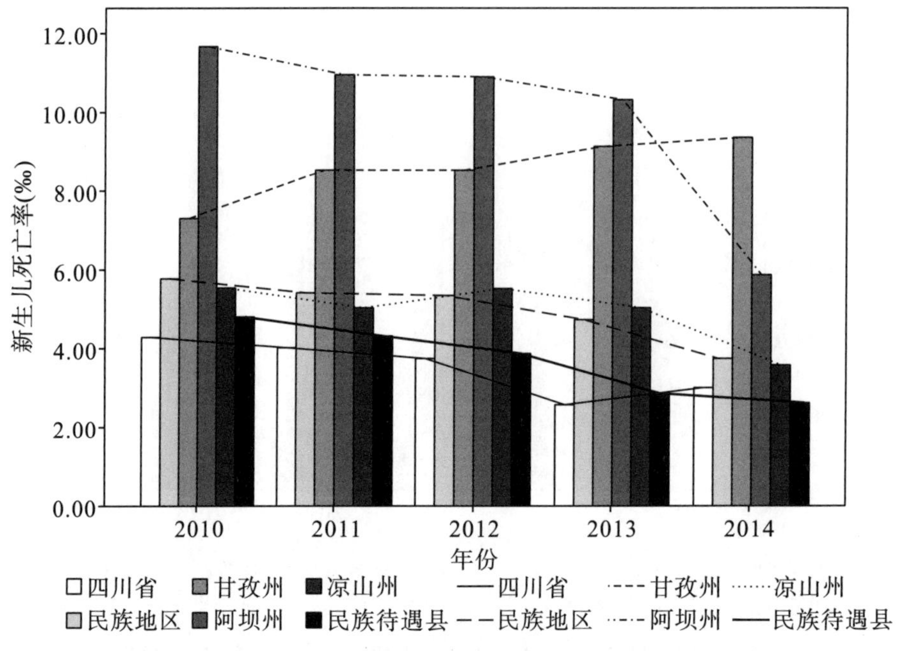

图 2-61　2010—2014 年四川省各民族地区及全省新生儿死亡率

从四类民族地区看，2010—2014 年民族待遇县的新生儿死亡率低于三州地区，同时 5 年间仍有显著下降，平均下降速度低于三州平均水平，平均下降速度为 14.26%，高于全省水平。三州地区的新生儿死亡率均高于全省水平，其中甘孜州新生儿死亡率处于最高水平，且有增长趋势，截至 2014 年，甘孜州新生儿死亡率接近 10‰；从变化趋势看，5 年间阿坝州有显著下降，平均下降速度为 15.68%，凉山州也有较快下降，平均下降速度为 10.15%，而甘孜州有增长趋势。截至 2014 年三州地区中凉山州新生儿死亡率为 3.61‰，最接近全省水平。

（3）婴儿死亡率。

结合图 2-62 和表 2-26，2010—2014 年各民族地区婴儿死亡率差异较大，5 年间变化显著，但婴儿死亡率均低于 17‰；三州地区婴儿死亡率明显高于全省水平，尤其是川西北生态经济区，即阿坝州和甘孜州；从变化趋势看，5 年间各地区的婴儿死亡率均呈下降趋势。从具体数据看，5 年间四川省婴儿死亡率呈稳定下降趋势，由 2010 年的 6.77‰下降为 2014 年的 5.10‰，共下降了 1.67‰，平均下降速度为 6.84%，从环比下降速度看，2014 年下降了 14.86‰，下降最快。

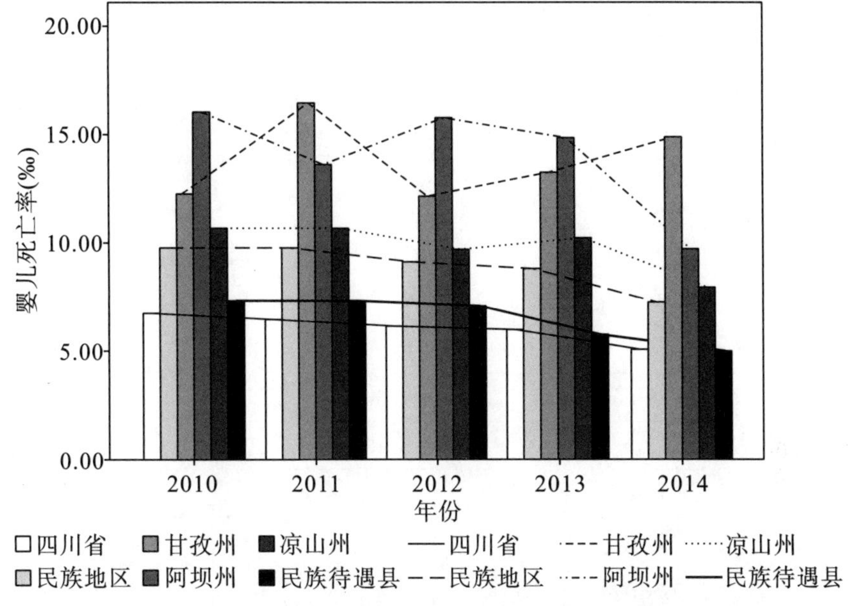

图 2－62　2010—2014 年四川省各民族地区及全省婴儿死亡率

整体民族地区 5 年间婴儿死亡率呈的变化趋势与全省的基本一致，由 2010 年的 9.72‰下降为 2014 年的 7.27‰，共下降了 2.45‰，平均下降速度为 7.00%，略高于全省水平；从环比增长速度看，2014 年下降最快。但从整体看，2014 年民族地区的婴儿死亡率仍远高于 2010 年全省水平。

从四类民族地区看，民族待遇县的婴儿死亡率低于三州地区，同时 5 年间仍有显著下降趋势，平均下降速度仅次于阿坝州；平均下降速度为 9.06%，高于全省水平，绝对值略高于全省水平。三州地区的婴儿死亡率均高于全省水平，其中甘孜州婴儿死亡率处于最高水平，且有增长趋势，截至 2014 年，甘孜州婴儿死亡率接近 15‰；从变化趋势看，5 年间阿坝州和凉山州均有显著下降趋势，阿坝州较突出，平均下降速度为 12.38%，凉山州也有较快下降，平均下降速度为 7.03%。截至 2014 年三州地区中凉山州婴儿死亡率最低，为 7.94‰，仍高于全省水平。

表 2-26　2010—2014 年四川省民族地区及全省妇女儿童健康指标

	地区	2010	2011	2012	2013	2014
孕产妇死亡率(/10 万)	四川省	22.81	23.08	18.94	20.68	18.63
	民族地区	44.11	44.97	36.46	38.20	35.74
	甘孜州	44.64	55.55	36.01	55.00	86.35
	阿坝州	44.87	60.88	102.15	32.24	21.85
	凉山州	66.72	68.99	51.71	61.89	43.41
	民族待遇县	23.16	15.06	13.06	13.29	20.91
新生儿死亡率(‰)	四川省	4.29	4.00	3.76	2.58	3.01
	民族地区	5.80	5.40	5.37	4.78	3.75
	甘孜州	7.32	8.52	8.55	9.17	9.40
	阿坝州	11.67	10.96	10.93	10.32	5.90
	凉山州	5.54	5.07	5.57	5.06	3.61
	民族待遇县	4.81	4.30	3.87	2.89	2.60
婴儿死亡率(‰)	四川省	6.77	6.47	6.13	5.99	5.10
	民族地区	9.72	9.79	9.11	8.80	7.27
	甘孜州	12.23	16.44	12.15	13.20	14.87
	阿坝州	16.49	13.61	15.73	14.83	9.72
	凉山州	10.63	10.59	9.71	10.24	7.94
	民族待遇县	7.31	7.33	7.12	5.76	5.00

（二）疾病预防控制

随着疾病预防控制投入的加大，民族地区在传染病、地方病防控及免疫规划疫苗接种等方面取得一定成效。传染病报告发病率由 2010 年 632.49/10 万到 2014 年 552.35/10 万，下降 12.67%；免疫规划疫苗接种率同比增长 0.23%；艾滋病防控超额完成省政府目标，艾滋病发病率上升势头得到有效遏制；包虫病免费药物治疗、免费手术治疗同比分别增长 7.34 %、19.37%。

（三）基本公共卫生服务

截至 2014 年，民族地区人均基本公共卫生服务经费达 35 元，其中藏区 40 元；居民健康档案累计建档 1230 万份，建档率由 2010 年的 24%增长为

2014 年的 92.21％。糖尿病规范化管理 25.27 万人（规范化管理率 27.07％），高血压规范化管理 65.20 万人（规范化管理率 36.04％），均较 2010 年大幅增长。严重精神障碍患者管理 2.37 万人，其中规范化管理 2.27 万人，规范化管理率 22.15％。

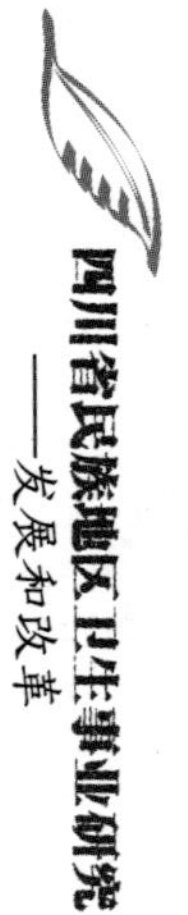

附 表

附表 2－1　2010—2014 年四川省各民族地区及全省医疗卫生机构人员分布(%)

地区	2010				2011				2012				2013				2014			
	州级医疗卫生机构	县级医疗卫生机构	乡镇级卫生院	村卫生室	州级医疗卫生机构	县级医疗卫生机构	乡镇级卫生院	村卫生室	州级医疗卫生机构	县级医疗卫生机构	乡镇级卫生院	村卫生室	州级医疗卫生机构	县级医疗卫生机构	乡镇级卫生院	村卫生室	州级医疗卫生机构	县级医疗卫生机构	乡镇级卫生院	村卫生室
四川省	16.45	32.97	25.04	25.54	16.87	34.23	24.48	24.43	18.29	34.25	24.19	23.26	18.69	36.16	23.47	21.67	19.24	37.19	22.92	20.65
民族地区	9.79	35.54	26.34	28.33	10.03	36.69	25.55	27.74	9.67	36.57	25.95	27.82	9.70	38.97	25.73	25.61	9.45	40.11	25.73	24.71
甘孜州	11.07	32.68	28.51	27.73	11.78	31.54	28.41	28.27	12.02	30.12	29.07	28.79	11.70	32.57	28.54	27.19	12.08	33.40	28.49	26.02
阿坝州	9.05	42.50	22.78	25.68	10.37	44.26	21.13	24.24	9.33	44.12	20.26	26.29	10.49	48.27	19.89	21.35	10.30	47.45	20.85	21.41
凉山州	17.68	32.46	23.72	26.14	17.25	32.76	23.10	26.89	16.19	33.33	22.47	28.01	16.62	34.37	22.33	26.68	16.06	35.88	22.29	25.77
民族待遇县	3.25	36.90	28.01	31.84	3.71	39.63	27.00	29.66	3.72	39.43	28.71	28.14	3.42	42.48	28.38	25.72	3.23	44.08	27.98	24.72

附表 2－2　2010—2014 年四川省各民族地区及全省公共卫生机构人员分布(%)

地区	2010			2011			2012			2013			2014		
	妇幼保健机构	疾病预防控制机构	卫生监督机构	妇幼保健机构	疾病预防控制机构	卫生监督机构	妇幼保健机构	疾病预防控制机构	卫生监督机构	妇幼保健机构	疾病预防控制机构	卫生监督机构	妇幼保健机构	疾病预防控制机构	卫生监督机构
四川省	47.28	37.49	15.23	50.18	37.34	12.48	51.97	36.63	11.39	53.51	35.69	10.80	54.83	35.00	10.16

续附表2－2

地区	2010			2011			2012			2013			2014		
	妇幼保健机构	疾病预防控制机构	卫生监督机构	妇幼保健机构	疾病预防控制机构	卫生监督机构	妇幼保健机构	疾病预防控制机构	卫生监督机构	妇幼保健机构	疾病预防控制机构	卫生监督机构	妇幼保健机构	疾病预防控制机构	卫生监督机构
民族地区	34.17	50.45	15.38	35.50	50.75	13.75	37.66	50.46	11.88	39.07	49.87	11.07	39.97	49.12	10.91
甘孜州	35.06	47.36	17.59	36.29	49.27	14.44	39.09	49.57	11.34	37.89	50.43	11.68	39.12	49.81	11.07
阿坝州	31.77	51.00	17.24	31.46	53.15	15.39	32.78	53.80	13.42	33.07	54.99	11.94	33.15	55.58	11.27
凉山州	31.69	57.48	10.83	33.58	56.56	9.87	35.70	55.87	8.43	37.86	54.40	7.74	38.99	53.13	7.88
民族待遇县	37.69	43.66	18.64	39.24	43.29	17.47	41.15	43.37	15.48	44.44	41.14	14.41	45.43	40.32	14.25

附表2－3　2010—2014年四川省各民族地区及全省执业(助理)医师分布(%)

地区	2010				2011				2012				2013				2014			
	州级医疗卫生机构	县级医疗卫生机构	乡镇级卫生院	村卫生室	州级医疗卫生机构	县级医疗卫生机构	乡镇级卫生院	村卫生室	州级医疗卫生机构	县级医疗卫生机构	乡镇级卫生院	村卫生室	州级医疗卫生机构	县级医疗卫生机构	乡镇级卫生院	村卫生室	州级医疗卫生机构	县级医疗卫生机构	乡镇级卫生院	村卫生室
四川省	15.23	34.33	38.96	11.49	15.55	34.44	38.09	11.93	16.78	33.53	36.71	12.98	17.05	35.03	35.82	12.09	17.74	35.94	34.20	12.13
民族地区	9.27	46.37	38.71	5.65	9.67	46.51	37.49	6.34	9.76	46.58	36.94	6.72	10.45	47.12	35.51	6.92	10.38	47.85	34.58	7.19
甘孜州	15.08	61.64	22.43	0.85	14.31	55.72	24.04	5.93	15.85	58.99	24.90	0.27	18.77	58.44	22.66	0.13	19.39	59.60	20.69	0.32
阿坝州	12.61	64.22	22.78	0.38	12.69	60.77	25.59	0.95	13.41	59.02	25.86	1.72	13.03	62.55	22.90	1.52	13.33	62.07	23.38	1.23
凉山州	14.83	41.91	38.73	4.54	15.54	41.95	37.40	5.11	16.01	42.42	35.41	6.16	17.67	42.09	33.69	6.55	16.80	42.56	33.30	7.34
民族待遇县	2.08	42.13	46.45	9.33	2.82	43.87	44.11	9.19	2.45	43.37	43.70	10.47	2.28	44.36	42.79	10.56	2.62	45.63	41.37	10.39

附表 2-4　2010—2014 年四川省各民族地区及全省注册护士分布(%)

地区	2010			2011			2012			2013			2014		
	州级医疗卫生机构	县级医疗卫生机构	乡镇级卫生院	州级医疗卫生机构	县级医疗卫生机构	乡镇级卫生院	州级医疗卫生机构	县级医疗卫生机构	乡镇级卫生院	州级医疗卫生机构	县级医疗卫生机构	乡镇级卫生院	州级医疗卫生机构	县级医疗卫生机构	乡镇级卫生院
四川省	28.81	47.25	23.94	28.35	47.90	23.74	30.00	47.04	22.96	29.30	48.00	22.70	29.17	48.22	22.60
民族地区	18.90	55.19	25.91	18.89	55.10	26.01	18.16	55.32	26.52	16.72	57.52	25.76	15.82	57.72	26.45
甘孜州	18.90	54.88	26.22	22.66	45.90	31.45	23.98	44.14	31.88	24.10	47.17	28.73	22.16	48.42	29.42
阿坝州	16.00	69.72	14.29	18.23	64.89	16.87	18.35	62.90	18.75	17.45	64.85	17.70	17.51	60.34	22.15
凉山州	32.36	43.95	23.69	31.31	45.37	23.32	29.76	48.20	22.04	27.19	50.60	22.21	26.91	51.02	22.07
民族待遇县	6.62	63.52	29.86	7.82	64.09	28.09	7.25	62.49	30.25	6.33	64.78	28.89	5.53	65.39	29.08

附表 2-5　2010—2014 年四川省各民族地区及全省药剂人员分布(%)

地区	2010			2011			2012			2013			2014		
	州级医疗卫生机构	县级医疗卫生机构	乡镇级卫生院	州级医疗卫生机构	县级医疗卫生机构	乡镇级卫生院	州级医疗卫生机构	县级医疗卫生机构	乡镇级卫生院	州级医疗卫生机构	县级医疗卫生机构	乡镇级卫生院	州级医疗卫生机构	县级医疗卫生机构	乡镇级卫生院
四川省	17.24	40.28	42.48	16.95	41.33	41.72	18.77	40.22	41.01	18.65	41.64	39.71	18.81	42.38	38.81
民族地区	14.33	53.22	32.45	14.64	53.04	32.32	14.12	51.86	34.02	15.14	53.43	31.43	13.89	53.83	32.28
甘孜州	22.81	59.65	17.54	21.49	57.02	21.49	18.01	43.48	38.51	22.98	45.96	31.06	18.71	47.74	33.55
阿坝州	11.32	76.42	12.26	9.60	70.40	20.00	10.08	71.32	18.60	8.48	75.76	15.76	8.09	75.72	16.18
凉山州	29.83	49.64	20.53	29.55	50.23	20.23	29.49	51.00	19.51	30.95	48.81	20.24	29.86	48.30	21.84
民族待遇县	4.15	49.28	46.57	5.83	50.82	43.35	5.47	50.65	43.88	5.81	53.80	40.39	5.50	53.87	40.63

附表 2−6　2010—2014 年四川省各民族地区及全省医技人员分布(%)

地区	2010			2011			2012			2013			2014		
	州级医疗卫生机构	县级医疗卫生机构	乡镇级卫生院	州级医疗卫生机构	县级医疗卫生机构	乡镇级卫生院	州级医疗卫生机构	县级医疗卫生机构	乡镇级卫生院	州级医疗卫生机构	县级医疗卫生机构	乡镇级卫生院	州级医疗卫生机构	县级医疗卫生机构	乡镇级卫生院
四川省	22.33	48.30	29.36	22.03	48.92	29.05	24.15	47.15	28.70	23.78	49.13	27.09	23.69	50.12	26.19
民族地区	14.67	63.48	21.84	13.48	64.56	21.96	14.14	64.54	21.32	14.04	65.08	20.88	13.21	65.79	21.00
甘孜州	24.64	55.92	19.43	16.74	59.41	23.85	20.51	58.55	20.94	19.84	61.90	18.25	21.38	62.83	15.79
阿坝州	15.34	77.27	7.39	14.75	75.96	9.29	14.57	77.89	7.54	12.55	80.61	6.84	10.90	77.56	11.54
凉山州	22.79	56.01	21.20	21.83	58.17	20.00	23.83	58.43	17.74	23.88	57.31	18.81	22.64	57.41	19.95
民族待遇县	3.68	67.78	28.55	4.64	68.49	26.87	4.83	66.97	28.21	4.82	66.43	28.75	3.98	69.64	26.39

附表 2−7　2010—2014 年四川省各民族地区及全省卫生管理人员分布(%)

地区	2010			2011			2012			2013			2014		
	州级医疗卫生机构	县级医疗卫生机构	乡镇级卫生院	州级医疗卫生机构	县级医疗卫生机构	乡镇级卫生院	州级医疗卫生机构	县级医疗卫生机构	乡镇级卫生院	州级医疗卫生机构	县级医疗卫生机构	乡镇级卫生院	州级医疗卫生机构	县级医疗卫生机构	乡镇级卫生院
四川省	22.93	38.65	38.42	21.67	40.12	38.21	22.37	39.91	37.72	23.10	40.73	36.16	22.34	43.56	34.10
民族地区	15.59	40.02	44.38	15.21	40.15	44.64	14.76	38.14	47.10	16.33	40.44	43.23	14.51	41.65	43.84
甘孜州	12.38	24.76	62.86	13.51	27.03	59.46	14.52	25.05	60.44	14.62	25.09	60.29	14.00	24.86	61.14
阿坝州	9.92	33.16	56.92	12.82	37.06	50.12	8.75	40.23	51.02	18.04	42.69	39.27	15.95	43.15	40.90
凉山州	38.72	41.92	19.36	36.27	41.98	21.76	27.95	31.93	40.11	31.62	37.12	31.26	27.01	36.38	36.60
民族待遇县	6.81	49.15	44.04	6.42	46.39	47.19	7.60	48.47	43.93	7.72	48.46	43.82	6.75	51.35	41.90

附表 2－8　2010—2014 年四川省各民族地区及全省卫生人员(医生、护士、药剂人员、医技人员)学历结构(%)

地区		2010				2011				2012				2013				2014			
		本科及以上	专科	中专	其他	本科及以上	专科	中专	其他	本科及以上	专科	中专	其他	本科及以上	专科	中专	其他	本科及以上	专科	中专	其他
医生	四川省	31.08	35.14	27.03	6.75	33.56	34.87	25.50	6.07	33.90	35.39	25.08	5.63	37.21	35.16	22.90	4.72	38.09	34.70	22.66	4.55
	民族地区	17.62	42.14	36.10	4.13	17.94	43.42	34.91	3.73	19.79	42.53	33.22	4.46	21.19	43.89	31.36	3.56	22.44	44.81	29.69	3.06
	甘孜州	6.25	51.26	40.52	1.97	9.05	49.98	39.55	1.43	12.70	48.57	36.52	2.22	9.53	51.34	37.69	1.44	11.93	52.17	34.85	1.05
	阿坝州	16.66	57.94	24.26	1.15	13.19	60.44	25.40	0.97	15.61	53.16	22.92	8.30	20.39	55.11	21.18	3.32	21.22	56.27	19.45	3.05
	凉山州	20.57	41.88	35.53	2.02	21.14	42.64	34.21	2.00	23.13	43.91	31.56	1.40	24.55	43.44	30.10	1.91	25.33	44.83	28.47	1.37
	民族待遇县	18.20	36.47	37.87	7.46	19.76	37.55	35.77	6.91	20.45	37.82	35.67	6.06	22.33	39.42	32.65	5.60	23.96	39.93	31.16	4.94
护士	四川省	4.75	49.87	41.87	3.51	5.88	51.18	39.92	3.02	5.49	51.76	40.47	2.28	6.77	52.81	38.49	1.94	7.11	52.40	38.79	1.70
	民族地区	2.52	53.05	40.14	4.29	2.80	53.68	40.38	3.13	3.44	54.00	39.91	2.66	3.94	55.54	38.06	2.46	4.34	54.91	38.71	2.04
	甘孜州	1.44	57.12	40.00	1.44	3.54	56.12	38.43	1.91	4.71	58.53	35.00	1.76	4.25	60.40	33.71	1.65	5.50	62.33	31.24	0.93
	阿坝州	4.07	67.41	25.31	3.21	3.13	65.63	28.46	2.79	4.62	68.49	24.45	2.43	6.29	68.82	22.94	1.95	6.55	68.60	23.09	1.76
	凉山州	2.36	52.67	41.33	3.63	2.42	53.87	40.82	2.89	2.87	57.04	38.40	1.69	2.88	57.13	37.87	2.12	3.33	57.45	37.76	1.46
	民族待遇县	2.61	49.19	42.31	5.89	3.00	50.14	42.99	3.87	3.44	48.23	44.70	3.63	4.42	49.80	42.68	3.10	4.65	48.26	44.22	2.87
药剂人员	四川省	8.98	33.15	38.39	19.48	10.31	33.90	37.73	18.06	11.15	36.01	37.99	14.86	13.12	37.45	36.34	13.09	14.18	38.04	35.72	12.06
	民族地区	6.25	39.17	38.76	15.82	7.14	39.38	39.26	14.22	7.85	43.50	36.51	12.15	9.42	45.40	34.96	10.23	10.67	47.00	33.45	8.88
	甘孜州	6.67	48.57	42.86	1.90	7.89	46.05	42.76	3.29	8.12	46.58	41.03	4.27	6.28	46.38	44.44	2.90	11.11	51.03	37.04	0.82
	阿坝州	7.21	63.96	27.03	1.80	9.30	61.24	27.13	2.33	10.37	60.00	23.70	5.93	13.25	60.84	21.08	4.82	13.71	64.57	17.14	4.57
	凉山州	7.81	42.10	39.24	10.86	8.73	41.19	38.92	11.17	8.73	46.23	37.50	7.55	9.31	49.21	34.27	7.21	9.45	51.20	33.16	6.19
	民族待遇县	5.20	32.08	38.44	24.28	5.79	33.61	39.39	21.21	7.28	39.15	36.51	17.06	9.78	39.93	35.10	15.19	11.20	39.93	35.07	13.80

续附表2－8

地区		2010				2011				2012				2013				2014			
		本科及以上	专科	中专	其他	本科及以上	专科	中专	其他	本科及以上	专科	中专	其他	本科及以上	专科	中专	其他	本科及以上	专科	中专	其他
医技人员	四川省	15.81	45.99	31.68	6.53	18.16	45.48	30.48	5.88	18.52	47.10	29.64	4.73	21.01	48.00	26.97	4.03	22.71	47.92	25.73	3.63
	民族地区	6.70	51.82	37.32	4.16	7.36	52.64	36.38	3.62	8.00	53.39	34.83	3.78	9.78	55.81	31.42	2.99	11.24	57.73	28.48	2.55
	甘孜州	2.75	45.87	51.38	0.00	5.06	45.91	49.03	0.00	6.42	45.99	47.59	0.00	7.46	48.13	44.40	0.00	10.85	54.92	34.24	0.00
	阿坝州	7.24	63.82	28.29	0.66	6.32	63.79	29.31	0.57	9.09	61.93	28.41	0.57	10.27	67.68	22.05	0.00	9.54	70.32	19.43	0.71
	凉山州	7.54	53.32	35.55	3.59	7.86	54.66	34.70	2.78	8.37	56.01	33.69	1.93	10.00	57.92	30.00	2.08	11.17	59.04	28.19	1.60
	民族待遇县	7.34	49.15	36.35	7.17	8.20	50.00	34.92	6.89	8.15	51.36	33.62	6.87	10.53	52.41	31.22	5.84	12.44	53.26	29.42	4.88

附表 2－9　2010—2014 年四川省各民族地区及全省卫生人才职称构成(%)

地区		2010				2011				2012				2013				2014			
		高级	中级	初级	待聘	高级	中级	初级	待聘	高级	中级	初级	待聘	高级	中级	初级	待聘	高级	中级	初级	待聘
医生	四川省	10.87	24.98	58.24	5.91	11.55	24.43	57.12	6.89	10.56	23.30	58.22	7.91	11.35	23.12	56.54	8.99	11.39	23.09	56.35	9.17
	民族地区	7.45	23.84	61.47	7.25	7.80	23.27	60.81	8.12	7.09	22.18	59.60	11.13	7.70	22.15	58.83	11.32	8.09	21.85	58.03	12.03
	甘孜州	6.46	20.37	67.84	5.34	8.11	21.06	64.11	6.72	9.29	22.33	61.41	6.96	7.94	21.40	60.48	10.18	7.39	20.52	59.61	12.48
	阿坝州	8.75	22.75	57.21	11.29	7.54	24.27	57.36	10.83	7.31	21.93	50.53	20.23	9.38	23.39	51.48	15.75	10.02	23.10	49.25	17.63
	凉山州	9.52	27.39	56.21	6.88	9.64	26.32	56.60	7.43	8.76	25.48	55.27	10.48	9.38	25.97	53.88	10.77	9.97	25.79	52.96	11.29
	民族待遇县	5.51	21.87	65.59	7.03	6.03	21.02	64.45	8.50	5.46	20.02	64.18	10.33	5.81	19.10	63.88	11.20	6.32	19.10	63.23	11.35

续附表2—9

地区		2010				2011				2012				2013				2014			
		高级	中级	初级	待聘	高级	中级	初级	待聘	高级	中级	初级	待聘	高级	中级	初级	待聘	高级	中级	初级	待聘
护士	四川省	1.32	18.22	76.43	4.03	1.34	16.36	76.53	5.77	1.41	13.74	79.05	5.80	1.57	13.07	78.07	7.29	1.74	12.13	78.94	7.19
	民族地区	2.56	20.09	73.08	4.27	2.59	18.08	73.68	5.65	2.67	14.38	73.95	9.00	2.91	13.73	72.37	10.99	2.97	12.38	72.93	11.71
	甘孜州	2.88	24.32	67.91	4.89	2.96	22.37	69.60	5.07	2.76	20.06	74.76	2.41	3.21	19.76	70.71	6.33	2.64	18.14	70.70	8.53
	阿坝州	4.69	27.53	61.48	6.30	4.80	25.56	63.73	5.92	5.60	23.84	62.77	7.79	6.11	19.22	59.79	14.88	6.38	17.30	59.19	17.13
	凉山州	2.10	19.94	73.57	4.39	2.16	18.04	74.01	5.79	2.38	15.08	72.50	10.04	2.28	15.56	70.63	11.53	2.70	13.96	70.37	12.98
	民族待遇县	2.34	18.28	75.51	3.86	2.31	15.74	76.00	5.96	2.23	11.84	76.05	9.88	2.75	10.12	76.27	10.85	2.67	9.34	77.47	10.51
药剂人员	四川省	2.00	16.78	77.41	3.81	2.13	16.78	75.81	5.28	1.96	14.71	76.56	6.77	2.24	14.75	75.46	7.55	2.37	14.49	74.88	8.26
	民族地区	2.24	17.85	75.36	4.55	2.52	17.66	73.97	5.85	2.50	15.10	71.24	11.16	2.54	15.42	69.59	12.45	2.51	14.98	67.62	14.88
	甘孜州	3.81	29.52	64.76	1.90	6.58	25.66	65.13	2.63	9.40	19.66	63.25	7.69	4.83	15.46	70.53	9.18	3.29	11.93	66.26	18.52
	阿坝州	1.80	28.83	62.16	7.21	1.55	27.13	63.57	7.75	2.22	18.52	68.89	10.37	3.61	18.67	66.27	11.45	4.00	17.71	60.00	18.29
	凉山州	3.05	20.00	73.33	3.62	3.32	20.24	71.20	5.24	3.54	20.52	66.75	9.20	3.51	20.04	66.08	10.37	3.61	19.93	64.60	11.86
	民族待遇县	1.30	13.15	80.35	5.20	1.10	12.53	79.61	6.75	0.88	11.42	74.78	12.92	1.06	12.25	72.20	14.49	1.13	12.67	71.72	14.48
医技人员	四川省	5.58	22.41	67.02	4.99	5.56	21.57	65.80	7.07	4.71	19.10	67.89	8.29	5.02	18.55	66.54	9.90	5.27	17.87	65.45	11.41
	民族地区	4.49	21.78	68.08	5.66	4.21	20.71	68.07	7.00	4.10	17.83	66.93	11.14	4.43	16.24	65.35	13.98	4.57	14.96	63.73	16.75
	甘孜州	5.50	24.31	61.01	9.17	4.28	19.07	67.70	8.95	4.28	15.78	70.86	9.09	3.36	17.54	67.16	11.94	3.05	13.90	65.76	17.29
	阿坝州	7.24	23.68	60.53	8.55	6.32	21.84	60.92	10.92	6.25	21.59	59.66	12.50	7.22	16.35	57.79	18.63	7.42	14.13	57.60	20.85
	凉山州	5.03	21.36	70.74	2.87	5.24	21.77	68.41	4.58	3.65	19.10	67.60	9.66	4.03	18.06	65.28	12.64	4.52	17.55	61.70	16.22
	民族待遇县	2.90	21.33	69.28	6.48	2.62	20.66	68.85	7.87	3.86	17.17	66.24	12.73	4.06	14.59	66.50	14.85	4.07	13.84	65.81	16.28

附表 2－10　2010—2014 年四川省各民族地区及全省卫生人员执业构成(%)

地区	2010				2011				2012				2013				2014			
	临床	口腔	公共卫生	中医	临床	口腔	公共卫生	中医	临床	口腔	公共卫生	中医	临床	口腔	公共卫生	中医	临床	口腔	公共卫生	中医
四川省	71.12	4.04	3.53	21.31	71.53	4.03	3.40	21.05	69.08	4.17	2.57	24.18	70.90	3.89	2.56	22.66	70.65	4.06	2.39	22.90
民族地区	74.60	2.80	5.51	17.09	75.09	2.81	5.07	17.03	73.21	2.86	4.11	19.83	74.67	2.75	4.08	18.50	74.93	2.81	3.46	18.80
甘孜州	73.68	2.54	7.05	16.73	77.63	2.58	5.91	13.87	76.05	3.19	3.39	17.37	77.57	2.55	3.75	16.14	77.70	2.46	3.58	16.26
阿坝州	76.44	2.38	5.55	15.63	75.80	2.18	5.51	16.52	72.38	2.79	4.97	19.86	74.32	2.26	4.66	18.76	76.02	2.68	4.62	16.68
凉山州	79.38	3.09	6.36	11.17	79.15	3.03	6.20	11.62	79.52	3.01	5.30	12.17	79.40	3.25	5.27	12.08	80.13	3.19	4.12	12.56
民族待遇县	69.84	2.74	4.56	22.86	70.31	2.87	3.83	22.99	68.64	2.73	3.27	25.35	70.33	2.58	3.08	24.01	70.26	2.66	2.69	24.40

附表 2－11　2010—2014 年四川省各民族地区及全省卫生人才岗位构成(%)

地区	2010				2011				2012				2013				2014			
	卫生技术人员	其他技术人员	管理人员	工勤人员	卫生技术人员	其他技术人员	管理人员	工勤人员	卫生技术人员	其他技术人员	管理人员	工勤人员	卫生技术人员	其他技术人员	管理人员	工勤人员	卫生技术人员	其他技术人员	管理人员	工勤人员
四川省	81.69	3.41	6.10	8.80	81.55	3.10	6.14	9.20	81.28	3.52	5.83	9.37	81.24	3.50	5.85	9.40	81.01	3.74	5.95	9.31
民族地区	83.82	2.59	6.74	6.85	83.21	2.79	7.13	6.87	82.92	3.16	6.84	7.09	82.79	3.21	6.65	7.34	82.25	3.71	6.80	7.24
甘孜州	81.59	2.97	10.29	5.15	81.29	3.74	10.08	4.88	82.40	3.34	9.43	4.83	84.58	2.32	9.01	4.09	84.80	2.83	8.47	3.89
阿坝州	83.22	1.95	9.34	5.50	83.10	0.90	10.08	5.93	83.64	3.10	7.60	5.66	81.67	3.42	7.92	6.99	81.13	4.03	8.93	5.91
凉山州	85.43	2.57	4.90	7.10	84.81	3.12	5.24	6.83	83.45	2.79	6.30	7.46	83.73	2.92	5.74	7.60	82.31	3.61	6.01	8.07
民族待遇县	83.22	2.65	6.59	7.55	82.50	2.72	7.00	7.77	82.50	3.50	6.24	7.77	82.09	3.68	6.36	7.87	82.09	3.93	6.39	7.58

第三章　民族地区卫生资源均衡性分析

一、简介

卫生均衡性分析反映一个地区卫生资源配置标准的重要性在大量的卫生相关研究中有所报道。其中对于卫生均衡性主要有两种分类：横向均衡性和纵向均衡性。前者的含义即同一个环境下的个人或者群体享有同等程度的卫生资源，而后者的含义是不同的环境下能够享有相应的不同的卫生资源。然而，由于纵向均衡性的衡量存在诸多困难，因此大部分研究仅采用横向均衡性反映卫生均衡性（Van Ourti 等，2014）。

我们发现相关问题的研究，大部分都是针对低收入或者中等收入的国家，比如蒙古、巴西等，或者是针对一些乡村、边远地区，比如阿富汗的农村、希腊的偏远地域等。其中的主要原因是在这些国家和地区，人们通常需要花费更高的成本来获得医疗服务。此外，吸引卫生人才在这些地方工作、修建医院、提供医疗设备存在诸多困难。所以，卫生资源分布是否均衡才成为了一个非常明显的问题，引起了卫生领域工作人员及研究者的高度重视（Diniz 等，2012；Johns 等，2013；Kontodimopoulos 等，2006；Snyder 等，2012）

众所周知，四川省是一个多民族的地区，56 个民族成分齐全，世居的少数民族有彝、藏、羌、苗、回、蒙古、傈僳等 14 个民族。四川省又是民族人口大省，民族人口总量在全国各省区市中居第六位，幅员总面积 32.17 万平方公里。全省共 67 个民族县或民族待遇县，其中国家认定的民族地区 50 个，四川省认定的民族地区 10 个，省政府批准享受民族地区待遇县 7 个，主要分布于甘孜藏族自治州（18 个县）、阿坝藏族羌族自治州（13 个县）和凉山彝族自治州（17 个县）。此外，四川的地理特点也非常复杂，经济发展非常迅速但不均衡，尤其是在民族地区表现得更为明显（向玲凛等，2013），这些地区的人口占了四川总人口的4.5%，并且几乎都居住在边远地区。过去的一段时期里，人们见证了四川社会和经济的发展，各种各样因素的变化，包括文化、医疗体系等都显著地影响了民族地区人们的健康状态、卫生服务的提供与利用情况（景琳，2005）。为了改善这些地区的卫生情况，四川省卫健委在过去一段时期内制定了一系列的目标，例如传染性疾病率在2015年较2010年要降低5%、千人医师数于2015年应达1.6人等（中共四川省委办公厅，2011）。然而，四川省卫健委并没有制定与卫生资源均衡分布相关的目标。同时，目前相关研究多集中于通过卫生人力、物力和财力来研究卫生发展情况（杨练等，2012），只有一篇研究涉及四川省民族地区卫生均衡性的问题，但研究对象也仅仅是2008年的人力资源。这并不足以揭示过去较长一段时间内民族地区的卫生均衡性情况，更不能体现其变化趋势（肖艳丽，2011）。

因此，本研究主要探索四川民族地区卫生资源均衡性。在不影响省卫健委制定的发展目标的前提下，研究民族地区卫生资源分布的均衡情况是否在向着好的方向发展。此外，我们也将研究整个四川省及非民族地区层面的情况，将它们与民族地区做比较，以期获得有用的信息，为之后更深入的研究和政策制定提供依据。

二、方法

（一）数据

我们采用源自四川省卫健委的数据，其中包括了四川省181个县2002年至2014年执业医师数、医院床位数及人口数，我们将其换算为千人医师数和千人床位数，因为国际上通常选用这两个指标作为反映一个地区卫生资源配置的重要标准（Theodorakis 和 Mantzavinis，2005）。

（二）方法

首先，我们选用均值来反映卫生资源分布情况，因为均值是一个非常简单并且直观的指标，能够初步对资源的分布情况进行概要性描述（Kontodimopoulos 等，2006）。具体到分布的差异情况方面，我们选用变异系数（*CV*）对其进行描述，*CV* 计算方法简便并且易于获得，能够较好地、直接地反映不同地区之间的卫生资源分布情况（Pan 等，2013）。

除此之外，我们的研究还运用到了经济学中的两个概念：σ－收敛和β－收敛。前者是指不同地区之间的差异会随着时间变化逐渐减小，本研究中我们采用F－test来推断σ－收敛是否存在（Barro和Sala-i-Martin，1992）。后者的含义是指初期资源较少的地区将会以更快的速度发展并且逐渐赶上初期资源较多的地区，我们选用Barro回归对β－收敛进行分析（Barro，1991）。下列的公式1和公式2为CV与标准差（SD）的计算式，公式3为Barro的回归方程，其中α为常数，如果β－收敛存在的话，则有$\beta<0$。

$$CV=\sqrt{\frac{1}{n}\sum_{i=1}^{n}\left(\frac{\text{医师数}_i/\text{床位数}_i-\text{医师数}/\text{床位数}}{\text{医师数}/\text{床位数}}\right)^2} \tag{1}$$

式中，$\text{医师数}/\text{床位数}=\frac{1}{n}\sum_{i=1}^{n}(\text{医师数}_i/\text{床位数}_i)$。

$$SD=\sqrt{\frac{1}{n}\sum_{i=1}^{n}\left[\ln\left(\frac{\text{医师数}_i/\text{床位数}_i}{\text{医师数}^*/\text{床位数}^*}\right)\right]^2} \tag{2}$$

式中，$\text{医师数}^*/\text{床位数}^*=\frac{1}{n}\sum_{i=1}^{n}\ln(\text{医师数}_i/\text{床位数}_i)$。

$$\Delta\ln(\text{医师数}/\text{床位数})_{t+k}=\alpha+\beta\ln(\text{医师数}/\text{床位数})_t \quad t=1,2,\cdots,(T-k) \tag{3}$$

三、结果

（一）民族地区与非民族地区卫生资源均衡性

从图3－1和表3－1中可以看出，2002年四川省、四川省民族地区及非民族地区三个地区的千人医师数均值均在1.27左右，之后都逐渐降低，自2008年出现增加趋势，并于2009年起，非民族地区和四川省出现了显著的增加，截至2014年分别为1.82和1.56，而民族地区则出现了波动，最终于2014年达1.13。

图3－2呈现了千人床位数平均值的变化情形。从2002年至2008年，三个地区的千人床位数未见明显差别，6年间变化幅度很小。于2009年起，三个地区均出现了非常显著的增加，非民族地区、四川省、民族地区分别增加了1.77、1.57和1.21。

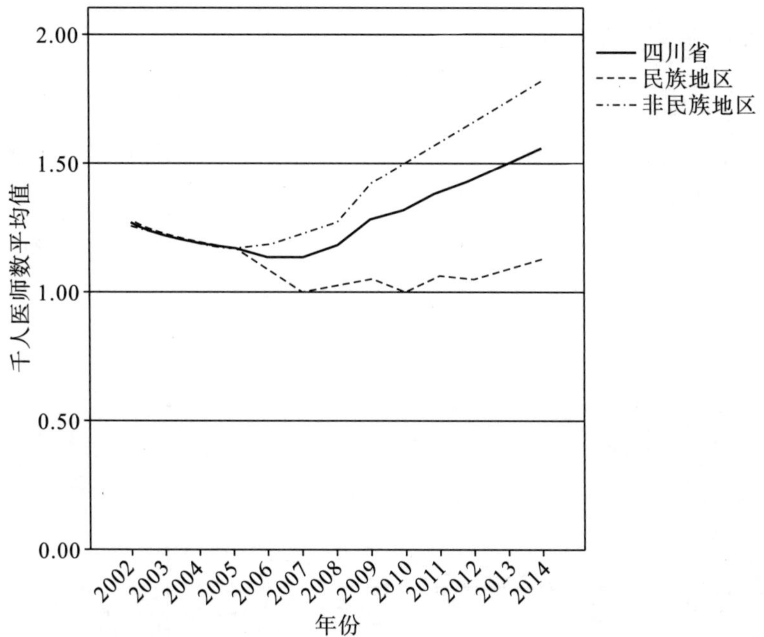

图 3-1　2002—2014 年千人医师数平均值变化情况

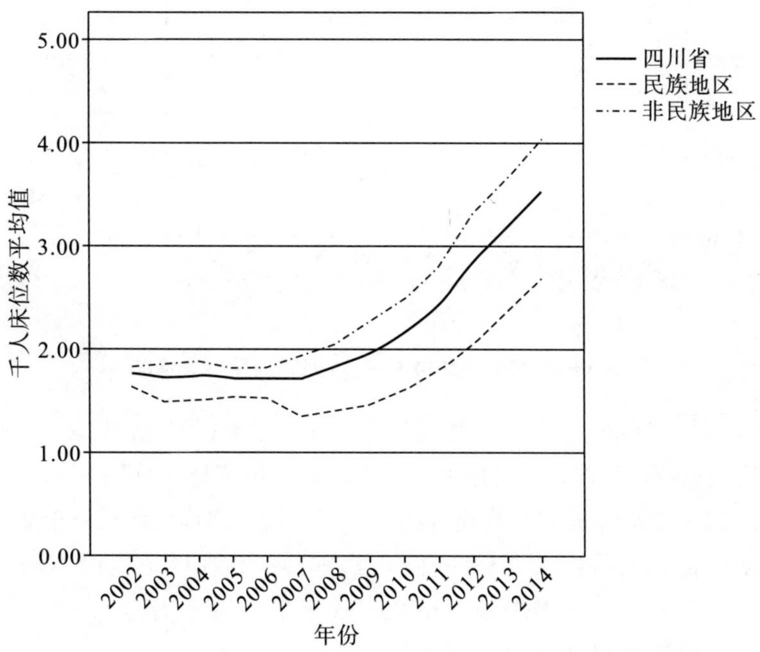

图 3-2　2002—2014 年千人床位数平均值变化情况

（二）地区内部均衡性

图 3-3 和表 3-1 提供了 2002 年到 2014 年千人医师数 *CV* 的信息。2002 年时，非民族地区的 *CV* 最高，共计 1.03，其次为四川省和民族地区，分别为 0.87 和 0.52。后非民族地区的 *CV* 逐渐降低，于 2014 年达 0.86。就四川地区来看，12 年期间尽管呈现一定程度波动，但 *CV* 基本维持不变。唯独民族地区呈现上升趋势，2003 年上升到 0.6 并一直维持该水平至 2008 年，并在接下来的五年中共上升了 0.1。

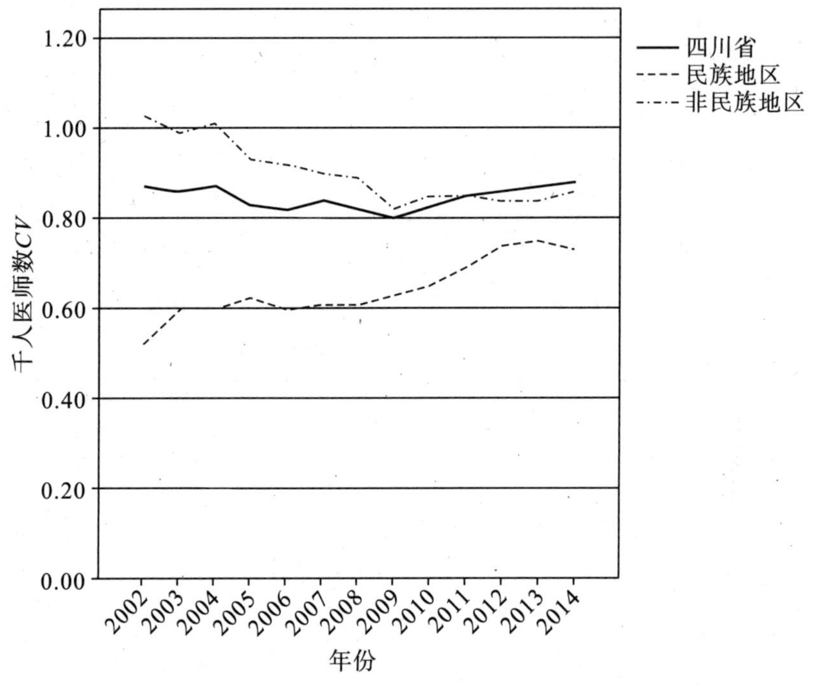

图 3-3　2002—2014 年千人医师数 *CV* 变化情况

图 3-4 为 2002—2014 年三个地区千人床位数 *CV* 的变化情况。2002 年和医师 *CV* 高低顺序相同，非民族地区、四川省及民族地区分别为 1.13、1.00、0.65。2002—2008 年间非民族地区和四川省呈现一定程度波动，于 2009 年起出现显著降低，大约均从 1.09 降低到 0.90。民族地区呈现出不同的趋势，*CV* 从 2002 年至 2006 年未见明显变化，后于 2009 年上升至 0.81，之后五年出现波动，截至 2014 年共计 0.71。

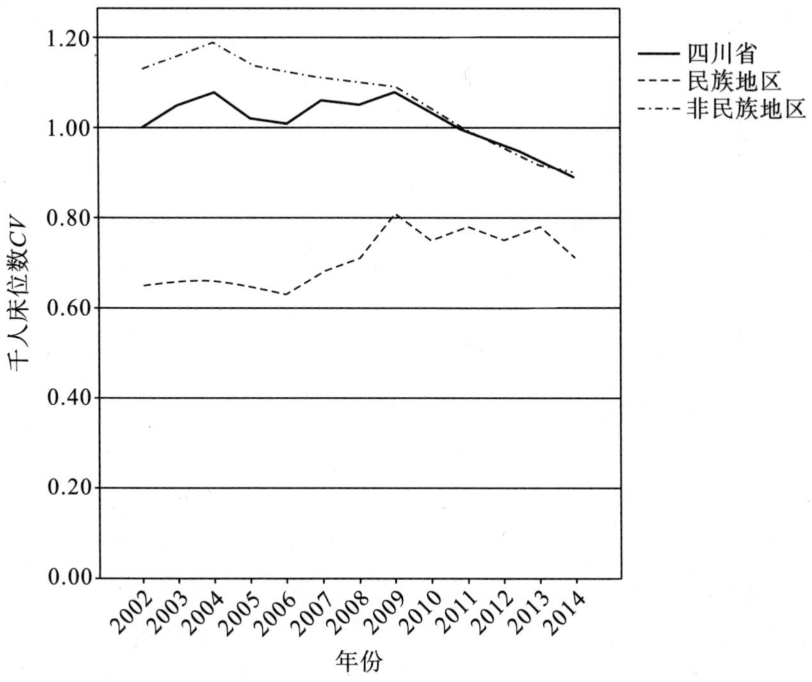

图 3-4 2002—2014 年千人床位数 *CV* 变化情况

表 3-1 提供了均值与 *CV* 的统计描述结果。参考表 3-1 中的数据，四川省与民族地区的千人医师数和千人床位数均未见 σ -收敛。而非民族地区千人医师数从 2009 年开始出现 σ -收敛。同样的，千人床位数也在 2012 年开始出现了 σ -收敛。

表 3-1 均值与 *CV* 统计描述结果

年份	四川省				民族地区				非民族地区			
	千人医师 *CV*	千人医师均值	千人床位 *CV*	千人床位均值	千人医师 *CV*	千人医师均值	千人床位 *CV*	千人床位均值	千人医师 *CV*	千人医师均值	千人床位 *CV*	千人床位均值
2002	0.87	1.27	1.00	1.76	0.52	1.28	0.65	1.63	1.03	1.26	1.13	1.83
2003	0.86	1.22	1.05	1.73	0.60	1.23	0.66	1.51	0.99	1.22	1.16	1.86
2004	0.87	1.19	1.08	1.75	0.60	1.19	0.66	1.51	1.01	1.19	1.19	1.89
2005	0.83	1.17	1.02	1.71	0.62	1.17	0.65	1.54	0.93	1.17	1.14	1.82
2006	0.82	1.14	1.01	1.72	0.60	1.08	0.63	1.53	0.92	1.18	1.12	1.83
2007	0.84	1.14	1.06	1.72	0.61	0.99	0.68	1.36	0.90	1.22	1.11	1.93
2008	0.82	1.18	1.05	1.82	0.61	1.02	0.71	1.43	0.89	1.27	1.10	2.05
2009	0.80	1.28	1.08	1.97	0.63	1.05	0.81	1.48	0.82*	1.42	1.09	2.26

续表3-1

年份	四川省				民族地区				非民族地区			
	千人医师*CV*	千人医师均值	千人床位*CV*	千人床位均值	千人医师*CV*	千人医师均值	千人床位*CV*	千人床位均值	千人医师*CV*	千人医师均值	千人床位*CV*	千人床位均值
2010	0.83	1.32	1.03	2.16	0.65	1.01	0.75	1.59	0.85*	1.50	1.04	2.49
2011	0.85	1.39	0.99	2.43	0.69	1.06	0.78	1.79	0.85*	1.58	0.99	2.80
2012	0.86	1.44	0.96	2.85	0.74	1.05	0.75	2.05	0.84*	1.66	0.95*	3.33
2013	0.87	1.50	0.93	3.18	0.75	1.10	0.78	2.37	0.84*	1.74	0.92*	3.66
2014	0.88	1.56	0.89	3.54	0.73	1.13	0.71	2.69	0.86*	1.82	0.90*	4.03

无效假设：$CV_{2002} \leqslant CV_{t}$，$CV_{t} = CV_{2003}$，$CV_{2004} \cdots CV_{2014}$（2002 为基准年份，$t$ 为待检验的年份）。

*：$P<0.05$，差异存在。

图 3-5 至图 3-10 描述了 2002 年各个地区的千人医师数以及千人床位数与年平均增长率（AGR）的关系。所有的 6 个图都显示两个变量之间存在明显负相关关系，初步证明了 β-收敛的存在。

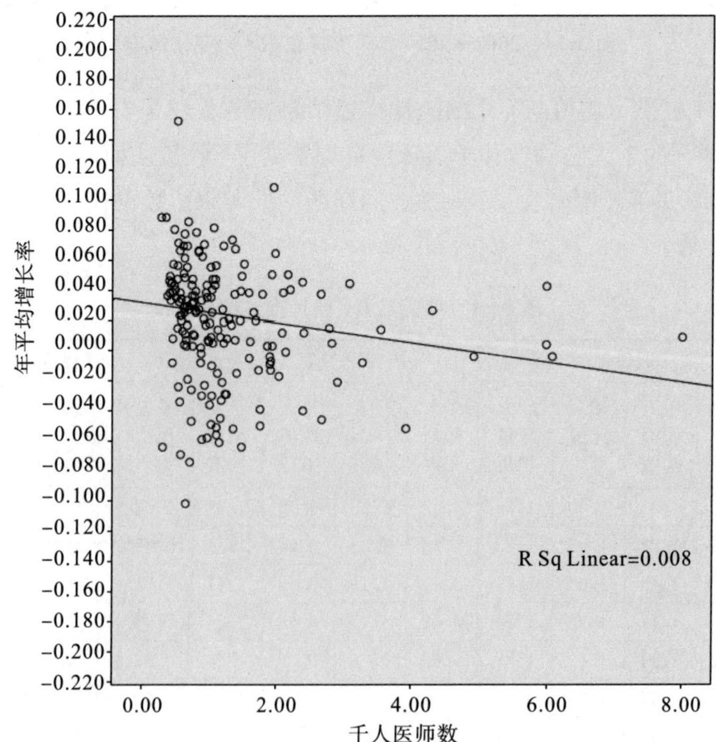

图 3-5　2002 年四川省千人医师数散点图

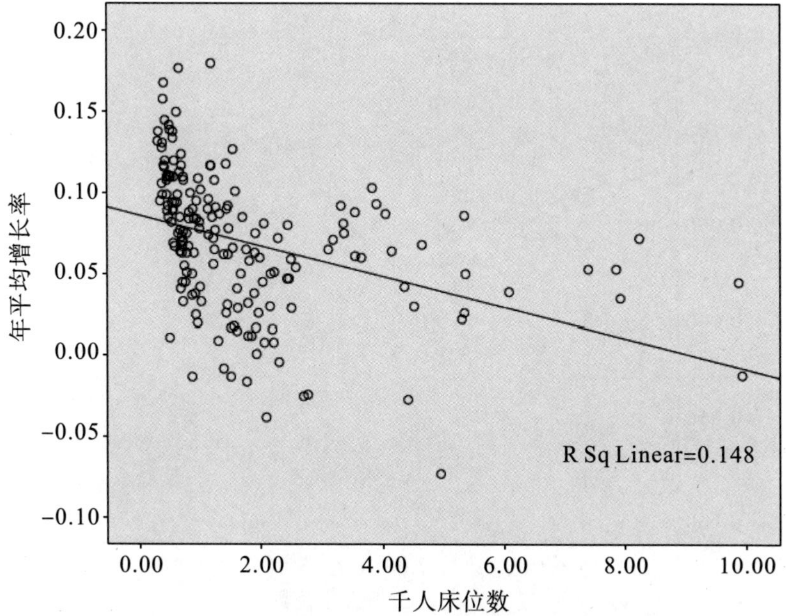

图 3−6 2002 年四川省千人床位数散点图

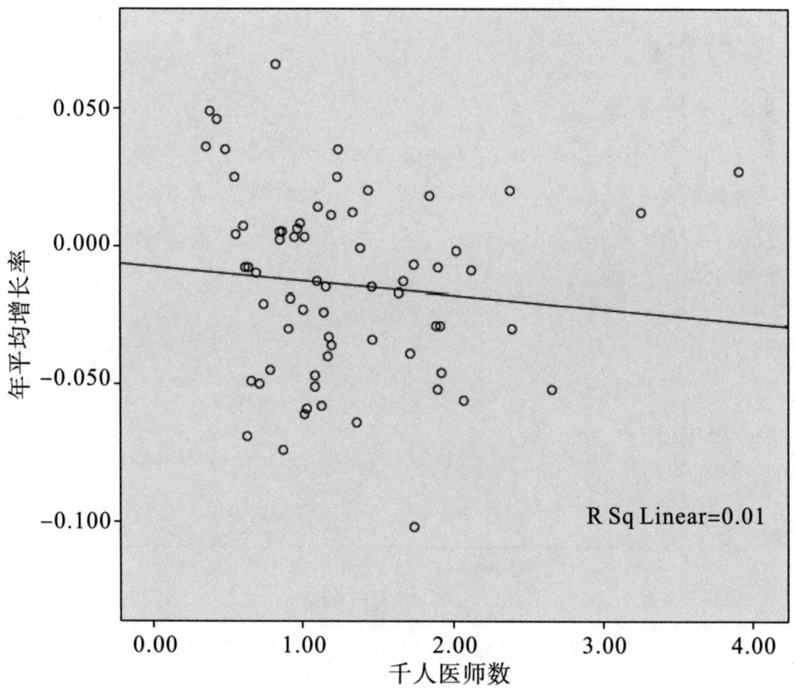

图 3−7 2002 年民族地区千人医师数散点图

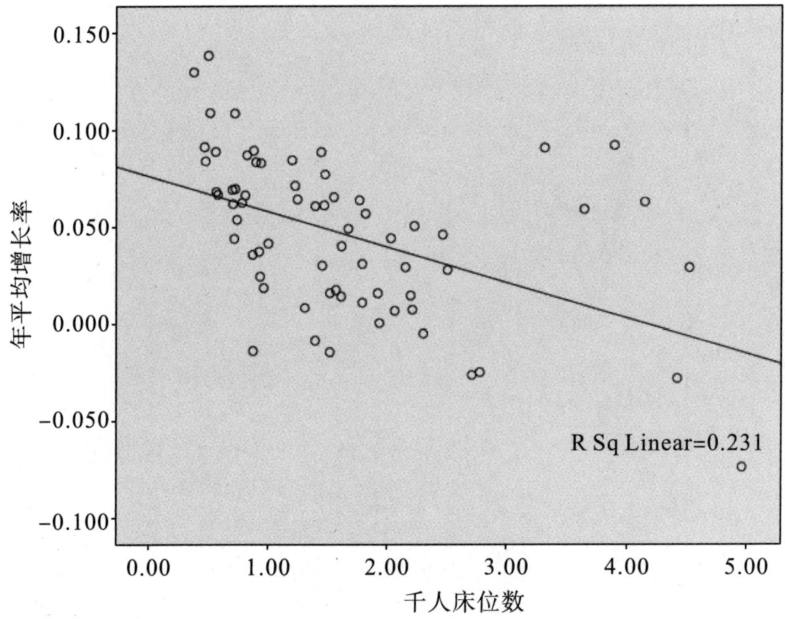

图 3-8　2002 年民族地区千人床位数散点图

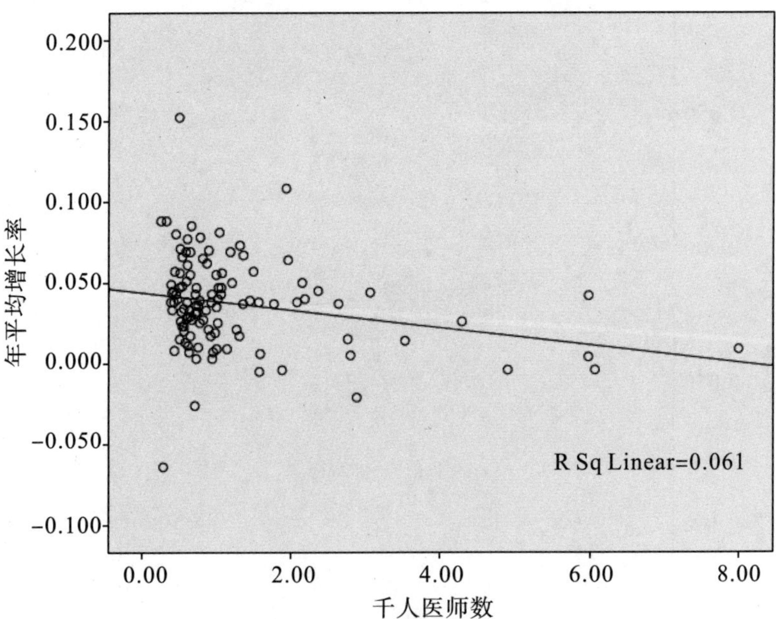

图 3-9　2002 年非民族地区千人医师数散点图

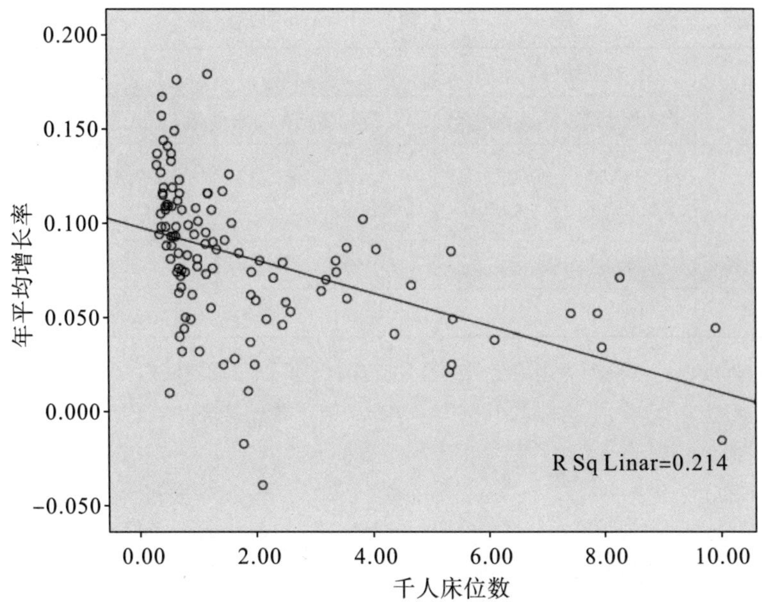

图 3—10　2002 年非民族地区千人床位数散点图

表 3—2 为短期 β—收敛 Barro 回归的计算结果。表格中数据提示，在四川省、民族地区及非民族地区中，千人医师数与千人床位数均呈现出 β—收敛（$P<0.001$）。

表 3—3 呈现了长期 β—收敛 Barro 回归的结果。在四川省层面，千人医师数和千人床位数分布的差异以每年 25.4%（$P<0.001$）和 32.1%（$P<0.001$）的比例缩小。就民族地区而言，对应的数据分别为 18.2%（$0.05<P<0.1$）和 42.3%（$P<0.001$）。非民族地区中也可见资源分布不均衡性变小的趋势，每年分别以 19%（$P<0.001$）和 27.1%（$P<0.001$）的比例缩小地区间的差异。

表 3—2　β—收敛短期 Barro 回归结果

	四川省		民族地区		非民族地区	
	千人医师数	千人床位数	千人医师数	千人床位数	千人医师数	千人床位数
β 值 (SE)	−0.023*** (0.005)	−0.438*** (0.018)	−0.037*** (0.01)	−0.047*** (0.012)	−0.022*** (0.005)	−0.017*** (0.005)
R 方	0.01	0.222	0.016	0.018	0.012	0.009
样本数	2172	2172	804	804	1368	1368

注：SE，标准误；每一列为运用公式（3）进行的短期（$k=1$）回归分析。

***，$P<0.001$，差异非常显著；**：$P<0.01$，差异显著；*：$P<0.05$，差异存在。

表 3−3　β−收敛长期 Barro 回归结果

	四川省		民族地区		非民族地区	
	千人医师数	千人床位数	千人医师数	千人床位数	千人医师数	千人床位数
β值 (SE)	−0.254*** (0.052)	−0.321*** (0.039)	−0.182 (0.099)	−0.423*** (0.077)	−0.19*** (0.041)	−0.271*** (0.039)
R方	0.118	0.278	0.049	0.317	0.161	0.304
样本数	181	181	67	67	114	114

SE：标准误；每一列为运用公式（3）进行的长期（$k=12$）回归分析。

***：$P<0.001$，差异非常显著；**：$P<0.01$，差异显著；*：$P<0.05$，差异存在。

四、讨论

通过观察均值的两个图（图 3−1、图 3−2）可以看出，尽管从 2009 年开始卫生人力资源和卫生基础设施的绝对数值都有显著上升，但是民族地区的水平明显低于四川省和非民族地区，这意味着尽管政府针对民族地区大量投入，民族地区在卫生人力资源和卫生基础设施上仍然落后于非民族地区，可能的原因较多，包括这些地区区位偏远、整体经济、社会发展较为落后等。除此之外，三个地区差距从 2009 年开始有增大的趋势，说明资源分配不均衡程度有增加趋势，值得关注。究其原因，可能还是在于非民族地区拥有更多的人口、更良好的生活环境及更发达的经济条件，使得卫生资源绝对数呈上升趋势的同时，地区间的差异却在扩大，即经济发展较好的是有能力配置更多的卫生资源。

通过观察 *CV* 图（图 3−3、图 3−4）可以看出，四川省在 2002—2014 年非民族地区的均衡性相较于民族地区有所改善。就床位而言，四川省与民族地区的变化都趋向于更加均衡，民族地区的卫生基础设施从 2009 年开始出现不同地区间差异变小的趋势，总的看来，民族地区在均衡性的改善上有很大提升空间，其中卫生人力资源需要作为重点关注改善的方面，这可能是因为民族地区通常为边远或者农村地区，而这些地区的生活条件、经济情况等较差，这导致引进及留住卫生人才都变得更加困难。同时，四川省的民族地区中，甘孜州、阿坝州及凉山州占据了整个民族地区大部分的面积和人口，因此分布到这些地区的卫生资源会更多，因而卫生人力资源分布的不均衡性会更严重。

根据表 3－1 中数据，非民族地区卫生人力资源与卫生基础设施资源分别从 2009 年和 2012 年起地区间的分布差异呈现缩小的趋势，可见 2009 年出台的新医改发挥了一定的作用。从表 3－2 数据能看出，所有地区资源均呈现 β－收敛，即这些地区中 2002 年卫生人力与基础设施资源较少的县份在 12 年间增长速度快于 2002 年资源较多的县份，该结果与表 3－3 所示的研究结果基本一致，但是在长期回归分析中，民族地区卫生人力收敛趋势不明显。该差异可能源于在长期回归分析中，民族地区样本数量有限，导致标准误偏大，进而影响了 β 值。更重要的是，人力资源收敛系数绝对值低于基础设施收敛系数，说明后者的配置效果优于前者，但是卫生资源中最重要的是卫生人力资源，同时根据前文所述，中国是一个多民族的国家，因此不难推断，该情况在全国的其他民族地区应该具有普遍性，因此，政府出台相应的政策，让更多的卫生人才愿意在民族地区及民族地区中更为贫穷落后的地区工作，将成为下一步工作的重点。

WHO 的一篇文献中阐述了吸引及留住卫生人才在农村边远地区工作的对策及建议，在相应的民族地区工作中可以作为借鉴。

（1）教育与相应规则。从边远农村地区医学院毕业的学生有更高的可能性留在这些地区工作，因此在招聘工作人员的时候可以更多地关注这部分人群。同时在医学生课程设置中加入民族地区卫生相关的课程，以及临床实习时加入民族地区医疗机构的轮转都将影响他们毕业后的选择。此外，政府还应当帮助将在民族地区工作的人员偿还教育贷款、提供住处等。

（2）经济补偿。通常我们认为，给予在这些地区工作的卫生人才更高的收入、补贴，即金钱上的帮助有助于留住他们。然而研究显示这一方法在发达国家效果很好，但是在发展中国家效果并不明显。中国仍然是一个发展中国家，民族地区显然也处于发展中国家的水平，甚至是落后地区的水平，因此，经济补偿并不一定能取得良好的效果。

（3）管理和社会支持。政府应当给予卫生人才更多职业上及社区的支持，同时提供高质量的基础设施、提升居住条件都有助于让更多的卫生人才去民族地区工作（WHO，2009）。

不可否认的是，我们的研究中也存在一定的缺陷和不足。最主要的一点是 β－收敛分析时，我们未控制其他的可能影响 β 值的混杂因素，比如妇女所占比例、老龄化程度等（Farmer 等，2010；Hennegan 等，2014），这些在以后更深入的研究及政策制定中可予以考虑。

五、结论

本研究主要有两点发现：其一，非民族地区卫生资源数量相较于民族地区存在优势，该优势有扩大的潜在趋势。其二，民族地区内部医师资源分布不均衡问题仍然存在。建议政府可考虑将更多的卫生资源投入民族地区，同时进行相关的研究、出台相应的政策来吸引、留住卫生人才在民族地区工作。

第四章　存在的问题

一、医疗服务体系建设

（一）三级医疗保健网络功能不健全

1. 县级医疗机构“龙头”作用不明显

县级医院作为县域内的医疗卫生中心，主要负责基本医疗服务及危重急症患者的抢救，并承担乡镇卫生院、村（牧民定居点）卫生室的业务技术指导和卫生人员的进修培训。但是，目前县域内，患者就诊率较低，未达到使县域内90%的患者在县级医疗卫生机构就诊的标准，可见县级医疗卫生机构的“龙头”作用不明显，原因可能有以下两个方面。第一，从机构数目看，虽然县级医疗卫生机构数目保持较高水平，但县（州）综合医院数严重不足。截至2014年底，甘孜州、阿坝州和凉山州综合医院数依次为3所、1所和2所。第二，县级医疗卫生机构卫生人才素质尚不足。调研发现石棉县医疗质量较高，不仅满足了本区域百姓的医疗服务需求，也吸引了周边医疗服务相对较差县，如布拖县的患者前来就诊。随着县医院能力的提高，有望达到相关标准。但目前民族地区县级医疗卫生机构卫生技术人员学历水平以专科和中专为主，职称水平以初级为主，待聘人员还占有一定的比例，专业技术能力不足，难以对乡、村（牧民定居点）两级医疗卫生机构开展高水平、有针对性的业务指导工作；此外，部分县级医疗卫生机构自身人员还存在较大缺口。

2. 乡镇卫生院的“枢纽”和村卫生室的“网底”作用难以发挥

乡镇卫生院是我国农村三级医疗保障体系的重要组成部分，集医疗、预防和管理等多种职能于一身。从医疗服务的职能上看，乡镇卫生院应该提供常见病、多发病的诊疗等综合服务，保证农村居民基本医疗和基本卫生服务的需要，使农村居民能够得到方便快捷、性价比高的医疗卫生服务。同时，还负责提供公共卫生服务，尤其是实施县乡村卫生服务一体化后，乡镇卫生院承担对村（牧民定居点）卫生室的业务管理和技术指导。但研究发现，民族地区乡镇卫生院存在诸多问题。第一，卫生院的医疗设备、设施短缺，严重影响医疗服务能力，不能有效地开展对农村居民主要就诊疾病的诊疗。第二，部分卫生院入不敷出（收支结余为负），生存困难。主要是公共卫生工作收不抵支，亏本运行，严重影响人员工作积极性，影响公共卫生服务的质量。第三，一些卫生院人员数量严重不足，人员学历、职称及技术水平均较低，影响医疗服务的质量。第四，乡镇卫生院与区域其他医院远程网络建设滞后，无法快速获得远程会诊支持。第五，乡镇卫生院和村卫生室布点设置受行政区域限制，加上民族地区地理特征的影响，分布的合理性和均衡性较差。村（牧民定居点）和乡镇两级医疗卫生机构在很多地区是相互孤立的点，缺乏有机联系，从村（牧民定居点）卫生室到达乡镇的时间较长，乡镇卫生院无法为村民（牧民）提供快捷的医疗服务。

村（牧民定居点）卫生室是农村卫生服务体系的“网底”，尤其是县乡村卫生服务一体化管理等实施后，村（牧民定居点）卫生室医疗服务能力有了一定的改善，管理也逐步规范化。但是，民族地区村（牧民定居点）卫生室仍存在许多问题。首先，卫生室总量严重不足，尤其是对于地广人稀、交通不便的民族地区，以行政区域限制设定村卫生室，村卫生室的数目不能满足需求，使得居民达到医疗卫生机构的时间过长，与世界卫生组织提出的“能在 15 分钟内到达医疗机构”的初级卫生保健标准存在较大差距。其次，部分地区村卫生室卫生人员数量严重匮乏，并伴有卫生人员素质偏低、年龄老化现象，受过医学规范化培训者数量偏少，导致这些地区的村卫生室不能充分发挥其三级医疗网的“网底”功能，居民就医可及性差，卫生服务利用率低。虽然县乡村卫生服务一体化实施后，加大了对村（牧民定居点）卫生室的投入和规范化管理，开展了对村卫生室卫生人员的培训，但受村医专业、文化素质和年龄的影响，医疗服务能力仍然不足，上级配备的部分设备存在闲置现象，尤其是计算机设备闲置严重，在实现卫生信息化方面困难较大（李晓燕，2012）。总之，这些村级医疗卫生机构在机构数量、人员数量和技术能力等方面的缺陷，导致它们无法良好地完成保健网的“网底”功能。

（二）基层卫生服务体系尚不满足分级诊疗制度的需求

深化医药卫生体制改革，有效坚持“三医联动”，需要在诸多方面进行改革，迈出更大的步伐，分级诊疗制度就是其中之一。基层医疗卫生建设是分级诊疗的有力保障，但由于基层卫生人才专业素质偏低，与分级诊疗标准不相符合，严重阻碍分级诊疗制度的实施。尽管非民族地区也存在这一现况，但民族地区更严峻。同时，近期全国推广实施糖尿病、高血压的全面分级诊疗，也对基层卫生建设提出了更高的要求。可见，如何加强民族地区卫生人才队伍建设将成为下阶段的首要问题。

（三）社会办医政策环境落后

自 2012 年以来，民族待遇县、凉山州和整个民族地区的民营医院数量都有了显著的增加，但增加的民营医疗卫生机构的数量和规模仍不能对公立医院形成竞争；同时，甘孜州的民营医院数量为 0，阿坝州也不足 10 所，可见民族地区公立医院仍处于绝对垄断地位（表 2－3）。原因可能有以下三点：其一，地区的经济、交通等因素影响民营医院的生存和发展，民族待遇县和凉山州的经济水平优于川西北生态经济区，即阿坝州和甘孜州，后者的经济、交通等压缩了民营医院的利润空间，使其生存、发展更加困难；其二，社会办医政策的落实和相关优惠条件可能还不够，一方面是民族地区本身卫生资源不足，创造性地执行政策、宣传政策能力有待加强，另一方面是长期以来计划体制、发展公办机构、约束社会办医的局面一时难以转变；其三，可能与地区医疗卫生事业人员对社会办医的认识有关。

（四）卫生资源建设不足

1. 卫生投入总量低于全省水平

从表 4－1 可以看出三州地区人均财政收入在不断增长，但均低于全省水平，而甘孜州和阿坝州人均财政支出却远高于全省水平，约为全省的 3 倍。目前政府对卫生投入的规定主要有两个标准。一是占比指标。20 世纪 90 年代初，卫生部提出为实现 2000 年我国人人享有卫生保健目标，卫生事业投入占财政支出比例应不低于 8％。据表 4－2，截至 2013 年全省及三州地区（甘孜州、阿坝州、凉山州）这一指标分别为 7.83％、5.81％、6.73％、9.00％，只有凉山州的卫生支出比例达标，并高于全省水平，其余地区均低于全省水平，阿坝州较显著。二是增长比指标。2009 年《中共中央、国务院关于深化医药卫生体制改革的意见》提出政府卫生投入增长幅度要高于经常性财政支出的增长幅度。2010—2013 年，全省及三州地区（甘孜州、阿坝州和凉山州）政府财政支出年均增长幅度为 13.17%、26.04%、−5.28%和 19.96%，政府预算内卫生支出的年均增长幅度为 22.49%、15.05%、15.95%和 24.98%。

表 4−1　2010—2013 年四川省三州地区及四川省财政收支及政府预算内卫生支出

指标	地区	2010	2011	2012	2013
人均财政收入（万元）	甘孜州	1493	1840	1922	1944
	阿坝州	1854	2329	2848	2681
	凉山州	1383	1763	2194	2399
	四川省	1942	2540	2998	3434
人均财政支出（万元）	甘孜州	12086	15382	19633	24198
	阿坝州	22673	15335	16786	19269
	凉山州	4207	5508	6588	7263
	四川省	5295	5807	6749	7674
人均政府预算内卫生支出（万元）	甘孜州	924	1136	1016	1407
	阿坝州	832	1076	1177	1297
	凉山州	335	524	648	654
	四川省	327	463	525	601

表 4−2　2010—2013 年四川省三州地区及四川省卫生支出占总支出的百分比（%）

地区	2010	2011	2012	2013
甘孜州	7.65	7.39	5.17	5.81
阿坝州	3.67	7.02	7.01	6.73
凉山州	7.96	9.51	9.84	9.00
四川省	6.18	7.97	7.78	7.83

2. 卫生资源相对匮乏

从床位数看，2014 年民族地区人均拥有医疗卫生机构床位数增长速度较慢，低于全省平均水平 4.59 张。2014 年比 2010 年每千人床位数增长率，整个民族地区、民族待遇县分别为 28.78%和 40.0%，低于四川省平均增长率

67.52%。这与“民族地区卫生资源配置水平高于全省平均水平”的规定不符。

就专业设备总值、万元以上设备数和百万元以上设备数来看，四川省水平呈显著增长，但是民族地区水平增长非常缓慢，说明四川省增长的原因主要源对自非民族地区投入的增加。同时，从设备价值的角度讲，百万元以上设备数有限，优质医疗资源严重不足。

（五）县乡村卫生服务一体化尚存不足

民族地区在推行乡村卫生一体化管理的基础上，2013 年起开展了县乡村卫生服务一体化管理试点工作，以期进一步提升乡镇卫生院和村卫生室服务能力，更好地为基层群众提供服务，保障民族地区群众基本医疗和公共卫生服务的可及性与均衡性。调研结果发现，自 2013 年起各地均不同程度地开展县乡村卫生服务一体化管理试点工作，其中宜宾市的屏山县（民族待遇县）开展了县乡村卫生服务一体化“五统一”试点，并取得了显著成效，但部分地区目前尚处于尝试和完善阶段，存在众多不足。

1. 普遍存在的瓶颈问题——县级医疗卫生机构的综合能力尚不足

在县乡村卫生服务一体化中，县人民医院起着举足轻重的作用，其本身应具备相当的服务水平和管理能力，在人员的数量和质量方面都有较高要求。然而，在人员数量方面，有研究表明在县乡村卫生服务一体化的实施过程中，普遍存在负责指导乡镇卫生院的专家为县级医院的业务骨干的现象，这些骨干专家工作量本身就大，时间和精力原本就处于极限状态，还要求其下派指导，无形中增加了工作量，存在一定消极因素。就目前民族地区的实际情况看，由于地域及待遇的原因，县人民医院多在卫生人员方面存在“引不进，留不住”的现象，人员较匮乏且流动性大，专业骨干人员甚少，部分医院尚处于自顾不暇的状态。在人员质量方面，民族地区县级医疗卫生机构因人员流失比较严重，具备较高业务素养和职业技能的卫生人员甚少。因此，现阶段县级医疗卫生机构的综合能力尚不足以在县乡村卫生服务一体化的实施中很好地发挥作用。

2. 管理难度大

县乡村一体化实施“三统一”原则，即人员统一管理、财务财资统一管理和业务统一管理。其中，人员统一管理，是将乡镇卫生院的人员管理权限并入县人民医院，按照“岗位相对固定，人员按需流动”的原则，由县人民医院统筹调配人员，定期轮换，合理流动；村卫生室人员由乡镇卫生院统一管理调配；乡镇卫生院人员与县人民医院人员在福利待遇、职称评审、选拔任用等方面享有同等权利，职称评审、绩效分配等适当向乡镇岗位倾斜。财务统一管理，县乡两级财务独立核算，统一由县集中支付；资产统一登记，分别建立台账；乡镇卫生院开展业务所需设备由县人民医院灵活调配。业务统一管理，乡镇卫生院医疗业务由县人民医院统一管理，村卫生室医疗业务由乡镇卫生院管理，并按照卫生室功能定位和技术要求开展医疗服务。

上述“三统一”无疑有助于基层卫生事业在人、财和业务三方面的发展，但是在不经意间也增加了管理难度。整体受到地区条件的限制，各级卫生人员的认识、基层人员业务素养和职业技能水平参差不齐，上级人员在指导管理下级人员中可能存在很大的压力，进而引起消极的态度，给管理带来一定的难度。尤其在财务方面，首先，县乡两级财务独立核算，统一由县集中支付，必然对县级财务的整体要求提高，人员的工作量和（或）相应的人员支出必然加大；其次，财务统一会影响部分基层卫生人员的收入，这部分人员受经济因素的影响，配合力度自然较弱。

（六）应用民族医药的意识和技能不足，药材合法批准难

随着疾病谱的改变，慢性病逐渐成为危害人类的主要疾病，给群众带来沉重的经济负担。尤其是在经济落后的民族地区，慢性病更是群众主要的疾病经济负担。因此，在民族地区的医疗服务中更应该注重减轻群众的疾病经济负担。

民族地区有较好的自然药物资源，尤其是对于地区偏远而自然资源丰富的川西北生态经济区。更好地因地制宜，利用民族医药为群众服务，可促使其自然资源得到充分的应用，也能很好地继承和发扬中华民族独具特色的文化瑰宝。但就目前民族地区状况而言，卫生技术人员应用民族医药的意识和技能明显存在不足。在人员方面，在县级医院虽然设有相应的科室，但是卫生人员数量和素质均不能满足需求；在乡镇和村级医疗卫生机构，卫生人员在应用民族医药方面的知识技能、医疗水平普遍不高，参差不齐。在药物方面，部分药物由于制造或炮制工艺特殊，难以通过药政药检部门的批准。

二、卫生人才队伍建设

人力资源是第一生产力，是最重要的战略资源，只有抓紧人才建设，大力培养造就顺应时代要求、具有开拓创新能力的高素质人才队伍，才能更好地完成新医改任务，实现“健康四川 2020”战略目标。四川省委、省政府历来高度重视人才工作，在相关卫生人力资源政策的保障下，全省卫生人才队伍得到显著发展和壮大，为全省卫生事业快速发展打下良好基础。但各类主、客观因素，如工业化、城市化、人口老龄化、疾病谱改变，以及人民群众健康意识的提高，对卫生工作和卫生人员提出了新的挑战，全省卫生人才队伍建设、人力资源配置仍面临一些问题。

（一）卫生人员总量未达到全省标准

从绝对数看，2010—2014 年，各类民族地区的卫生人才总量呈稳步增长趋势，但因民族地区地广人稀，截至 2014 年，每千人执业（助理）医师数、每千人注册护士数均低于《四川省 2008—2020 卫生资源配置标准（2011 年修订版）》中全省的低限要求；在公共卫生方面，每万人卫生监督人员数也低于相应的标准，每万人疾病控制人员数和每万人妇幼保健人员数除甘孜州和阿坝州，即川西北生态经济区相对较高，达到标准外，凉山州仍然没有达到相应的标准。可见，截至 2014 年，民族地区在医疗卫生人员的数量上未达到四川省标准。其原因可能包括：其一，受当地语言风俗文化的限制，州外引进人员较难融入当地的生活；其二，待遇不好，绩效分配不到位，尤其是村医人员，考虑到后期发展，多不能全身心投入卫生事业；其三，招聘程序复杂，时间跨度长；其四，专业卫生技术人员的招聘，由各级人力资源和社会保障部门组织，对专业技术人员水平和能力的考核和把关无法与卫生机构对人才的需求相匹配。总之，民族地区“引不进，留不住”现象依然严重，其卫生人才队伍的建设和发展仍然困难重重。

（二）卫生人员业务素养和职业技能水平偏低

1. 卫生人员学历偏低

截至 2014 年，全省医生学历以本科及以上为主，而民族地区以专科为主

（专科学历超过40%，其中，川西北生态经济区超过50%的医生为专科学历）。无论全省还是民族地区，护士学历均以专科为主（专科学历约占50%），但民族地区本科及以上学历的比例远低于全省水平。民族地区其余卫生技术人员，如药剂人员和医技人员，学历均以专科和中专为主，且本科及以上学历者均明显低于全省平均水平。

2. 卫生人员职称偏低，人员流失严重

2014年，民族地区在医生职称方面，以初、中级为主（约占80%，其中，初级约为58%，高于全省水平56%），高级职称比例较小（约占8%，低于全省的11%），待聘人员比例较高（约占12%，高于全省水平9%）。其余各民族地区，包括护士、药剂人员和医技人员的职称情况均与医生情况类似，以初、中级职称人员为主，高级职称比例明显较低，而待聘人员比例明显较高。并且，2010—2014年民族地区中级职称人员比例有下降趋势，而待聘人员比例有增长趋势。中级职称人员流失较为严重。为此，只能大量补充缺乏经验的毕业生。这对民族地区医疗卫生队伍整体素质是严峻的挑战。

（三）卫生人员分布不均

1. 机构分布差异大

不同医疗机构人员分布差异大。卫生人员过于集中在较大或较高级的医疗卫生机构，基层医疗卫生机构较为缺乏。不同专业，包括执业（助理）医师和医技人员等在内，各类卫生人员主要分布于县级，乡镇级和村级比例较少。并且，分布于县级的比例仍有增长趋势，而乡镇级和村级趋于下降，其中村级下降更为显著。

公共卫生人员分布也不够合理，尤其是卫生监督机构人员比例严重不足，在公共卫生人员中所占比例最低，并有下降趋势。

2. 专业分布不均

卫生人员专业分布不均，主要表现有以下两点：其一，卫生人员的执业类型以临床为主，中医次之，口腔和公共卫生人员比例较低，且公共卫生人员所占比例不断下降。其次，不论是全省还是各民族地区的医护比多不及1∶1，均远低于卫健委1∶2的要求，医护比例仍处于失调状态。从州县乡三级医疗卫生机构看，全省及多数民族地区（除甘孜州）随着医疗卫生机构级别的降

低，医护比失调不断加重，乡镇级医疗卫生机构医护比失调最为突出。

3. 民族地区内部卫生人员分布的均衡性问题仍然严峻

结合民族地区卫生人员分布进行均衡性分析，结果提示民族地区内部卫生人员分布的均衡性问题仍然严重。以三州地区为例，甘孜州的执业（助理）医师在各级医疗机构的分布不均衡现象最突出，2014 年村级医疗卫生机构执业（助理）医师比例不及 0.5%；川西北生态经济区乡镇级和村级卫生人员数和比例远低于凉山州（尤其是阿坝州，不足凉山州的 1/3），可见三州地区基层医疗卫生机构和卫生人员存在严重不足的同时，内部分布差异也较大。

（四）人员收入波动大

1. 不同级别医疗机构在岗职工工资差距逐步扩大，基层医疗卫生机构在岗职工工资有待改善

四川省乡镇级医疗卫生机构在岗职工工资于 2012 年开始出现显著下降，增长率接近−75%，尽管在 2013—2014 年以低增长率缓慢回升，但在 2014 年时仍远低于 2011 年水平。乡镇级医疗卫生机构人员经费支出占业务支出的比例也在 2012 年从 38%降低到 9%后一直维持在低水平。而州级和县级医疗卫生机构在岗职工工资在 2012—2014 年间均呈上升趋势，医疗卫生机构人员经费支出占业务支出的比例也不断增大。这意味着州、县级与乡镇级卫生人员工资水平差距不断扩大，因此不利于基层医疗招聘、留住优秀卫生人才，甚至会加剧基层医疗卫生机构卫生人员向高级别医疗卫生机构流失的现象，不利于患者在基层获得优质的医疗服务，从而阻碍患者下沉到基层医疗卫生机构就诊，与医改政策初衷背道而驰。

2. 各类医疗卫生机构在岗职工工资增长率波动大

四川省各级医疗机构、疾病预防控制中心、妇幼保健机构在岗职工工资增长率在 2012—2014 年间均呈现较大的波动，时高时低，参差不齐，反映出卫生人员薪酬相关制度和政策不稳定。职工工资收入波动较大，且不可预测，会降低职工的安全感和归属感，不利于医疗卫生机构职工的稳定性。

3. 民族地区与非民族地区卫生人员工资差距有扩大趋势

2010—2014 年，四川省各级医疗卫生机构在岗职工工资增长率平均水平

均高于民族地区，可见非民族地区医疗机构在岗员工工资增长率高于民族地区。结合非民族地区卫生人员平均工资高于民族地区卫生人员，不难知道民族地区与非民族地区卫生人员工资水平差距将继续扩大。

三、公共卫生服务

民族地区重点人群的健康管理有待加强。据前述研究结果，民族地区许多重点人群健康管理指标明显低于全省水平，如3岁以下儿童系统管理率、孕产妇住院分娩率、高危孕产妇住院分娩率、孕产妇系统管理率、孕产妇建卡率、产后访视率、产前检查率等。一些健康指标明显不如全省平均水平，如孕产妇死亡率、新生儿死亡率和婴儿死亡率，尤其是川西北生态经济区的阿坝州和甘孜州，二者的新生儿死亡率和婴儿死亡率显著高于全省水平。出现这些现象，其原因可能与公共卫生资金、专项资金分配，以及服务内容不到位等有关，从而影响公共卫生服务的开展及卫生服务质量。

第五章　对策及建议

前述研究结果表明，四川省民族地区卫生事业的发展在各方面都取得了明显的进步。但也存在一些不足。根据“五个基本一致”的目标（即到2020年，四川省民族地区卫生事业从卫生资源配置、医疗卫生人才质量、医疗卫生服务水平、基本医疗保障水平和群众健康水平等五个方面与全省平均水平达到基本一致），民族地区卫生工作任务还很艰巨。

2015年4月29日，中共中央政治局常委、国务院总理李克强在深化医药卫生体制改革工作电视电话会议中做出重要批示，指出：“医药卫生体制改革是维护人民群众健康福祉的重大民生、民心工程。2015年，面对艰巨繁重的改革任务，要牢牢把握保基本、强基层、建机制的基本原则，以公平可及、群众受益为出发点和立足点，坚持医保、医药、医疗‘三医联动’，用改革的办法在破除以药养医、完善医保支付制度、发展社会办医、开展分级诊疗等方面迈出更大步伐，在县级公立医院综合改革、实施城乡居民大病保险制度等方面实现更大突破，在方便群众就医、减轻看病用药负担上取得更大实效，不断提高医疗卫生水平，满足人民群众的健康需求。”

为更好地全面贯彻落实“四个全面”总要求，正确把握“五位一体”总布局，深化医药卫生体制改革，加快民族地区卫生发展，根据前述结果分析和民族地区卫生发展目标，本研究提出如下对策与建议。

一、卫生服务体系建设

卫生服务体系主要包括医院、基层医疗卫生机构和专业公共卫生机构等，是卫生事业的重要组成部分，也是做好其他卫生工作的基础。建议重点从以下方面，加强四川省民族地区卫生服务体系的建设。

(一) 加强民族地区三级医疗保健网络建设

1. 抓龙头，重点加强县级医疗卫生机构的建设

县级医院作为县域内的医疗卫生中心，对乡镇、村有辐射和龙头作用，承担着乡镇卫生院、村（牧民定居点）卫生室的业务技术指导和卫生人员的进修培训工作。但是受自身卫生技术人员数量、学历、职称的限制，目前县级医疗机构龙头作用不明显。针对上述情况，首先，应加大人员经费投入，提高卫生人员的待遇。尤其应注重从年轻、未入编人员中选拔优秀人才，一方面他们多愿意长期留下工作，能创造更多价值；另一方面，他们有潜力可挖，有时间可供培养。其次，采用多元化的方式，强化人员培训，并建立良好的激励机制，使他们感觉有奔头、有前途。最后，在提供较好待遇、较多培训学习机会等优惠措施的前提下，可以通过公开招聘，吸引更多的卫生人才，同时与应聘者签署合同，以保证人才队伍的稳定性。

2. 强网络，不断改善乡镇卫生院枢纽和村级医疗机构网底功能

各民族地区医疗卫生机构数量 2014 年都较 2010 年有一定程度的上升，尤其是村级医疗卫生机构的数量。民族地区村卫生室数量 2014 年较 2010 年的增长率为 12.81%，民族待遇县为 12.95%，均高于四川省平均水平 6.20%。这对于人口密度较小、城镇化率低的民族地区来说，是非常必要的。同时乡镇卫生院的综合能力也有了不同程度的改善，但硬件方面，仍然存在设备短缺；软件方面，人员数目和专业素质都尚待提高，还伴有业务支出超过业务收入，严重影响人员工作积极性。可见不论是硬件还是软件方面仍然不能满足其提供公共卫生服务和常见病、多发病的诊疗等综合服务，以及承担对村（牧民定居点）卫生室的业务管理和技术指导的需求。乡镇、村级医疗卫生机构分别是三级医疗保健网络的枢纽和网底，它们的服务功能影响到整个医疗保健网络功能的正常发挥。针对上述问题，首先，应该加大对乡镇和村级医疗卫生机构硬件方面的财政投入，因地制宜地投入设备，并派专人就设备技术进行培训，使乡镇卫生院和村卫生室能提供常见病、多发病的诊疗服务。其次，就公共卫生方面加大财政投入，配备必要的设施设备（如车辆），并建立和实施明确的绩效考核制度，并不定期就其落实情况展开抽查。最后，结合县乡村卫生服务一体化制度，加强有针对性的人员培训。医疗卫生方面，应该由县级医疗卫生机构实施对口片区帮带，责任到人，并与绩效挂钩；公共卫生方面，应该由县级、

州（市）级甚至省级的疾病预防控制中心人员和妇幼保健人员进行定期的讲座培训，可以考虑下基层分层次展开宣讲，在展开针对卫生人员的培训的同时，也应该鼓励居民参与，就常见的预防保健知识进行宣教。

3. 广覆盖，因地制宜设置医疗卫生机构

受民族地区本身地理特征的影响，以行政区域限制设定乡镇卫生院和村卫生室，将使村（牧民定居点）和乡镇两级医疗卫生机构在很多地区是相互孤立的点，缺乏有机联系，并不同程度地影响居民就医的可及性，降低服务效能。目前民族地区各级医疗机构规模较小，除凉山州外，民族地区的州、县和乡级医疗机构床位规模均小于全省平均水平。由于民族地区人少地广，交通不便，建议坚持小规模、广覆盖和因地制宜原则，打破行政区域限制，根据居民需求，并结合交通、文化习俗等因素，允许一乡有多个卫生院（或分院）、一村有多个卫生室。这有利于缩小居民到医疗卫生机构的距离，提高卫生服务可及性。

4. 促可及，积极发展流动医院和远程医疗

民族地区地广人稀、交通不便，无论是从村卫生室到乡镇卫生院，还是从乡镇卫生院到县级医疗卫生机构，都存在距离远、用时长，农村居民就医可及性差的情况。同时，县级医疗卫生机构的可及性差也抑制了农村居民的卫生服务需求，对于村卫生室和一般乡镇卫生院比较棘手的疾病，居民往往采取延期或放弃治疗。应对此类情况，医疗卫生机构除了更多地采取主动服务的模式，发展流动医院，配置流动医疗车、救护车、摩托车、便携式的心电图机等机动设备，主动深入农牧区开展医疗卫生各项服务以外，还应加强交通、通信设施和互联网络设施的配备。应该大力开展远程医疗和远程继续医学教育，充分发挥网络的优势，使其能够快速、经济地提高基层医务人员专业素质，同时，方便偏远地区群众看病就医。

（二）重视发挥社会办医作用

由于民族地区公立医院在数目和规模方面的绝对优势，公立医院仍处于绝对垄断地位。为促进医疗市场的合理竞争，激发公立医院的潜力和社会办医的积极性，满足群众不断增长和多样化的卫生服务需求，还应大力支持民营医院的发展。

1. 转变观念，提升对社会办医的服务能力

为了鼓励在民族地区开展社会办医，提高社会资本兴办民营医院的积极性，首先，应转变观念，提高民众对社会办医的认识。其次，加强对社会办医的服务力度。应当简化民族地区兴办民营医院的审批程序，并在土地、设备、人员招聘等方面建立特别通道。对社会办医的审批、管理和服务流程，应做到更加规范、简便和高效。

2. 落实政策，不断优化社会办医环境

目前，可以说国家对社会资本办医的大门已经打开，但是要吸引社会资本进入医疗服务领域还缺乏鼓励性的政策。众所周知，投资医疗领域风险大，回报周期长，需要的资金量也大，即使社会资本办医的大门已经打开，但想进来的社会资本还是寥寥。根据民族地区的经济、交通等方面落后的现实，政府应该采取多种措施，切实落实国家有关社会办医的优惠政策，并根据民族地区实际情况，不断优化、调整政策，提供更加优惠的条件，如延长免税年限、降低营业税、鼓励城市医院医生到基层多点执业等，切实鼓励民营医院的兴办及发展。还可以设立遗产税，促进资本雄厚的特高收入人群能够用多余资本举办公益性、慈善性医院。

（三）持续加强对基层卫生机构的投入

1. 继续加大投入力度，对民族地区基层医疗卫生机构进行适当“补血”

考虑到民族地区自身的经济、文化和交通等因素，以及本次调查显示的民族地区卫生资源建设落后的实际，各级政府应调整投入再分配政策，加大民族地区财政投入比例，改善其“贫血”的现状，适当进行“补血”，对民族地区卫生投入实施更多的倾斜政策，使其占有更多的财政预算份额。

2. 完善机制，提升基层医疗卫生机构自身“造血功能”

要改善民族地区基层医疗卫生机构建设落后现状，光靠“补血”只能是“治标”救一时，从长远看，“治本”必须具备自身“造血功能”。因此，提高基层医疗卫生机构服务能力，还必须不断完善相关管理机制和运行机制（沈骥等，2013）。一是筹资补偿机制。合理界定政府直接提供医疗服务的职责，通过补供方的形式落实基层医疗卫生机构的基本保障；同时，按照政府购买服务

的形式，以医保基金和公共财政为主要筹资来源，对提供的基本医疗和公共卫生服务进行合理补偿。二是完善政府治理机制。按照管办分开的原则，加大基层医疗卫生机构自主管理权，深化编制和人事改革，变固定用人为合同用人，变身份管理为岗位管理，随着社保和养老保险制度改革，逐步淡化编制管理，强化基层医疗卫生机构负责人任期目标责任制。三是完善绩效考核机制。按照分级分层的考核制度，强化结果导向，进一步完善基层医疗卫生机构的绩效考核办法，将服务质量和数量，以及服务对象满意度、任务完成情况和城乡居民健康状况等作为主要考核内容，根据考核结果拨付补助经费或购买经费。四是完善内部分配机制。基层医疗卫生机构细化内部考核办法，突出效率、兼顾公平，收入分配重点向关键岗位、业务骨干和做出突出贡献的工作人员倾斜，真正体现“多劳多得、优绩优酬”，建立以岗定酬、按绩取酬的激励性分配机制，充分发挥医务人员工作积极性。

（四）促进医疗机构纵向联合

2009年国务院发布《关于深化医药卫生体制改革意见》提出要“逐步实现社区首诊、分级医疗和双向转诊”，2015年9月《国务院办公厅关于推进分级诊疗制度建设的指导意见》提出建立基层首诊、双向转诊、急慢分治、上下联动的分级诊疗制度和城市医院与基层医疗卫生机构分工协作的医疗服务体系，形成合理的就医流程，实现“小病在社区、大病进医院、康复回社区”的就医格局。这有利于提高医疗资源的配置效率，有效缓解“看病难、看病贵”问题。为此，需要大力提高基层医疗服务能力，建立上下级医疗机构间的分工协作机制和转诊机制，设法使群众在基层就诊时觉得放心和满意。

1. 纵向联合与一体化管理

纵向联合与一体化管理是提高基层医疗机构服务能力和便利转诊的有效措施。医联体建设、县乡村医疗机构的纵向联合及一体化管理，目的是促进优质医疗资源下沉，提高基层医疗服务能力和建立便利的转诊渠道，发挥上级医疗机构优质医疗资源的辐射和带头作用。通过乡村一体化管理，便于规范农村医疗秩序，保证居民能得到安全、及时、方便的医疗保健服务。

2. 提升基层医疗机构服务能力

提升基层医疗机构服务能力是构建分级诊疗模式的服务基础。提升基层医疗机构服务能力，首先，需要努力提高基层医疗机构人员的职业发展空间和保障队伍的稳定性。适当提高基层医疗机构人员的待遇，定期组织下级医生到上级医疗机构进修学习。同时需要尽快解决村医的养老和收入保障问题。其次，从体制上解放医生的生产力，大力培养以全科医生为核心的基层卫生队伍。落实医生多点执业政策，使其成为独立的自由行医主体，使医院与医生之间形成竞争性双向选择关系。在竞争机制和政策的引导下，医生将努力提高自身素质，选择在最适合自身的地方行医，或成为基层医疗机构的全科医生，或虽然是城市医院医生但有部分时间在基层服务。目前，也可以安排大医院医生定期下社区坐诊，或者选拔愿意为基层群众服务、经卫生行政部门认可和全科医学培训的临床医生作为社区医生（或家庭医生），社区医生根据与社区卫生机构和群众签订的协议，承担常见病、多发病的诊治，疑难杂症的鉴别和转诊。此外，应在基层可使用药品数量、硬件设施等方面加大投入，改善医疗保健服务能力。

3. 建立医疗机构间的分工协作和转诊机制

建立医疗机构间的分工协作和转诊机制是构建分级诊疗模式的制度保障。目前，普遍大医院人满为患，基层医院门可罗雀，即使有转诊，也往往是患者转上不转下。原因主要有医疗机构间的利益关系未理顺，仍以竞争为主，缺乏分工协作，导致医疗机构之间功能定位难以落实到位；对患者缺乏有效的医保激励约束机制；缺乏明确可操作的转诊规范。因此，需要进一步明确不同医疗机构的功能定位并建立相应的协作机制，并通过宣传提高相关人员对各级医疗机构功能定位的认识，并使之落实到位；建立、完善转诊标准和转诊程序并加强监管。

4. 提高群众对基层医生服务的满意度和信任度

提高群众对基层医生服务的满意度和信任度是构建分级诊疗模式的关键。目前，无论农村还是城市，患者对基层机构认可度还不够高。提高群众对基层机构和医生的认可度，除了上述对基层机构的“外部输血”外，更重要的是“机体激活”，需要基层机构苦练“内功”，不断提高基层卫生保健服务能力，不断改善服务态度。此外，还需要多宣传基层医生，多宣传成功的分级诊疗试点经验，让群众逐步转变思维。

（五）开展民族医药专项建设

为充分利用川西北生态经济区较好的自然药物资源的优势，减少地理局限性，发挥中藏医药（民族医药）的优势和其在医疗服务中的作用，更好地为百姓服务，建议开展民族医药专项建设。第一，出台扶持中藏医药发展的政策，进一步促进中藏医药继承和创新。第二，强化中藏医药专业人才和专科专病技术骨干的培养，加强中藏医临床研究基地和中藏医院建设，组织开展中藏医药防治疑难疾病的联合攻关，创建中藏医药品牌。第三，在基层医疗卫生服务中，大力推广中藏医药适宜技术，尝试广纳民间散在民族医药方面的人才。第四，提高中藏医报销力度，支持中藏医药的发展。

二、卫生人才队伍建设

卫生人才队伍是做好卫生工作的关键。人们常说，一个好的医生就是一座医院。可见，卫生人才对于满足人们的卫生服务需求是至关重要的。总体看，民族地区卫生人才队伍主要存在专业人才匮乏、素质偏低等问题。其中，县级医疗卫生机构医生以大中专学历、初级职称为主；乡级医疗卫生机构医生以中专学历、初级职称为主，而且还有许多无职称者；村卫生室则是人员严重匮乏，出现许多“无人”卫生室及“无证（执业助理医师资格证）”人员。因此，应大力加强卫生技术人才队伍的建设，提升队伍素质。

（一）科学核定编制，完善人才管理制度

根据前述研究，民族地区卫生人力资源配置现状低于《四川省2008—2021卫生资源配置标准（2011年修订版）》中相应标准的低限要求。原因之一是人才“引不进，留不住”，同时人员编制管理存在问题。为缩小卫生人员数量与配置标准之间的差距，应科学核定人员编制，继续加大对人力资源的财政投入，从外面公开招聘并加强内部培养培训，适度提高人才待遇，以培育、留住更多优秀的卫生人才，使民族地区卫生人力资源尽快达到标准，使民族地区卫生事业得到更快的发展。

1. 科学核定人员编制和完善岗位设置

综合考虑民族地区服务人口数量变化、服务内容（尤其是公共卫生服务），以及地广人稀等特征，应科学核定和管理编制，需将卫生服务面积、卫生服务量和地理交通环境等因素作为在核定卫生人力编制的重要依据。尽量避免“缺编”“空编”和编外人员过多等现象。

2. 因地制宜，就地取材，不断完善事业单位招聘方式

考虑到民族地区经济、语言风俗文化、环境等的特殊性，应重视本地卫生人员的培养。首先，加大定向培养力度。由于民族地区的特殊情况，待遇和工作条件较差，难以引进外来人才，必须充分利用省内外医学教育资源，加快三州医学教育的发展，扩大它们面向民族地区的定向招生数量。由于民族地区基础教育水平相对较低，在定向招生时可以适当实行倾斜政策。其次，卫生事业单位公开招聘既要保障用人单位意愿又要能在考核中体现公正，加强公开招聘考试的科学性。增加卫生事业用人单位的自主性，缩短招聘周期；适当降低基层医疗卫生机构和部分特殊紧缺专业招聘标准，使公开招聘能招到更多适应岗位需求的紧缺人才。

3. 改革收入分配办法，完善人才激励机制

卫生人员工资波动过大不利于卫生人员提高职业安全感和归属感，进而影响机构人员稳定性。因此建立明晰、稳定且合理的卫生人员补偿机制，将卫生人员、居民、政策三者的目标一致化，使得卫生人员能通过增大服务量与提高服务质量而获得更高、更稳定的收入，有利于提高医疗卫生机构的服务能力和人员稳定性。在事业单位收入分配制度改革的基础上，以2002年卫生部《关于卫生事业单位内部分配制度改革的指导意见》为指导，结合卫生行业重技术、重人才的特点，不断推进分配制度改革，切实实施好公共卫生和基层医疗事业单位绩效工资改革工作，建立起重实绩、重贡献的收入分配激励制度，使收入分配向一线工作人员、业务骨干和关键岗位倾斜。

（二）减轻人员分布失衡，缩小地区和城乡差距

1. 进一步加强基层医疗卫生人才队伍建设，缩小城乡差距

（1）创办农村医学专业，为农村培养高质量全科医学人才。

医学教育要以市场供需为导向，服务于基层医疗卫生人才队伍建设需要。面对当前我省基层农村卫生人员稀缺、素质不高的现状，应该加强教育改革，创办农村医学专业。根据农村卫生服务需求进行课程设置，注重实践性和应用性，为农村地区培养适宜的、留得住的、高质量的本科或专科卫生人才。同时，逐步完善与农村医学相配套的执业认证和职称晋升制度。

(2) 加强继续医学教育，提升现有基层卫生人员素质。

对现有基层卫生人员开展学历教育和继续教育，不断提升他们的服务能力。特别是要注重他们的继续教育，保证基层卫生人员每年必须接受一定时间的继续教育，并给予时间和经费安排，逐步实现今后所有基层医生均受过规范化培训的目标。改变基层卫生人员继续教育以理论知识为基础、以讲授方式为主的形式，加强实用性操作技能的培训，如通过增加病例讨论、床旁教学、带教指导等形式，真正提高基层卫生人员的临床实践能力。既要坚持以往有效的培训方式，如农村卫生协会利用自身优势组织的乡村医生学习培训，还应利用现代信息技术，大力构建远程教育网络，开展远程继续医学教育，让基层卫生人员方便、廉价地获取新知识、新方法。

(3) 加大人力资源投入，改善基层人员的工作环境、生活条件。

政府投入应适当向基层倾斜，尤其是向人才队伍倾斜，增加基层卫生人员收入，改善工作环境，改善生活条件。要制定稳定的、优惠的、具有吸引力的政策，通过政策引导人才向社区、向农村流动，如适当降低基层医疗卫生机构招聘条件，对医学院校毕业生到基层就业给予一定的培训进修、生活补助、住房照顾、晋升职称等方面的优惠措施。

(4) 创新服务模式，促进优质医疗资源向农村和基层下沉。

新型的服务模式也可以给基层人员队伍建设带来新的契机。例如，建立县医院和乡镇卫生院紧密联系的、区域性农村联合卫生服务体系，县医院对乡镇卫生院进行管理和业务指导，在县医院和乡镇卫生院之间实行人才柔性流动机制，上级医疗机构人员到下级医疗机构工作、指导，可以保留原来的工作关系不变，有利于促进优质人力资源下沉。在此基础上政府给予适当经费支持。这种模式在宜宾市屏山县试点已经初具成效。

2. 加强供求分析，提前引进与培养紧缺人才

加强卫生人才市场供求分析，根据人才需求现状和未来市场需要，及时调整医学院校的专业设置，加强全科、口腔、护理、公共卫生、卫生管理等紧缺专业人才的培养。保留一定规模的中等医学教育招生，但应以护理、药学及康复类医学类专业，以应用型、操作型卫生人才的培养为主。当前医护比尚未达标，应加强临床护理人员的培养和引进，并逐步缩小正式在编与编外招聘护士的收入差距，以提高护理队伍人员稳定性。

改变传统的重临床轻预防的观念，加强公共卫生人员队伍建设。适当提高基层公共卫生人员的工资待遇，加强他们的业务知识培训和继续教育，以提高

其工作能力。

3. 因地制宜，加强人才队伍建设

根据民族地区内部卫生人力资源配置不均衡的程度，结合地区的人口、经济、文化和地理等因素，对不同地区采取不同的、因地制宜的、有针对性的措施。例如，资源配置较为落后的地区，如甘孜州，基层人员数量明显不足，因而他们需要高度重视和加大在基层人员投入和引进方面的力度。

（三）加强人才培养与引进，提高人才队伍素质

扩大继续医学教育规模，强化毕业后医学教育和继续医学教育。积极推进临床住院医师及护士规范化培训工作。认真贯彻实施卫健委继续医学教育规定，逐步完善继续教育网络。

科学设置岗位结构，适当减少初级职称岗位比例，增加高级职称岗位比例，逐步过渡到世界卫生组织建议的高级、中级、初级职称卫生人员比例设置（1∶3∶1）。结合紧缺人才的培养与引进，减少“身兼多职”人员，从而使岗位设置更加科学化。

三、提高基本公共卫生服务质量

民族地区和其他地区一样，在观念上，更应该纠正重医疗轻预防的认识，大力开展预防保健和健康促进工作，不断提高基本公共卫生服务的质量。

（一）提高认识，加大基本公共卫生服务的宣传力度

民族地区和其他地区一样，首先在观念上更应该纠正重医疗轻预防的认识，即充分利用各种宣传媒体，全方位地宣传做好基本公共卫生服务项目的好处，提高各级领导和广大群众对基本公共卫生服务项目重要性的认识。不断强化城乡居民的健康意识，引导和鼓励城乡居民及时、就近接受疾病预防健康保健服务，充分发挥社区、农村卫生服务在城乡医疗卫生体系中的作用，努力增强居民群众对基层卫生服务的信任感，充分保障居民健康。

（二）突出重点，加强对重点人群的健康管理

前述研究结果显示，民族地区重点人群无论是健康状况指标，还是健康管

理指标，都明显落后于全省平均水平。表明这些地区的基本公共卫生服务质量相对较差，需要引起重视，查明原因，采取相应措施，及时改进。

（三）加强体系，提高公共卫生服务能力

调查显示，民族地区的公共卫生服务能力仍存在较大的提升空间。因此，需要进一步加强对公共卫生服务能力的建设。除了人力资源建设外，还要重视公共卫生服务体系的完善，公共卫生服务能力的长期监测评估，以及应急公共卫生事件处理能力的提高（景琳等，2011）。认真落实各项政策措施，切实改善县级疾病预防控制机构、妇幼保健机构，社区、农村卫生服务环境，不断提升县、乡、村三级公共卫生服务网络的服务能力和水平。

（四）完善机制，调整公共卫生服务内容和服务方式

其一，注重建立、完善公共卫生相关的重要工作机制，特别是公共卫生服务内容的遴选机制、考核和绩效评价机制；不断调整基本公共卫生服务项目中的不合理内容，不单纯套用国家重大公共卫生服务项目，而是建立完善的公共卫生服务包的遴选机制，根据各地实际确定基本公共卫生服务项目，使服务内容更高效、更适合于基层群众（关旭静等，2015）。其二，要注重完善公共卫生服务的考核指标体系和考核机制，明确考核主体，完善公共卫生人员薪酬体系，提高公共卫生人员基础性工资在绩效工资中的比重，提高公共卫生人员工作积极性。

四、卫生资源配置标准

从本研究的“民族地区卫生资源均衡性分析”关于医师和床位数的结果可以得出，从 2007 年开始，民族地区数据与全省平均水平的差异越来越大，其中医师更显著。鉴于上述趋势，考虑按照同等增速来估算“十三五”（2015—2020 年）四川省民族地区卫生资源的相关标准。基于等幅度增长和逐渐缩小差距的思想，主要计算两个标准，首先是“底线”标准，即按照相应的指标的增速来制定民族地区发展标准的底线，增速源于“四川省卫计委关于印发《四川省医疗卫生服务体系规划（2015—2020 年）》的通知”（川卫办发〔2014〕437 号）中四川省相应指标较 2013 年的增速；其次是“进阶”的标准。具体计算公式如下：

$$某指标底线标准的增速=\frac{该指标四川省2020年标准值-该指标四川省2013年实际值}{该指标四川省2013年实际值} \quad (1)$$

$$某指标进阶标准的增速=该指标底线标准的增速\times(1+20\%) \quad (2)$$

采用20%是基于逐渐缩小差距的思想，以20%的速度基本能保证5年后民族地区与全省平均水平的差距减小为0。综上所述，在底线增速中可防止民族地区与全省平均水平差距变大的趋势，在进阶增速又能保证5年间二者的差距逐渐减小，最终达到提高民族地区卫生资源均衡性的目标。

民族地区内部本身存在差异，首先是民族待遇县与三州地区，其次是三州地区内部，即川西北生态经济区与凉山州在诸多方面也存在较大差异。其中人口就是很重要的因素，而人口又涉及卫生资源的众多指标，因而本次卫生资源相关标准的估计中，估算了两套标准，第一套标准是全省整个民族地区情况的估计值，详见表5-1，第二套标准是各类民族地区情况的估计值，详见表5-2。

表5-1　2015—2020年四川省整个民族地区卫生资源的相关标准估计值

指标类别	主要指标	2015—2020年目标值
床位	每千常住人口医疗卫生机构床位数（张）	3.46～3.54
人员	每千常住人口执业（助理）医师数（人）	1.53～1.57
	每千常住人口注册护士数（人）	1.70～1.82
	每千常住人口公共卫生人员数（人）	0.73～0.78
	医护比	1.23～1.30

注：目标值的低限和高限值分别是根据底线和进阶标准计算得到的资源配置标准。

表5-2　2015—2020年四川省四类民族地区卫生资源的相关标准估计值

指标类别	主要指标	地 区	2015—2020年目标值
床位	每千常住人口医疗卫生机构床位数（张）	甘孜州	4.28～4.38
		阿坝州	4.64～4.76
		凉山州	3.30～3.38
		民族待遇县	3.24～3.32

续表5－2

指标类别	主要指标	地 区	2015—2020 年目标值
人员	每千常住人口执业（助理）医师数（人）	甘孜州	1.83～1.89
		阿坝州	2.32～2.39
		凉山州	1.45～1.49
		民族待遇县	1.46～1.50
	每千常住人口注册护士数（人）	甘孜州	1.79～1.92
		阿坝州	2.07～2.21
		凉山州	1.82～1.95
		民族待遇县	1.56～1.67
	每千常住人口公共卫生人员数（人）	甘孜州	1.38～1.47
		阿坝州	1.72～1.84
		凉山州	0.66～0.70
		民族待遇县	0.53～0.57
	医护比	甘孜州	1.07～1.13
		阿坝州	0.98～1.04
		凉山州	1.39～1.47
		民族待遇县	1.18～1.26

注：目标值的低限和高限值分别是根据底线和进阶标准计算得到的资源配置标准。

◎ 第二部分

四川省基层卫生人力资源差异性分析研究报告

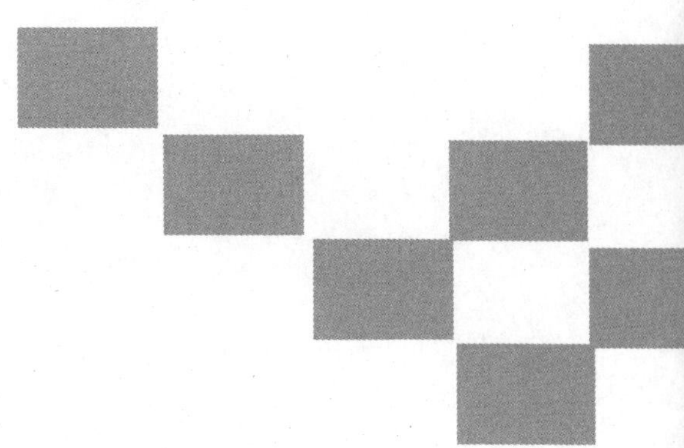

第六章　概　述

一、研究背景

基层医疗卫生服务体系是提供基本医疗和公共卫生服务的基础，在为居民提供安全、方便、质优、价廉的基本医疗卫生服务方面具有不可替代的作用。所有卫生资源都必须通过卫生人力的实践活动来转化为卫生服务，因此基层卫生人力资源是基层卫生资源中最重要的组成部分和战略资源。基层医疗卫生队伍的数量及素质在很大程度上决定了基层医疗卫生服务的能力和质量。

四川省地貌复杂，地区间人口分布、经济发展极不均衡，不同地区卫生事业发展存在较大差异。为提高各地区人民群众健康水平，以新一轮国家医药体制改革为契机，四川省政府、省卫健委等部门针对四川省不同地区卫生事业发展，特别是卫生人才队伍建设，制定和实施了包括《四川省民族地区卫生发展十年行动计划（2011—2020 年）》在内的一系列政策措施，加大对基层，特别是民族地区的医疗卫生人力资源投入，从制度上为基层卫生人才建设，尤其是民族地区基层卫生人才建设提供了保障和依据。

本书团队对基层卫生队伍建设及发展态势进行总结，提出不同地区优化卫生人力资源配置的政策建议，为促进新医改各项措施全面实施，制定适宜的基层卫生人力政策提供决策参考依据。

二、资料来源及研究方法

本研究使用数据主要采集于“四川省卫生统计数据采集与决策支持系统”，该系统数据主要来源于四川省“卫生资源与医疗卫生服务调查制度”年报、月报、实时报，医改监测县区级监测表、地市级监测表、省级监测表，以及其他相关公共卫生业务数据。其中，年报数据从 2002 年开始，月报和实时数据从 2009 年 1 月开始。主要使用数据包括四川省基层医疗卫生机构人力相关数据。基层医疗卫生机构包括县级医疗机构、乡镇卫生院、村卫生室。具体分析指标包括基层卫生技术人员的数量、学历、职称等。

本研究为描述性分析研究，主要利用 Stata 统计分析软件 12.0 版本和微软 Excel 办公软件分析处理相关数据并产出汇总表。

三、研究内容与对象

本研究主要描述四川省基层医疗卫生机构卫生人力资源分布、构成、配置现状、利用情况的差异及其变化趋势，通过数据发现存在的问题并提出相关政策建议。

四、主要内容

第一部分，讨论四川省民族地区与非民族地区基层医疗卫生机构卫生人力资源的差异及变化趋势，包括卫生人力数量差异及变化趋势、卫生人力学历构成差异及变化趋势、卫生人力职称构成差异及变化趋势、基层卫生人力资源机构分布差异及变化趋势、基层卫生人力资源配置差异及变化趋势、基层卫生人力利用效率差异及变化趋势。

第二部分，讨论四川省民族地区内部卫生人力资源的差异及变化趋势，包括几类民族地区间卫生人力数量差异及变化趋势、卫生人力学历构成差异及变化趋势、卫生人力职称构成差异及变化趋势、民族地区内卫生人力资源配置差异及变化趋势、民族地区内卫生人力资源利用效率差异及变化趋势、民族地区内卫生人力资源分布的均衡性等。

第三部分，讨论存在问题及政策建议。

第七章　民族地区与非民族地区卫生人力资源差异及变化趋势

本章主要分析四川省民族地区基层医疗卫生机构卫生人力与非民族地区基层医疗卫生机构卫生人力资源的差异及变化趋势，具体包括卫生人力数量、学历构成、职称构成，人力资源机构分布、配置、利用效率的差异及变化趋势。

一、卫生人力数量差异及变化趋势

本节主要讨论四川省民族与非民族地区基层医疗卫生机构卫生人力数量的差异及变化趋势，包括卫生人员、执业（助理）医师、注册护士、药剂人员、医技人员等。

（一）卫生人力数量

根据2014年数据，全省基层医疗卫生机构卫生人员总数34.4万人，其中民族地区5.9万人，非民族地区28.5万人。基层医疗卫生机构卫生技术人员包括执业（助理）医师和注册护士等类别。民族地区基层医疗卫生机构共有执业（助理）医师1.4万人，占民族地区基层医疗卫生机构全部卫生技术人员的23.7%；注册护士1.3万人，占22.0%；药剂人员0.2万人，占3.4%；医技人员0.2万人，占3.4%；非民族地区基层医疗卫生机构共有执业（助理）医师8.4万人，占非民族地区基层医疗卫生机构全部卫生技术人员的29.5%；注册护士7.1万人，占24.9%；药剂人员1.1万人，占3.9%；医技人员1万人，占3.5%。详见表7−1。

表 7-1　2014 年四川省基层医疗卫生机构卫生人力数量情况

地区	机构	卫生人员总数（人）	卫生技术人员（人）			
			执业（助理）医师数	注册护士数	药剂人员数	医技人员数
民族地区	县级医疗机构	26241	7457	8748	544	1494
	乡镇卫生院	16829	5390	4009	1494	477
	村卫生室	16165	1120	0	0	0
	合计	59235	13967	12757	2038	1971
非民族地区	县级医疗机构	132252	35493	48168	5510	6276
	乡镇卫生院	80842	35480	22667	5333	3584
	村卫生室	71842	13371	0	0	0
	合计	284936	84344	70835	10843	9860

（二）卫生人力数量变化趋势

根据图 7-1 和图 7-2，2010—2014 年，5 年间四川省县级医疗机构及乡镇卫生院注册护士占全部卫生技术人员比例明显增大，民族地区增长速度大于非民族地区；同时，尽管执业（助理）医师绝对人数增加，但其占卫生技术人员比例有所下降，民族地区下降幅度大于非民族地区；药剂人员和医技人员占全部卫生技术人员比例基本保持不变。

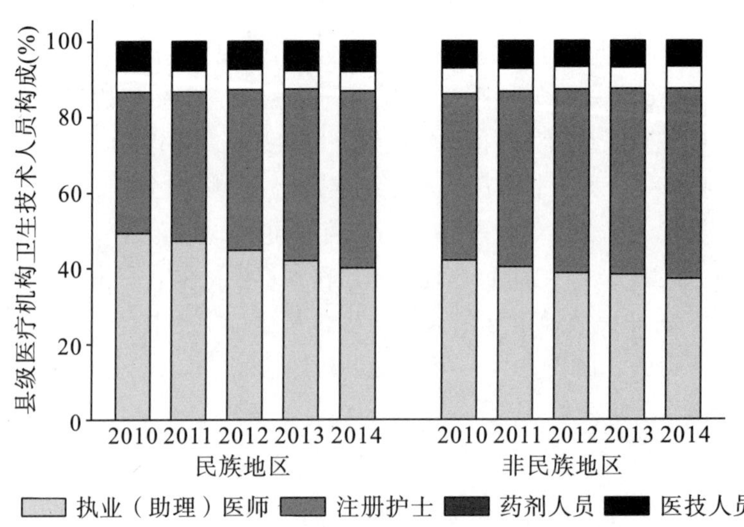

图 7-1　2010—2014 年四川省县级医疗机构卫生技术人员构成变化趋势

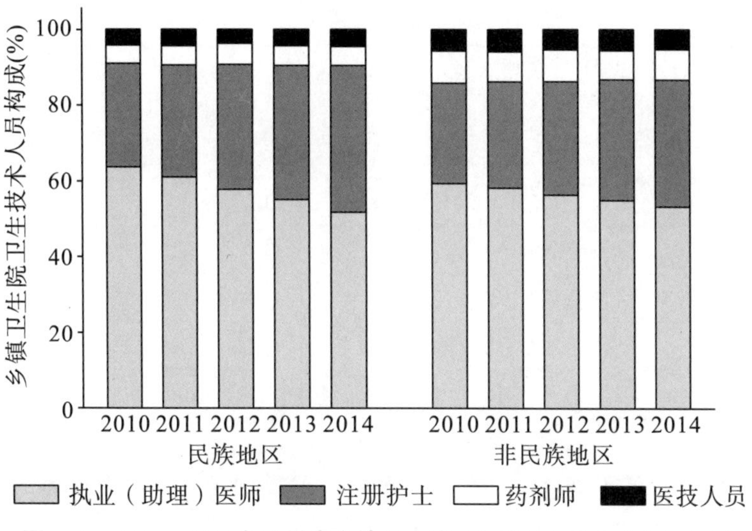

图 7－2　2010—2014 年四川省乡镇卫生院卫生技术人员构成变化趋势

二、卫生人力学历构成差异及变化趋势

本节主要讨论四川省民族与非民族地区卫生人力的学历构成及其变化趋势，讨论对象包括医生、护士、药剂人员、医技人员等，学历分为本科及以上、专科、中专和其他。

（一）卫生人力学历构成

截至 2014 年底，四川省非民族地区各类卫生技术人员高学历者（本科及以上）所占比例均较民族地区卫生技术人员高。民族地区医生主要为专科及中专学历（分别占 44.8%和 29.7%），非民族地区医生主要为本科及以上和专科学历（分别占 40.1%和 33.4%）。两类地区护士学历构成差别不大，均主要为专科学历（占 50%以上）。两类地区药剂人员以专科和中专学历为主，医技人员以专科学历为主（占约 50%），详见表 7－2 和图 7－3。

表 7-2 2014 年四川省卫生技术人员学历构成

学历	民族地区				非民族地区			
	医生	护士	药剂人员	医技人员	医生	护士	药剂人员	医技人员
本科及以上	22.4%	4.3%	10.7%	11.2%	40.1%	7.4%	14.5%	24.2%
专科	44.8%	54.9%	47.0%	57.7%	33.4%	52.1%	37.1%	46.6%
中专	29.7%	38.7%	33.5%	28.5%	21.8%	38.8%	36.0%	25.4%
其他	3.1%	2.0%	8.9%	2.6%	4.7%	1.7%	12.4%	3.8%
合计	100.0%	100.0%	100.0%	100.0%	100.0%	100.0%	100.0%	100.0%

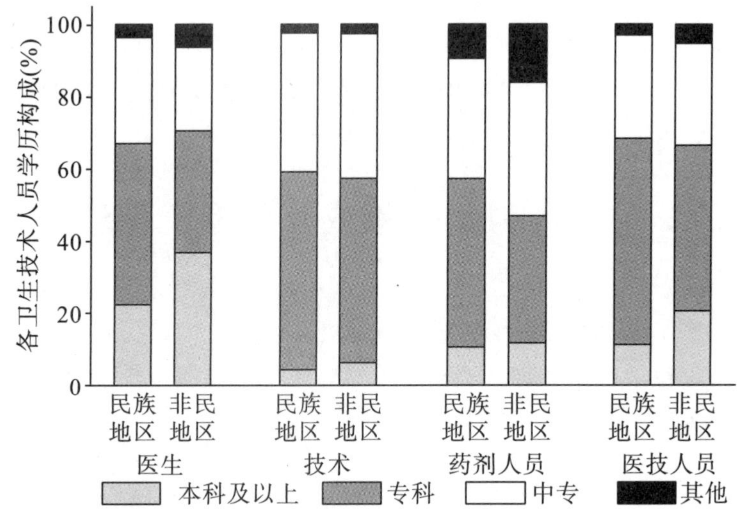

图 7-3 2014 年四川省各卫生技术人员学历构成

（二）卫生人力学历构成变化趋势

根据图 7-4 至图 7-7。2010—2014 年 5 年间，四川省基层县级医疗机构及乡镇卫生院医生的学历水平明显增高，本科及以上学历所占比例上升，中专学历所占比例下降，专科和其他学历的比例则变化不大，非民族地区学历水平增高的速度大于民族地区。护士的学历构成的变化趋势大致与医生类似，但变化幅度较小，民族地区护士学历水平总体低于非民族地区，但学历水平上升趋势较明显。药剂人员的学历水平以本科及以上、专科比例增长较为明显，民族地区高于非民族地区，中专所占比例基本不变，其他学历所占比例下降；医技人员的学历水平则表现为本科及以上、专科的比例上升，中专、其他学历所占比例下降的趋势。综上所述，5 年间四川省基层县级医疗机构及乡镇卫生院卫生技术人员的学历水平均处于上升阶段。

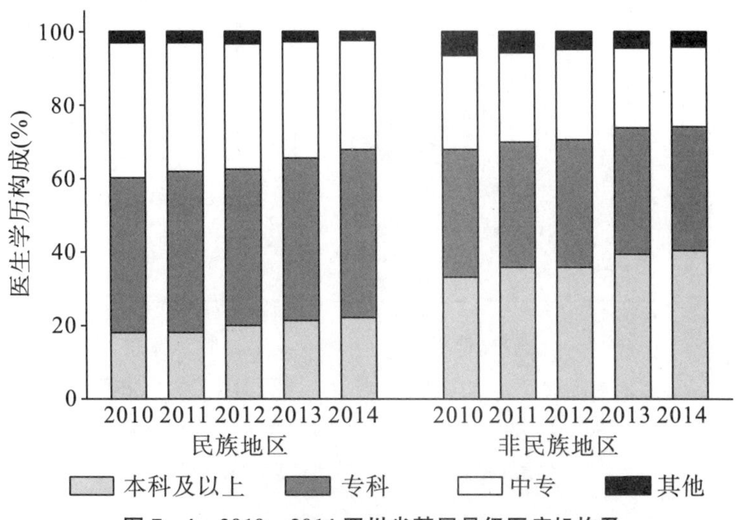

图 7-4　2010—2014 四川省基层县级医疗机构及乡镇卫生院医生学历构成变化趋势

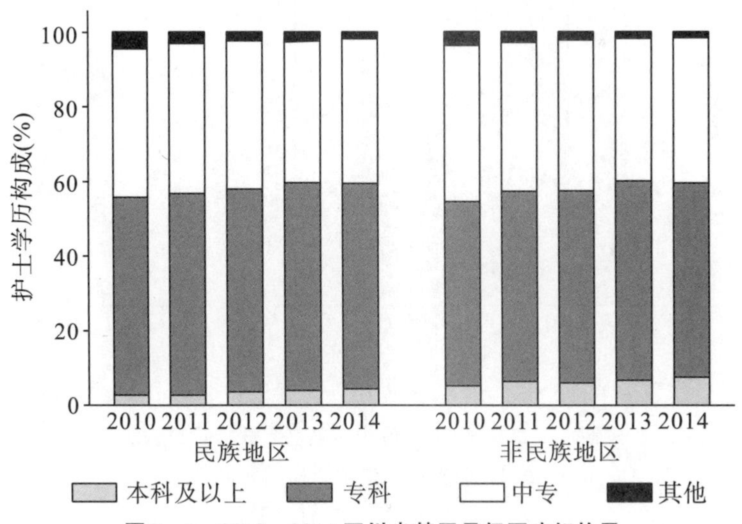

图 7-5　2010—2014 四川省基层县级医疗机构及乡镇卫生院护士学历构成变化趋势

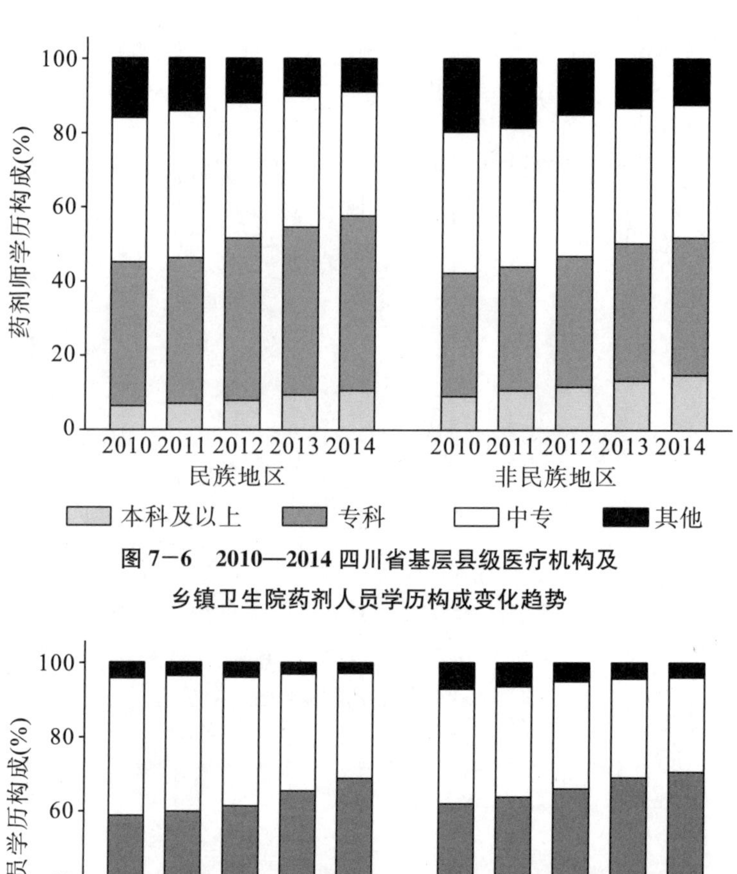

图 7－6　2010—2014 四川省基层县级医疗机构及乡镇卫生院药剂人员学历构成变化趋势

图 7－7　2010—2014 四川省基层县级医疗机构及乡镇卫生院医技人员学历构成变化趋势

三、卫生人力职称构成差异及变化趋势

本节主要讨论 2010—2014 年四川省民族与非民族地区卫生人力职称构成差异及其发展趋势，讨论对象包括医生、护士、药剂人员、医技人员等，职称

分为高级、中级、初级和待聘四级。

（一）卫生人力职称构成

从图 7－8 可知，2014 年四川省民族与非民族地区卫生技术人员以初级职称为主，占 60％以上；高级职称比例不足 10％。医生中、高级职称比例明显高于其他类型卫生技术人员。医生及医技人员高级职称比例非民族地区高于民族地区，而护士和药剂人员高级职称比例民族地区高于非民族地区。

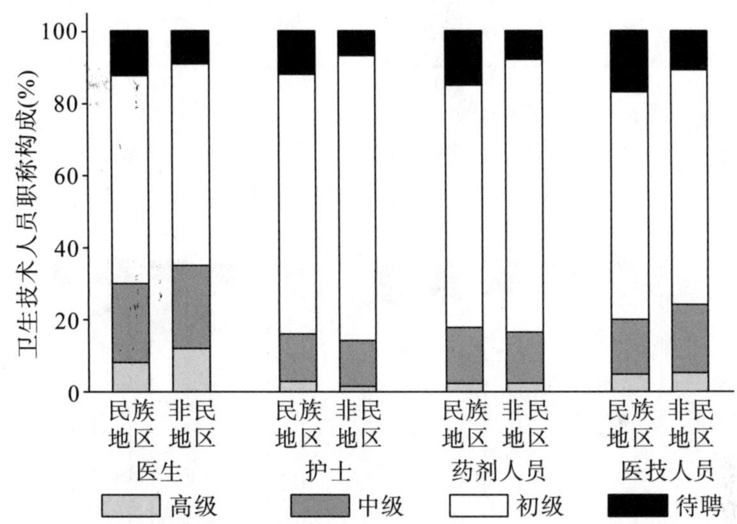

图 7－8　2014 年四川省民族与非民族地区卫生技术人员职称构成差异

（二）卫生人力职称构成变化趋势

从图 7－9 至图 7－12 可知，2010—2014 年，民族及非民族地区医生和药剂人员职称构成变化不明显，尤其是中、高级职称，基本稳定在之前水平。而民族和非民族地区护士及医技人员初、中级职称比例逐年下降。

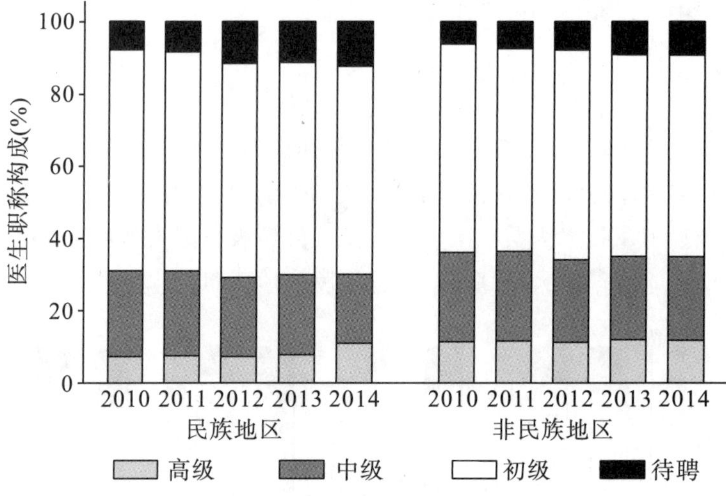

图 7-9　2010—2014 年四川省民族与非民族地区医生职称构成变化趋势

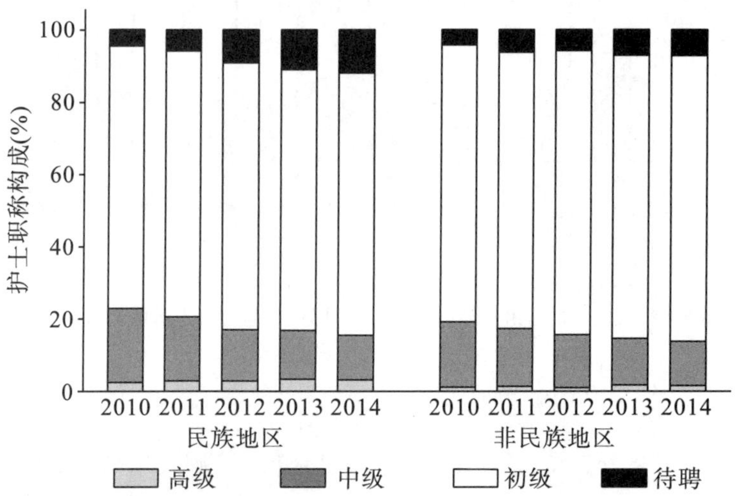

图 7-10　2010—2014 年四川省民族与非民族地区护士职称构成变化趋势

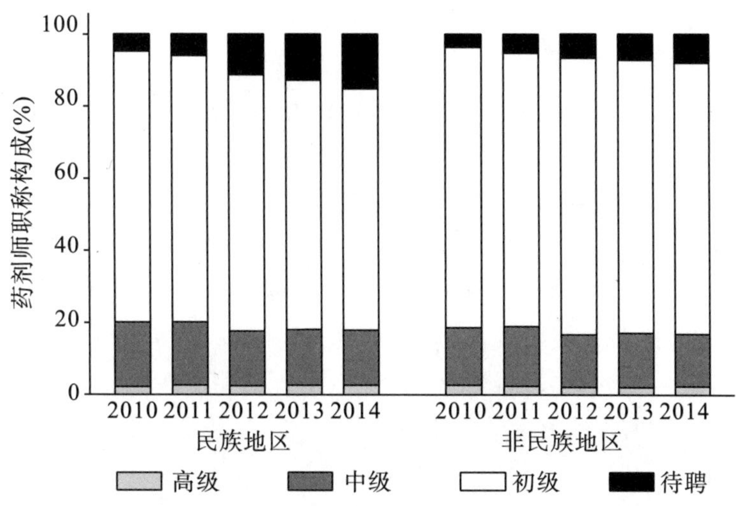

图 7-11　2010—2014 年四川省民族地区与非民族地区药剂人员职称构成变化趋势

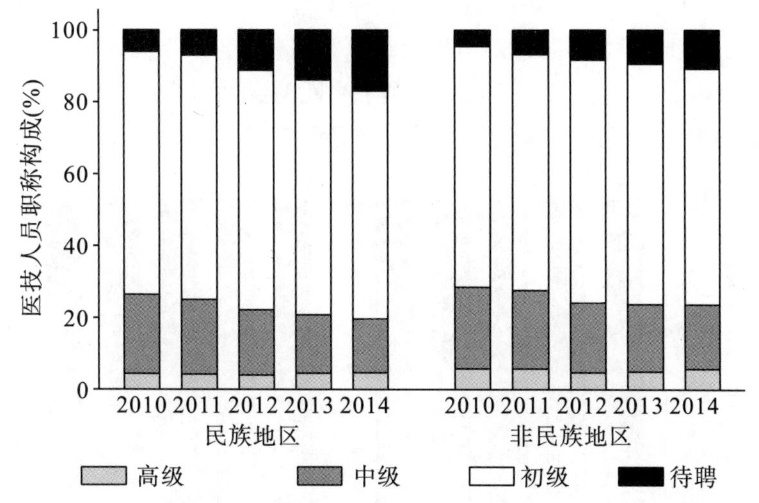

图 7-12　2010—2014 年四川省民族地区与非民族地区医技人员职称构成变化趋势

四、基层卫生人力资源机构分布差异及变化趋势

本节主要讨论卫生人力资源在基层医疗卫生机构中的分布，讨论对象包括卫生人员、执业（助理）医生、注册护士、药剂人员、医技人员、卫生管理人员，机构分为县级医疗机构、乡镇卫生院、村卫生室等。

（一）卫生人力资源机构分布

2014年末，四川省基层医疗卫生机构拥有卫生人员共34.4万人，其中民族地区5.9万人，非民族地区28.5万人。民族地区基层有卫生技术人员3.1万人，其中县级医疗机构1.8万人，乡镇卫生院1.1万人，村卫生室0.1万人；非民族地区基层有卫生技术人员17.6万人，其中县级医疗机构9.5万人，乡镇卫生院6.7万人，村卫生室1.3万人。民族地区和非民族地区各基层医疗卫生机构卫生技术人员构成比例相似，均是县级医疗机构占比最大，超过50%；乡镇卫生院次之，占约38%；村卫生室最少，不足10%。相比而言，民族地区村卫生室卫生技术人员分布（占比3%）较非民族地区（占比7%）薄弱。

（二）卫生人力资源机构分布变化趋势

2010—2014年5年间，四川省县级医疗机构卫生人员数所占比例有所上升，村卫生室所占比例有所下降，乡镇卫生院的比例则基本保持不变，民族地区和非民族地区的变化趋势大体类似。详见图7－13至图7－17。

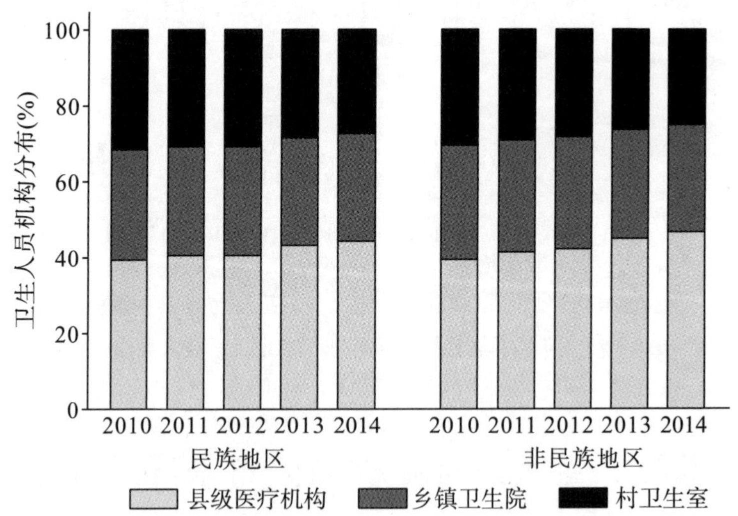

图7－13　2010—2014年四川省基层医疗卫生机构卫生人员机构分布变化趋势

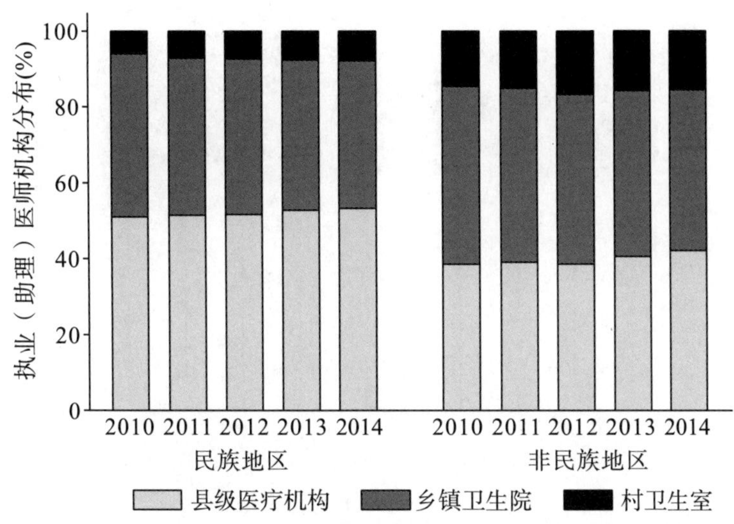

图 7－14　2010—2014 年四川省基层医疗卫生机构执业（助理）医师机构分布变化趋势

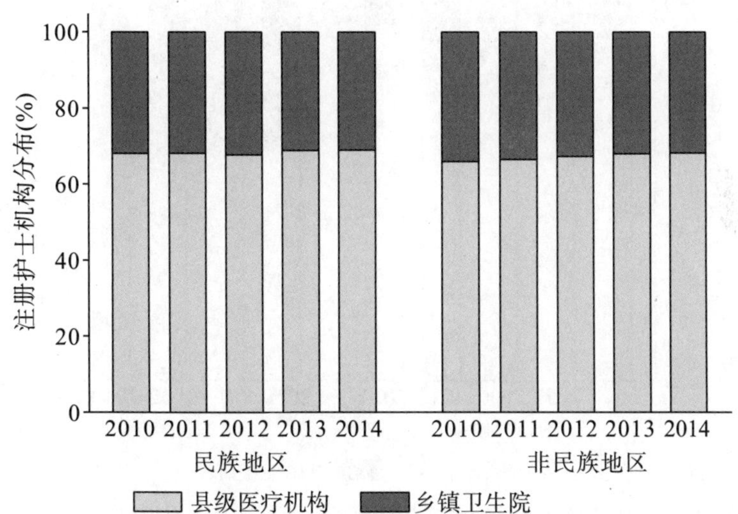

图 7－15　2010—2014 年四川省基层医疗卫生机构注册护士机构分布变化趋势

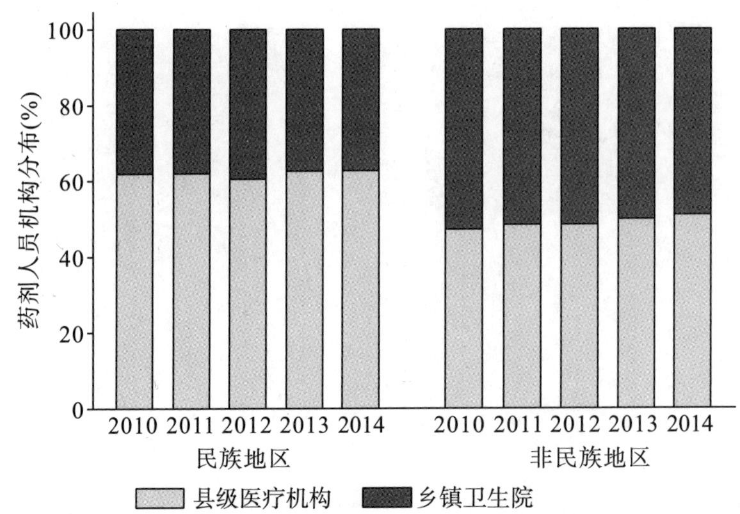

图 7－16　2010—2014 年四川省基层医疗卫生机构药剂人员机构分布变化趋势

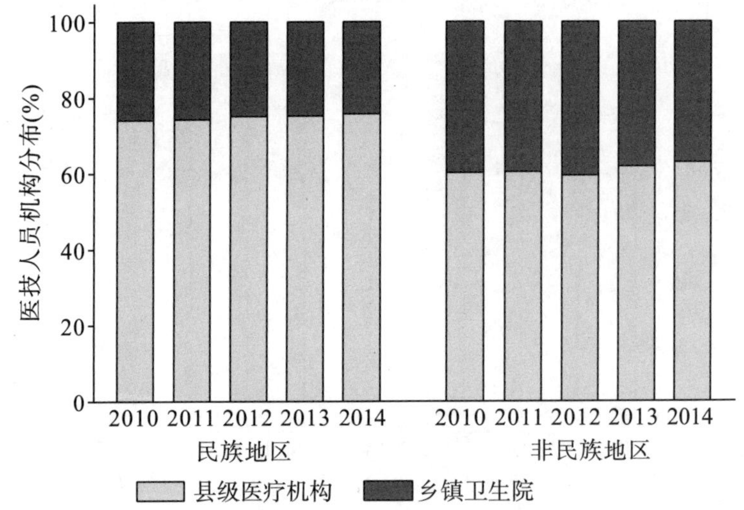

图 7－17　2010—2014 年四川省基层医疗卫生机构医技人员机构分布变化趋势

五、基层卫生人力资源配置差异及变化趋势

本节主要讨论四川省民族与非民族地区基层医疗卫生机构人力资源配置现状及发展趋势，主要指标包括每千人口卫生人员数、每千人口执业（助理）医师数、每千人口注册护士数、每千人口药剂人员数、每千人口医技人员数、每

千人口卫生管理人员数、每基层医疗卫生机构拥有卫生人员数等。

（一）卫生人力资源配置

截至2014年底，四川省每千人口拥有基层医疗卫生机构（下同）卫生人员3.77人、执业（助理）医师1.07人、注册护士0.92人、药剂人员0.13人、医技人员0.13人、管理人员0.18人；其中民族地区每千人口拥有卫生人员4.28人、执业（助理）医师1.01人、注册护士0.92人、药剂师0.11人、医技人员0.14人、管理人员0.21人；非民族地区每千人口拥有卫生人员3.68人、执业（助理）医师1.09人、注册护士0.91人、药剂师0.14人、医技人员0.13人、管理人员0.18人。相比非民族地区，民族地区在有资质的卫生技术人员上较为不足，如执业（助理）医师、药剂师等，而在卫生管理人员上较非民族地区多。详细数据见表7—3。

表7—3　2014年四川省每千人口基层医疗卫生机构人力资源配置情况（人）

地区	每千人口卫生人员	每千人口执业（助理）医师	每千人口注册护士	每千人口药剂人员	每千人口医技人员	每千人口管理人员
四川省	3.77	1.07	0.92	0.13	0.13	0.18
民族地区	4.28	1.01	0.92	0.11	0.14	0.21
非民族地区	3.68	1.09	0.91	0.14	0.13	0.18

（二）卫生人力资源配置变化趋势

本节主要讨论四川省民族与非民族地区基层医疗卫生机构人力资源配置的变化趋势，主要指标包括每千人口卫生人员数、每千人口执业（助理）医师数、每千人口注册护士数、每千人口药剂人员数、每千人口医技人员数、每千人口卫生管理人员数、每基层医疗卫生机构拥有卫生人员数等。

1. 每千人口卫生人员数变化趋势

根据2010—2014年的数据（表7—4），民族地区与非民族地区每千人口卫生人员数均呈上升趋势。民族地区每千人口卫生人员数由2010年的3.34人上升到2014年的4.26人，非民族地区每千人口卫生人员数由2010年的3.08人上升到2014年的3.68人。民族地区每千人口卫生人员数多于非民族地区，差距呈逐步扩大趋势，详见图7—18。

表 7－4　2010—2014 年四川省每千人口卫生人员数及增长率

年份	四川省		民族地区		非民族地区	
	每千人口卫生人员数	增长率	每千人口卫生人员数	增长率	每千人口卫生人员数	增长率
2010	3.12	—	3.34	—	3.08	
2011	3.30	5.77%	3.53	5.64%	3.26	5.84%
2012	3.46	4.85%	3.84	8.71%	3.40	4.29%
2013	3.64	5.20%	4.09	6.52%	3.56	4.71%
2014	3.77	3.57%	4.26	4.96%	3.68	3.37%

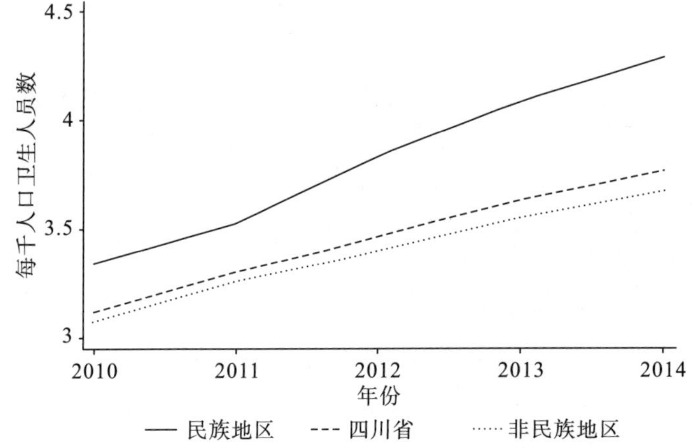

图 7－18　2010—2014 年四川省每千人口卫生人员数变化趋势

2. 每千人口执业（助理）医师数变化趋势

据 2010—2014 年数据（表 7－5），四川省民族与非民族地区执业（助理）医师数均逐年上升，民族地区每千人口执业（助理）医师数从 2010 年的 0.93 人增加到 2014 年的 1.01 人；非民族地区每千人口执业（助理）医师数从 2010 年的 0.95 人增加到 2014 年的 1.09 人。民族地区与非民族地区每千人口执业（助理）医师数相差不大，但 2010 年以来非民族地区以更快增长率发展，两类地区间差距有扩大趋势。详见图 7－19。

表 7-5　2010—2014 年四川省每千人口执业（助理）医师数及增长率

年份	四川省		民族地区		非民族地区	
	每千人口执业（助理）医师数	增长率	每千人口执业（助理）医师数	增长率	每千人口执业（助理）医师数	增长率
2010	0.95	—	0.93	—	0.95	—
2011	1.00	5.26%	0.95	2.15%	1.00	5.26%
2012	1.03	3.00%	0.96	1.05%	1.04	4.00%
2013	1.06	2.91%	0.98	2.08%	1.07	2.88%
2014	1.08	1.89%	1.01	3.06%	1.09	1.87%

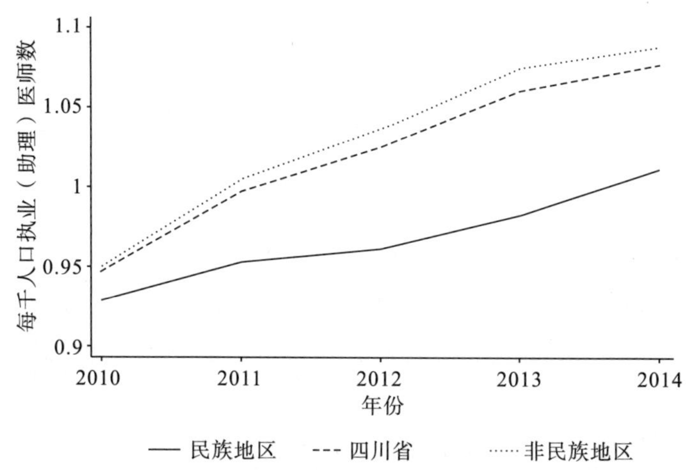

图 7-19　2010—2014 年四川省每千人口执业（助理）医师数变化趋势

3. 每千人口注册护士数变化趋势

据 2010—2014 年数据（表 7-6），四川省民族及非民族地区每千人口注册护士数均增加迅速，年增长率保持在 10%以上。2010—2014 年，民族地区每千人口注册护士数从 0.53 人上涨到 0.92 人；非民族地区每千人口注册护士数从 0.58 人上涨到 0.91 人。2010—2014 年两类地区每千人口注册护士数差距缩小，并且民族地区在 2014 年赶超非民族地区。详见图 7-20。

表 7-6 2010—2014 年四川省每千人口注册护士数及增长率

年份	四川省		民族地区		非民族地区	
	每千人口注册护士数	增长率	每千人口注册护士数	增长率	每千人口注册护士数	增长率
2010	0.57	—	0.53	—	0.58	—
2011	0.66	15.79%	0.60	13.21%	0.67	15.51%
2012	0.73	10.61%	0.69	15.00%	0.74	10.45%
2013	0.83	13.70%	0.81	17.39%	0.83	12.16%
2014	0.92	10.84%	0.92	13.58%	0.91	9.64%

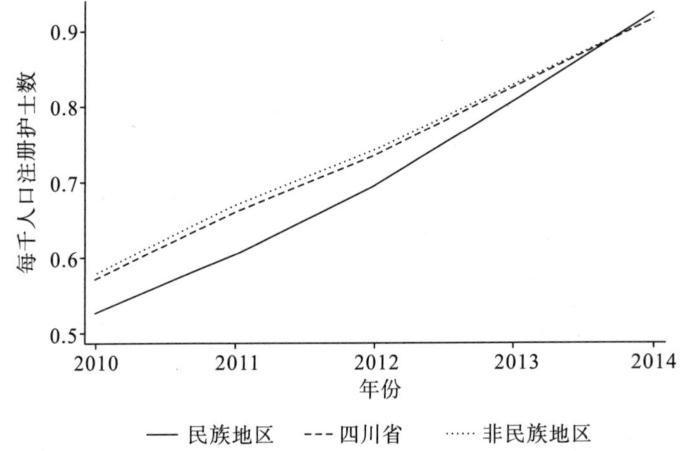

图 7-20 2010—2014 年四川省每千人口注册护士数变化趋势

4. 每千人口药剂人员数变化趋势

据 2010—2014 年数据（表 7-7），四川省民族与非民族地区每千人口药剂人员数均逐年增加。其中民族地区从 2010 年的每千人口 0.08 人增加到 2014 年的 0.11 人，非民族地区从 2010 年的每千人口 0.12 人增加到 2014 年的 0.14 人，增加幅度均较小。两类地区间每千人口药剂人员数以相近速度增长，差距没有明显缩小。详见图 7-21。

表 7-7　2010—2014 年四川省每千人口药剂人员数及增长率

年份	四川省		民族地区		非民族地区	
	每千人口药剂人员数	增长率	每千人口药剂人员数	增长率	每千人口药剂人员数	增长率
2010	0.12	—	0.08	—	0.12	—
2011	0.12	0.00	0.09	12.5%	0.13	8.33%
2012	0.12	0.00	0.09	0.00	0.13	0.00
2013	0.13	8.33%	0.10	11.11%	0.14	7.69%
2014	0.13	2.98%	0.11	10.00%	0.14	0.00

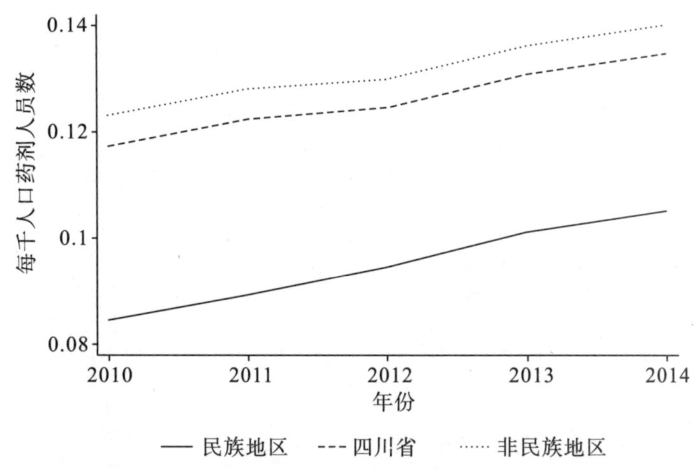

图 7-21　2010—2014 年四川省每千人口药剂人员数变化趋势

5. 每千人口医技人员数变化趋势

据 2010—2014 年数据（表 7-8），四川省民族及非民族地区每千人口医技人员数均逐年增加，民族地区由 2010 年的 0.10 人上升到 2014 年的 0.14 人，非民族地区由 2010 年的 0.10 人上升到 2014 年的 0.13 人。民族地区每千人口医技人员数增长迅速，于 2013 年超过非民族地区。详见图 7-22。

表 7-8　2010—2014 年四川省每千人口医技人员数及增长率

年份	四川省		民族地区		非民族地区	
	每千人口医技人员数	增长率	每千人口医技人员数	增长率	每千人口医技人员数	增长率
2010	0.10	—	0.10	—	0.10	—
2011	0.11	10.00%	0.11	10.00%	0.11	10.00%
2012	0.11	0.00	0.11	0.00	0.11	0.00
2013	0.12	9.09%	0.12	9.09%	0.12	9.09%
2014	0.13	8.33%	0.14	16.67%	0.13	8.33%

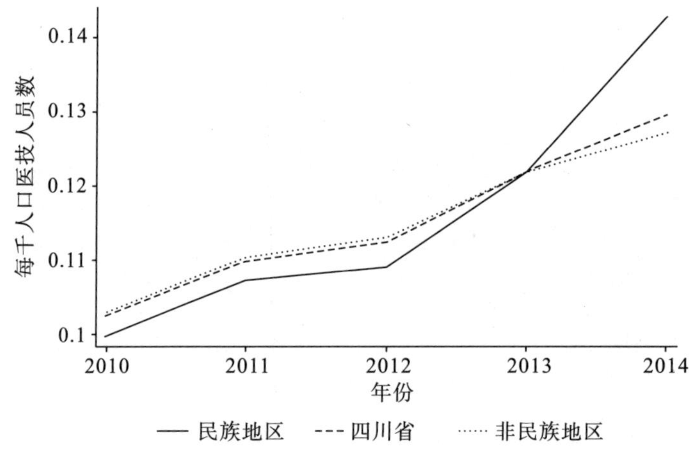

图 7-22　2010—2014 年四川省每千人口医技人员数变化趋势

6. 每千人口卫生管理人员数

据 2010—2014 年数据（表 7-9），四川省民族与非民族地区每千人口卫生管理人员数均逐年增加，民族地区由 2010 年的 0.16 人增加到 2014 年的 0.21 人，非民族地区由 2010 年的 0.14 人上升到 2014 年的 0.18 人。5 年间，两类地区间每千人口卫生管理人员数差距无明显变化。详见图 7-23。

表 7－9　2010—2014 年四川省每千人口卫生管理人员数及增长率

年份	四川省		民族地区		非民族地区	
	每千人口管理人员数	增长率	每千人口管理人员数	增长率	每千人口管理人员数	增长率
2010	0.15	—	0.16	—	0.14	—
2011	0.16	6.67%	0.18	12.50%	0.16	14.25%
2012	0.16	0.00	0.18	0.00	0.15	−6.25%
2013	0.17	6.25%	0.19	5.56%	0.17	13.33%
2014	0.18	5.88%	0.21	15.79%	0.18	5.88%

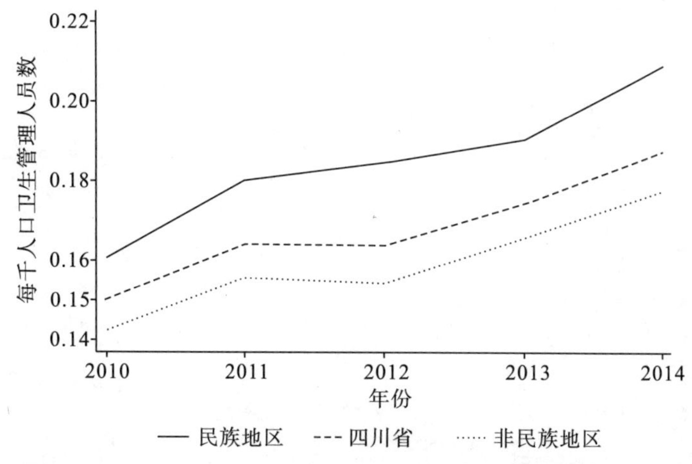

图 7－23　2010—2014 年四川省每千人口卫生管理人员数变化趋势

（三）每基层医疗卫生机构拥有卫生人员数

每医疗机构拥有卫生人员数可以粗略反映医疗机构的规模和业务能力。据表 7－10，2014 年，四川省民族地区每基层医疗卫生机构拥有各类卫生人员数均少于非民族地区。民族地区，平均每所基层医疗卫生机构拥有卫生人员 4.22 人，执业（助理）医师 0.99 人，注册护士 0.90 人，药剂人员 0.10 人，医技人员 0.15 人，管理人员 0.23 人；非民族地区，平均每所基层医疗卫生机构拥有卫生人员 5.98 人，执业（助理）医师 1.77 人，注册护士 1.49 人，药剂人员 0.23 人，医技人员 0.21 人，管理人员 0.29 人。

表 7-10　2014 年四川省每基层医疗卫生机构拥有卫生人员数

地区	卫生人员	执业助理医师	注册护士	药剂人员	医技人员	管理人员
全省	5.57	1.59	1.35	0.20	0.19	0.27
民族地区	4.22	0.99	0.90	0.10	0.15	0.23
非民族地区	5.98	1.77	1.49	0.23	0.21	0.29

（四）每基层医疗卫生机构拥有卫生人员数变化趋势

2010—2014 年，四川省民族与非民族地区拥有各类卫生人员数均逐年增加。但是，两类地区每基层医疗卫生机构拥有执业（助理）医师数、注册护士数差距扩大。两类地区每基层医疗卫生机构拥有医技人员数差距缩小，拥有卫生人员数及药剂人员数差距没有明显变化。详见图 7-24 至图 7-28。

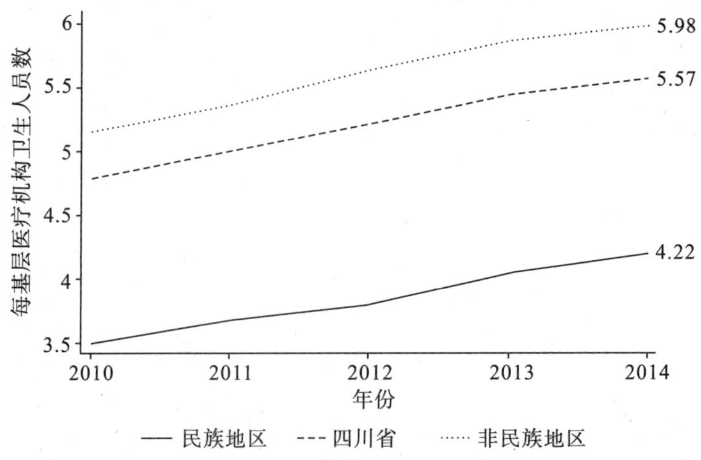

图 7-24　2010—2014 年四川省每基层医疗卫生机构拥有卫生人员数变化趋势

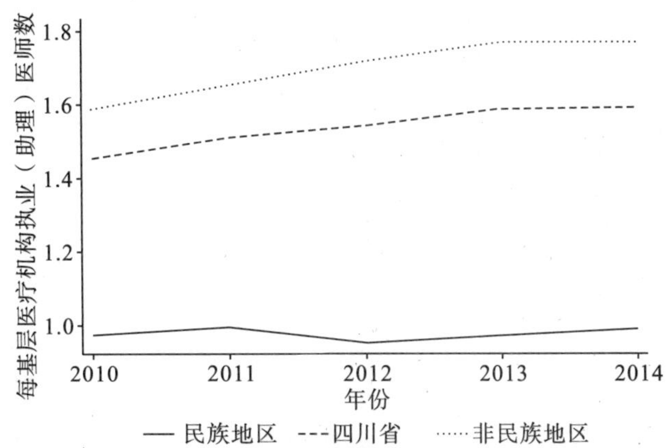

图 7－25　2010—2014 年四川省每基层医疗卫生机构拥有执业（助理）医师数变化趋势

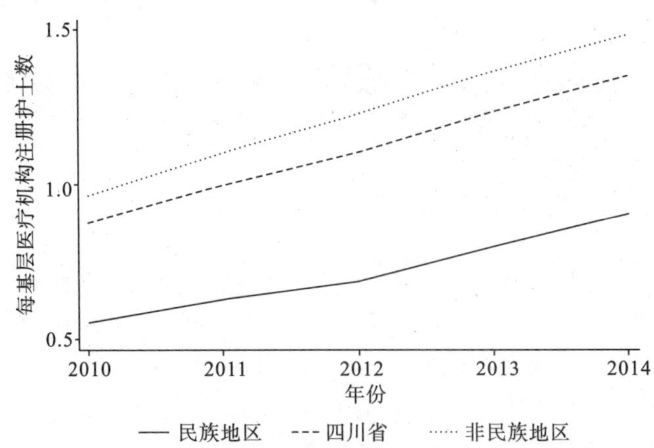

图 7－26　2010—2014 年四川省每基层医疗卫生机构拥有注册护士数变化趋势

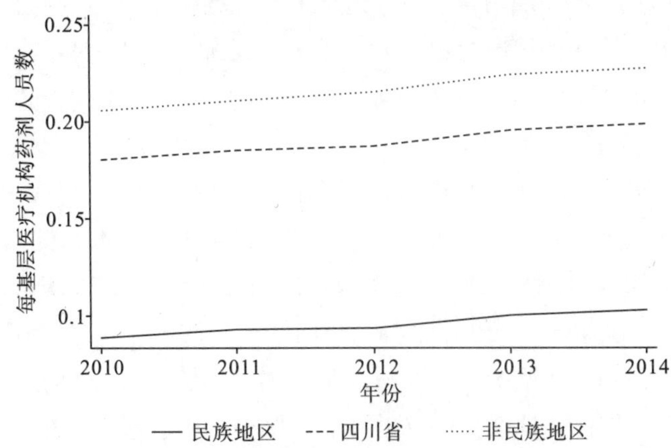

图 7－27　2010—2014 年四川省每基层医疗卫生机构拥有药剂人员数变化趋势

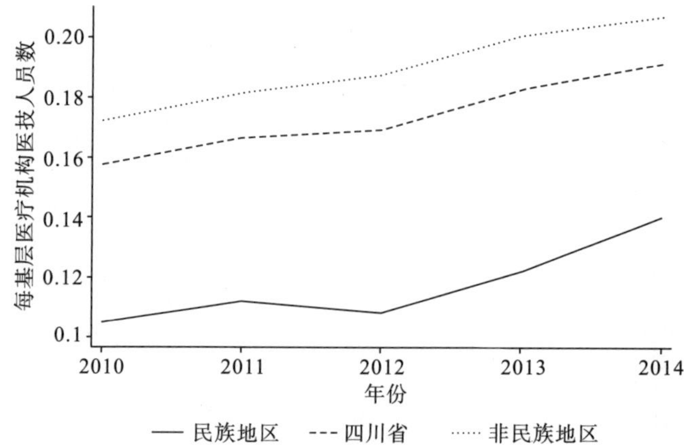

图 7－28　2010—2014 年四川省每基层医疗卫生机构拥有医技人员数变化趋势

六、基层卫生人力资源利用效率差异及变化趋势

（一）卫生人力资源利用效率

通过比较民族和非民族地区各类基层医疗卫生机构卫生技术人员人均日负担门诊次数和床日数，可以了解基层卫生技术人员的工作效率，也可以间接了解基层卫生人力对居民卫生服务需求的满足情况。2014 年，四川省民族地区基层医疗卫生机构各类卫生技术人员人均日负担门诊病例情况为：执业（助理）医师 4.64 人次，注册护士 5.08 人次，药剂人员 44.69 人次，医技人员 32.90 人次。2014 年，四川省非民族地区基层医疗卫生机构各类卫生技术人员人均日均负担门诊病例情况为：执业（助理）医师 5.39 人次，注册护士 6.42 人次，药剂人员 41.95 人次，医技人员人均负担 46.13 人次。2014 年，四川省民族地区基层医疗卫生机构各类卫生技术人员人均日均负担床日数情况为：执业（助理）医师 1.9 床日，注册护士 2.15 床日，药剂人员 18.93 床日，医技人员人均负担 13.94 床日；非民族地区基层各类卫生技术人员人均日负担床日数情况为：执业（助理）医师 2.13 床日，注册护士 2.54 床日，药剂人员 16.57 床日，医技人员 18.22 床日。比较而言，民族地区基层医疗卫生机构的执业（助理）医师、注册护士、医技人员人均日均负担门诊次数和床日数均少于非民族地区，即民族地区执业（助理）医师、护士和医技人员效率低于非民族地区。而民族地区基层医疗卫生机构药剂人员人均日均负担门诊次数和床日

数高于非民族地区基层医疗卫生机构的药剂人员。详见表7－11。

表7－11　2014年四川省各卫生技术人员人均日均负担门诊次数和床日数

地区	人均日均负担门诊次数					人均日均负担床日数				
	卫生人员数	执业（助理）医师	注册护士	药剂人员	医技人员	卫生人员数	执业（助理）医师	注册护士	药剂人员	医技人员
四川省	1.51	5.29	6.22	42.27	43.92	0.60	2.11	2.48	16.84	17.50
民族地区	1.09	4.64	5.08	44.69	32.90	0.46	1.97	2.15	18.93	13.94
非民族地区	1.60	5.39	6.42	41.95	46.13	0.63	2.13	2.54	16.57	18.22

（二）卫生人力资源利用效率变化趋势

2010—2014年，民族与非民族地区各类卫生技术人员日均负担呈现不同的变化趋势，详见图7－29至图7－36。民族与非民族地区基层医疗卫生机构执业（助理）医师日均负担门诊次数和床日数整体上呈上升趋势，其中民族地区与非民族地区执业（助理）医师日均负担门诊次数差距逐年扩大，而日均负担床日数差距逐年缩小。两类地区基层医疗卫生机构注册护士日均负担门诊次数和床日数均呈下降趋势，且差异正在扩大。两类地区基层医疗卫生机构药剂人员日均负担门诊次数呈现不同的变化趋势。民族地区基层医疗卫生机构药剂人员日均负担门诊次数呈下降趋势，而非民族地区药剂人员日均负担门诊次数呈上升趋势，两类地区间药剂人员日均负担门诊次数差距正在缩小；两类地区基层医疗卫生机构药剂人员日均负担床位数以相同的增长率上升。两类地区基层医疗卫生机构医技人员日均负担门诊次数和床日数波动较大，均于2012年上升到高值后下降，其中民族地区医技人员日均负担床日数跌至低于2010年水平。民族地区医技人员日均负担门诊次数下降幅度大于非民族地区，两类地区间差异存在扩大趋势。

根据上述变化趋势总结如下：民族与非民族地区基层医疗卫生机构执业（助理）医师工作效率近年来有所提高，门诊方面非民族地区提高幅度大于民族地区，而住院方面民族地区提高幅度大于非民族地区；民族与非民族地区基层医疗卫生机构注册护士工作效率均下降明显，门诊方面民族地区下降幅度较非民族地区大，而住院方面两类地区下降速率相同；民族地区基层医疗卫生机构药剂人员门诊工作强度有所下降，非民族地区药剂人员工作强度有所上升。

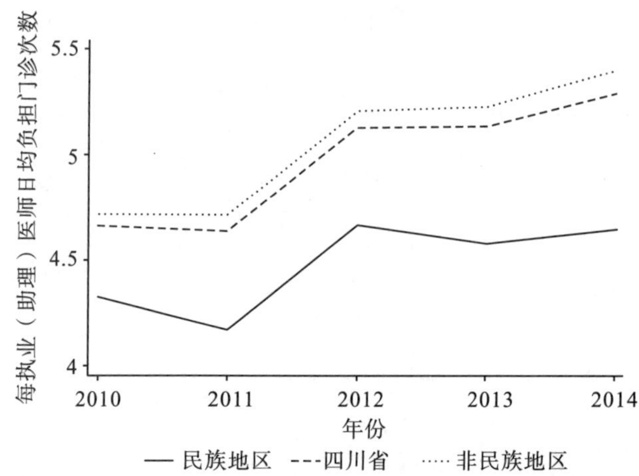

图 7-29　2010—2014 年四川省基层执业（助理）医师日均负担门诊次数变化趋势

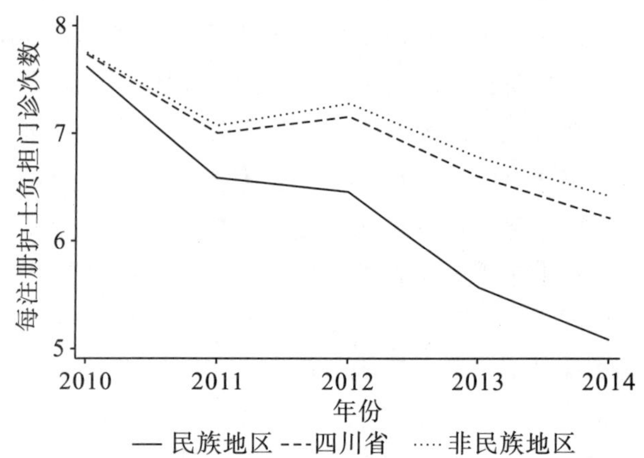

图 7-30　2010—2014 年四川省基层注册护士日均负担门诊次数变化趋势

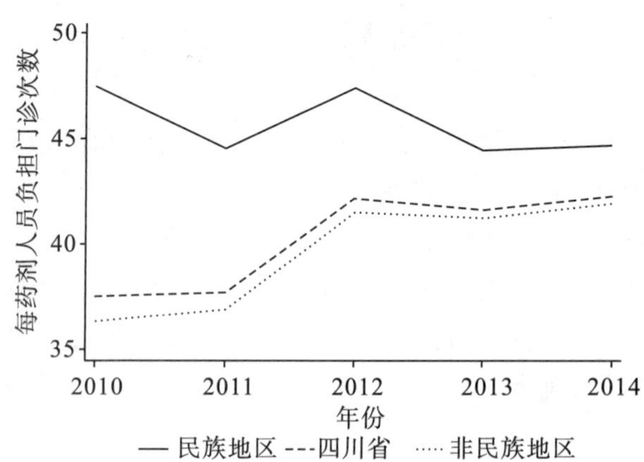

图 7-31　2010—2014 年四川省基层药剂人员日均负担门诊次数变化趋势

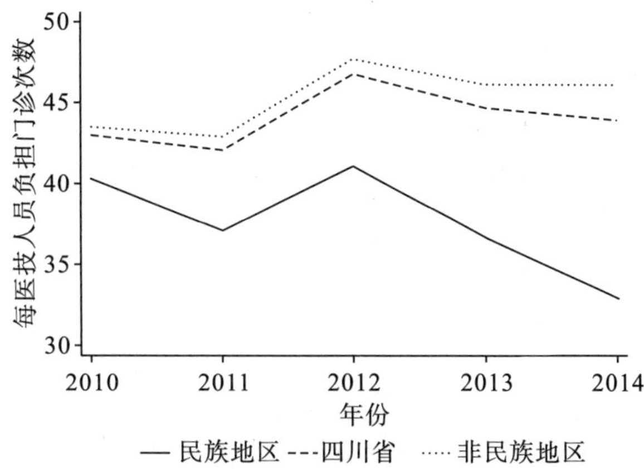

图 7－32　2010—2014 年四川省基层医技人员日均负担门诊次数变化趋势

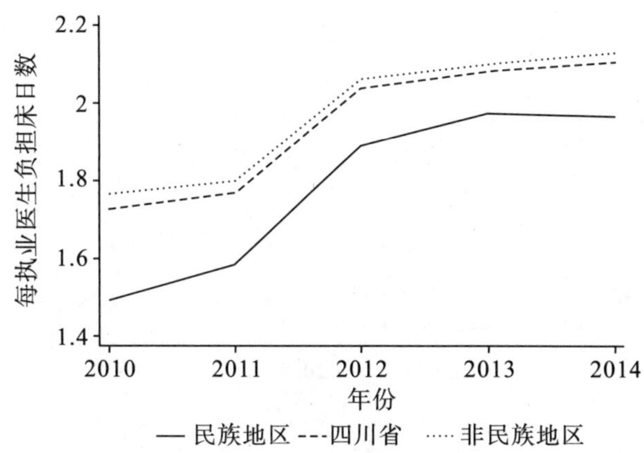

图 7－33　2010—2014 年四川省基层执业（助理）医师日均负担床日数变化趋势

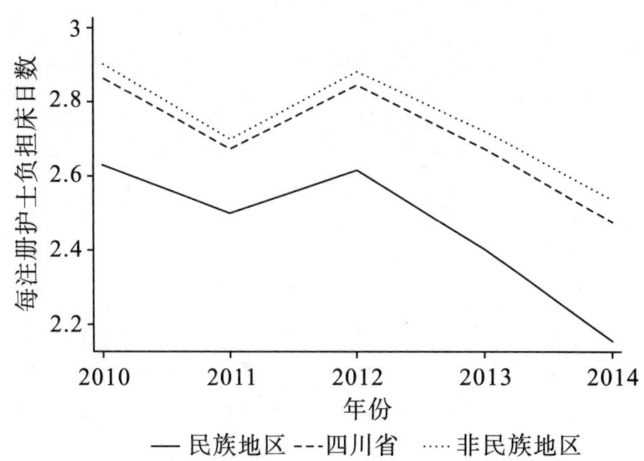

图 7－34　2010—2014 年四川省基层注册护士日均负担床日数变化趋势

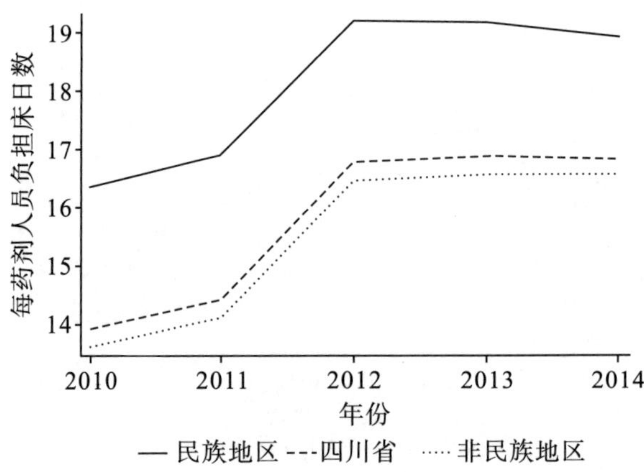

图 7−35　2010—2014 年四川省基层药剂人员日均负担床日数变化趋势

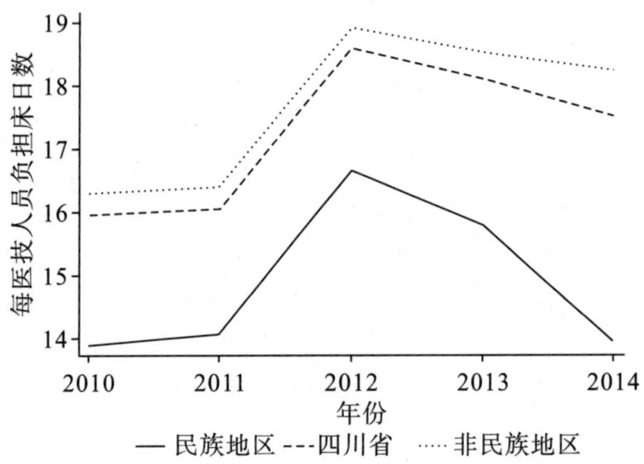

图 7−36　2010—2014 年四川省基层医技人员日均负担床日数变化趋势

第八章　民族地区内卫生人力资源差异及变化趋势

本章主要讨论四川省民族地区内部基层医疗卫生机构卫生人力资源差异及变化趋势，包括卫生人力数量、学历构成、职称构成，卫生人力资源配置、利用效率的差异及变化趋势，以及民族地区内卫生人力资源分布的均衡性分析。

一、卫生人力数量差异及变化趋势

本节主要讨论四川省四类民族地区间（凉山州、阿坝州、甘孜州、民族待遇县）基层医疗卫生机构卫生人力数量及构成差异及其变化趋势，包括卫生人员、执业（助理）医师、注册护士、药剂人员、医技人员等。

（一）卫生人力数量差异

根据2014年的数据（表8−1），从卫生人力数量的绝对数来看，民族待遇县最多，凉山州次之，阿坝州再次，甘孜州的卫生人力数量最少。在各民族地区内部，县级卫生人员数明显高于乡镇级和村级。在阿坝州和甘孜州，乡镇级和村级卫生人员数差别不大；凉山州的村级卫生人员数比乡镇级略多；民族待遇县的乡镇级卫生人员数则相反，乡镇级明显多于村级。在卫生技术人员数方面，县级卫生人员数明显高于乡镇级和村级。以执业（助理）医师为例，阿坝州和甘孜州县级执业（助理）医师数为乡镇级的2～3倍，这一变化趋势在村级更为明显，可见这两个地区村级执业（助理）医师数极少，分别只有21和5人。注册护士、药剂人员和医技人员在村级均没有配备，县级卫生技术人员数明显高于乡镇级。综上所述，从各地区纵向的卫生人力数量的绝对数来看，凉山州和民族待遇县的情况明显好于阿坝州和甘孜州。如各地区内部横向比较，县级卫生人力资源优于乡镇级和村级。

表 8-1　2014 年四川省民族地区内基层医疗卫生机构卫生人力数量情况

地区	卫生人员数			卫生技术人员数									
				执业（助理）医师			注册护士		药剂师		医技人员		合计
	县级	乡镇级	村级	县级	乡镇级	村级	县级	乡镇级	县级	乡镇级	县级	乡镇级	
阿坝州	3389	1489	1529	1062	400	21	820	301	131	28	242	36	3041
甘孜州	2803	2391	2184	922	320	5	673	409	74	52	191	48	2694
凉山州	8129	5050	5839	2349	1838	405	2867	1240	241	109	426	148	9623
民族待遇县	11920	7899	6613	3124	2832	689	4388	2059	461	355	635	245	14788
合计	26241	16829	16165	7457	5390	1120	8748	4009	907	544	1494	477	30146

（二）卫生人力数量变化趋势

2010—2014 年，四川省民族地区执业（助理）医师所占比例在四个地区均有所下降，与此同时，注册护士所占比例上升较为明显。阿坝州的医技人员比例也有所上升，药剂人员的比例则大体不变。其他三个地区的药剂人员和医技人员的比例均基本不变。详见图 8-1。

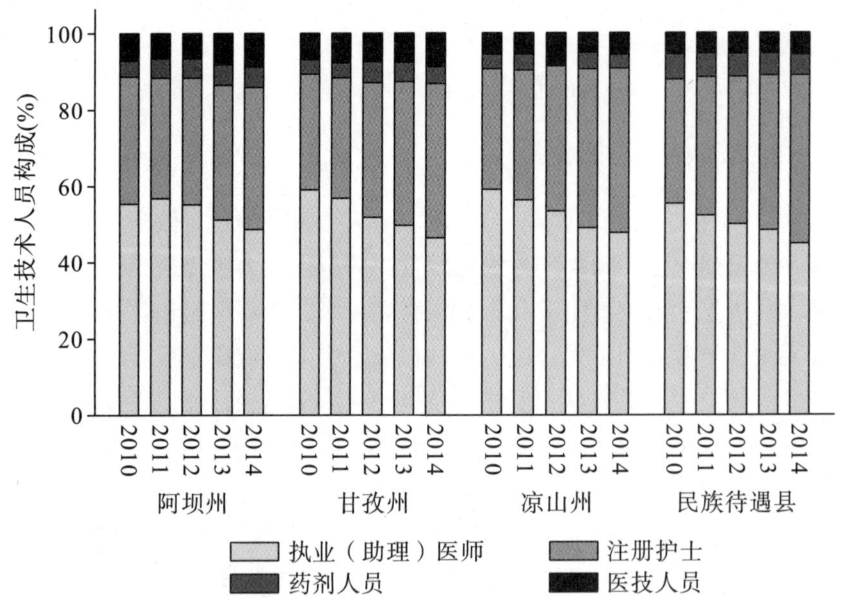

图 8-1　2010—2014 年四川省民族地区内卫生技术人员构成变化趋势

二、卫生人力学历构成差异及变化趋势

本节主要讨论四川省民族地区内卫生人力学历构成差异及变化趋势，关注的对象包括医生、护士、药剂人员、医技人员等，学历分为本科及以上、专科、中专和其他。

（一）卫生人员学历构成

根据2014年数据，四川省民族地区内医疗卫生机构各类卫生技术人员均以专科学历为主，中专学历次之，本科及以上学历再次之，其他学历最少。医生高学历（本科及以上）比例明显高于其他卫生技术人员类型。阿坝州医疗卫生机构较高学历（本科及以上和专科）卫生技术人员所占比例最大。详见图8-2。

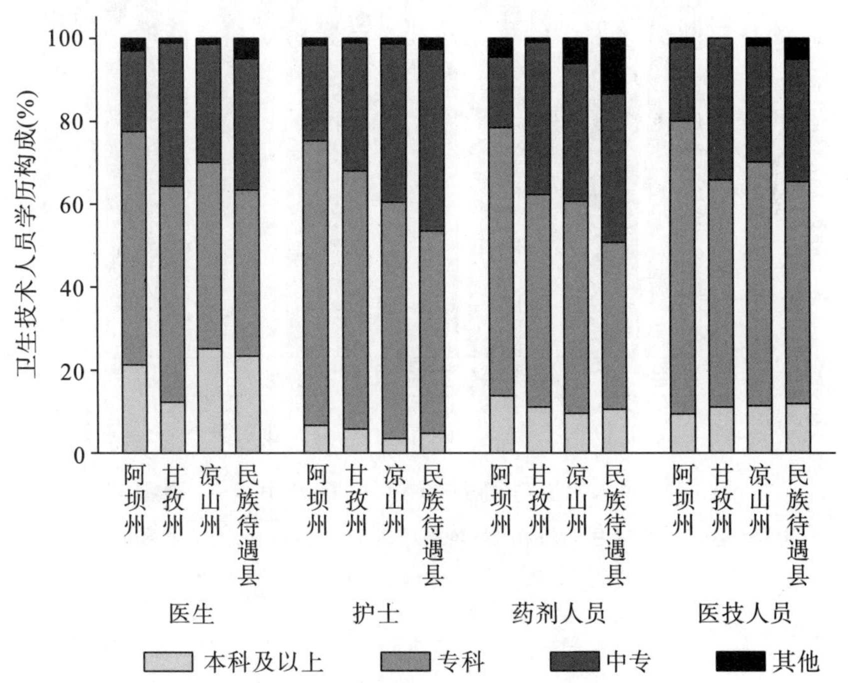

图8-2　2010—2014年四川省民族地区内卫生技术人员学历构成

（二）卫生人力学历构成变化趋势

2010—2014 年，四川省民族地区内卫生技术人员的总体学历水平均有所增长，但不同地区的变化趋势有所不同。2010—2011 年阿坝州医生学历构成中本科及以上学历人员所占比例有所下降，2011 年后这一比例逐年上升；5 年间专科学历人员所占比例变化不大，中专学历所占比例有所下降，其他学历人员所占比例略有上升。注册护士、药剂人员、医技人员的变化情况与执业（助理）医师大体类似，总体表现为本科及以上学历人员所占比例上升，其他学历人员的比例略有浮动。甘孜州的卫生技术人员中本科及以上学历所占比例总体呈上升趋势，中专、其他学历人员所占比例减少。凉山州和民族待遇县的变化趋势类似，均表现为本科及以上学历人员所占比例上升，其他学历人员所占比例下降。详见图 8-3 至图 8-6。

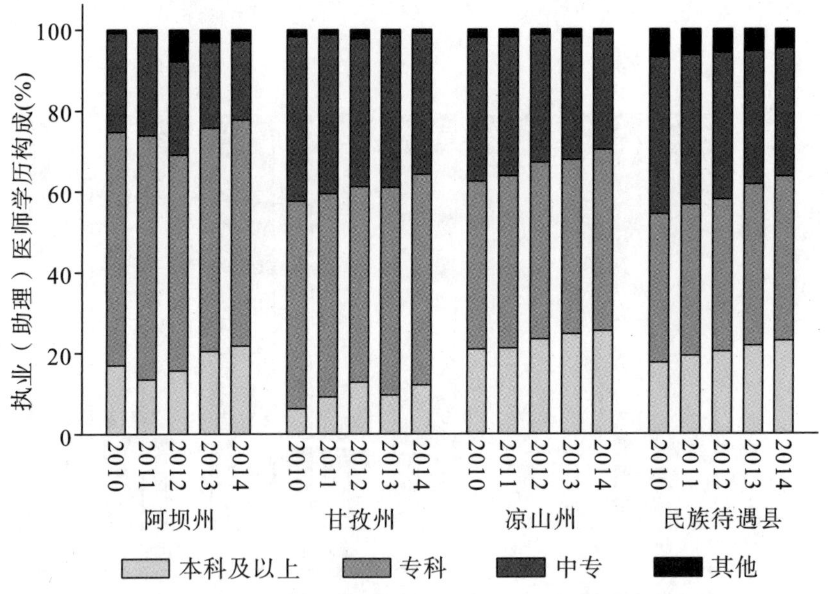

图 8-3　2010—2014 年四川省民族地区内执业（助理）医师学历构成变化趋势

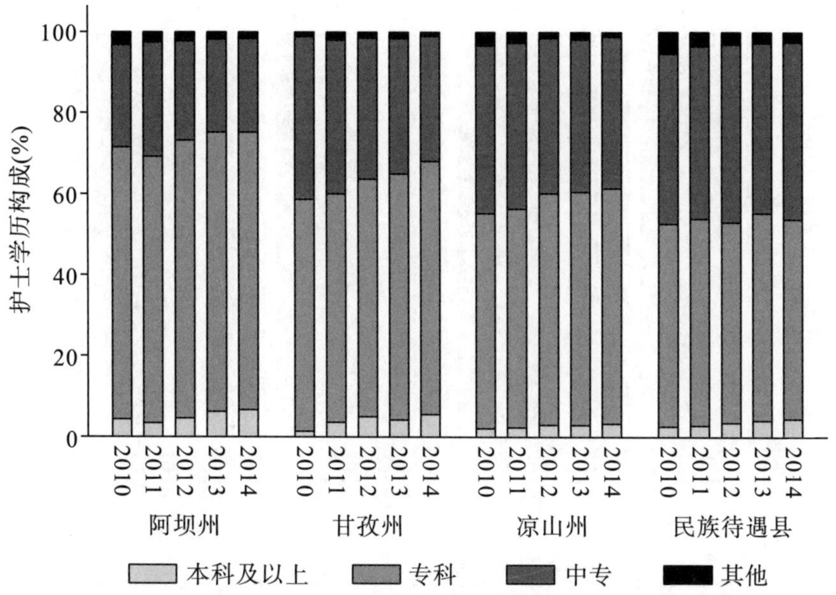

图 8-4　2010—2014 年四川省民族地区内护士学历构成变化趋势

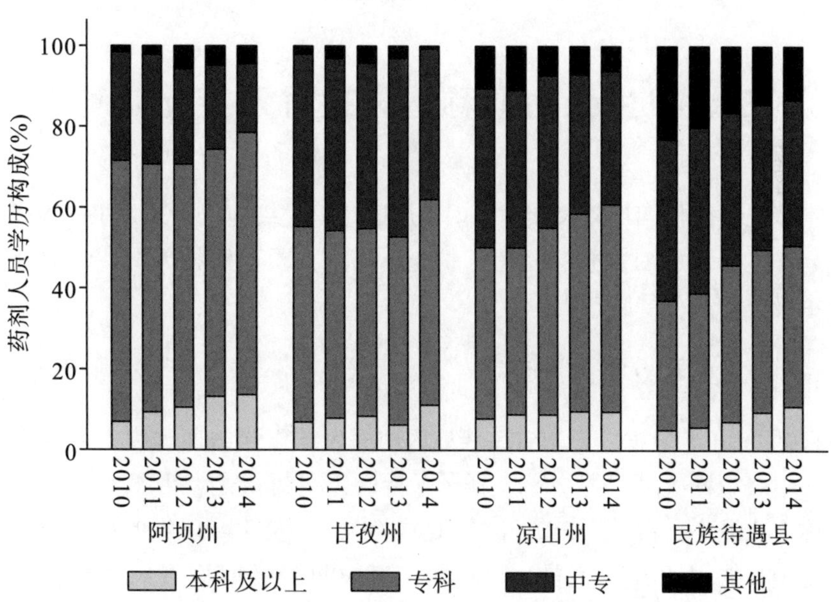

图 8-5　2010—2014 年四川省民族地区内药剂人员学历构成变化趋势

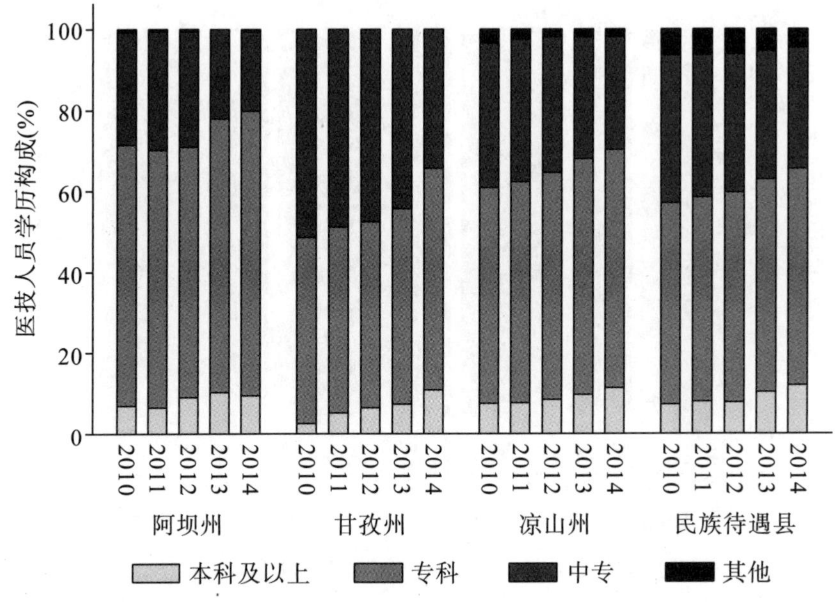

图 8-6　2010—2014 年四川省民族地区内医技人员学历构成变化趋势

三、卫生人力职称构成差异及变化趋势

本节主要分析四川省民族地区内基层医疗卫生机构卫生人力职称构成及其变化趋势，关注的对象包括医生、护士、药剂人员、医技人员，职称分为高级、中级、初级和待聘四类。

（一）卫生人力职称构成

根据 2014 年数据，四川省民族地区内医生均以初级职称为主，占 50%～64%，中级职称次之，占 19%～26%，待聘人员再次之，占 11%～18%，高级职称占比最小，占 6%～10%。各类卫生技术人员中，医生的高级职称比例明显高于其他卫生技术人员，阿坝州、凉山州高级职称占比最高，均达到 10%，民族待遇县最低，仅 6.4%。

各民族地区护士以初级职称为主，占 59%～78%，其次为中级职称和待聘人员，分别占 9%～19%，再次为高级职称，占 2%～7%。几类民族地区中，阿坝州高级职称护士占比最大，中高级职称共占 23.7%；其次为甘孜州，中高级职称共占 20.7%；再次为凉山州，中高级职称共占 16.7%；最差为民族待遇县，中高级职称共占 12%。

各民族地区药剂人员以初级职称为主，占 60%～72%；其次为中级职称和待聘，占比均在 12%～20%；再次为高级职称，不足 5%。几类民族地区中，凉山州中高级职称药剂人员所占比例最大，共计 23.5%；阿坝州次之，中高级职称占 21.7%；民族待遇县最低，中高级职称共占 13.6%。

各民族地区医技人员以初级职称为主，占 57%～67%；其次为待聘，占 15%～21%；再次为中级职称，占 14%～18%；高级职称最少，占 3%～8%。几类民族地区中，阿坝州和凉山州中高级职称医技人员所占比例最大，约 22%；甘孜州和民族待遇县中高级职称所占比例约 17%。

综上所述，各民族地区各类卫生技术人员均以初级职称为主，占比超过 50%；其次依次为中级职称、待聘、高级职称。总体来说，凉山州、阿坝州各类卫生技术人员职称高于其他民族地区。详见表 8－2 和图 8－7 至图 8－10。

表 8－2　2014 年四川省各民族地区各类卫生技术人员职称构成

人员类别	地区	高级	中级	初级	待聘	合计
医生	阿坝州	10.0%	23.1%	49.2%	17.6%	100.0%
	甘孜州	7.4%	20.5%	59.6%	12.5%	100.0%
	凉山州	10.0%	25.8%	53.0%	11.3%	100.0%
	民族待遇县	6.4%	19.0%	63.4%	11.1%	100.0%
护士	阿坝州	6.4%	17.3%	59.2%	17.1%	100.0%
	甘孜州	2.6%	18.1%	70.7%	8.5%	100.0%
	凉山州	2.7%	14.0%	70.4%	13.0%	100.0%
	民族待遇县	2.7%	9.3%	77.7%	10.4%	100.0%
药剂人员	阿坝州	4.0%	17.7%	60.0%	18.3%	100.0%
	甘孜州	3.3%	11.9%	66.3%	18.5%	100.0%
	凉山州	3.6%	19.9%	64.6%	11.9%	100.0%
	民族待遇县	1.4%	12.2%	71.2%	15.2%	100.0%
医技人员	阿坝州	7.4%	14.1%	57.6%	20.8%	100.0%
	甘孜州	3.1%	13.9%	65.8%	17.3%	100.0%
	凉山州	4.5%	17.6%	61.7%	16.2%	100.0%
	民族待遇县	4.2%	13.4%	66.7%	15.7%	100.0%

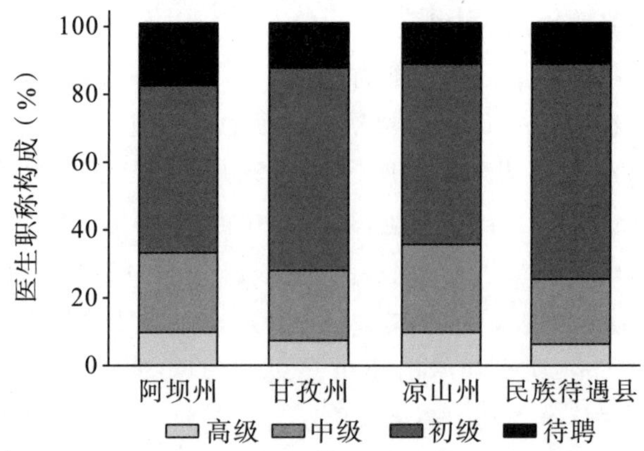

图 8-7　2014 年四川省各民族地区医生职称构成

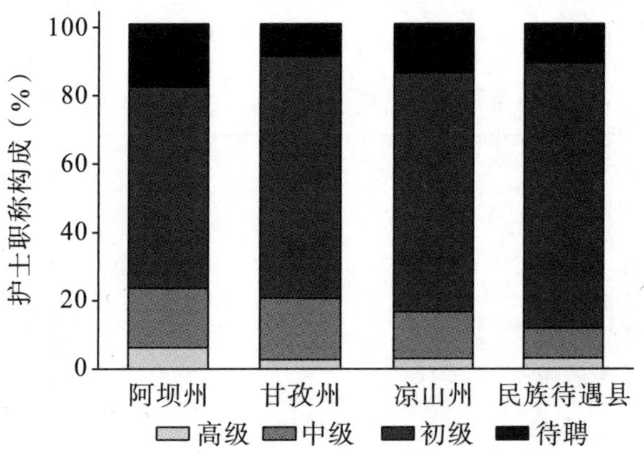

图 8-8　2014 年四川省各民族地区护士职称构成

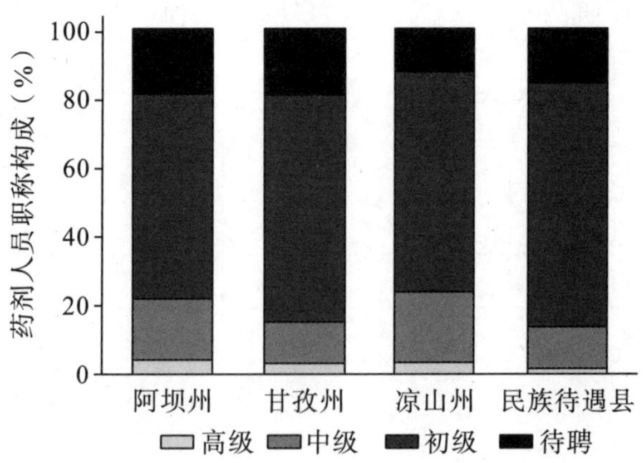

图 8-9　2014 年四川省各民族地区药剂人员职称构成

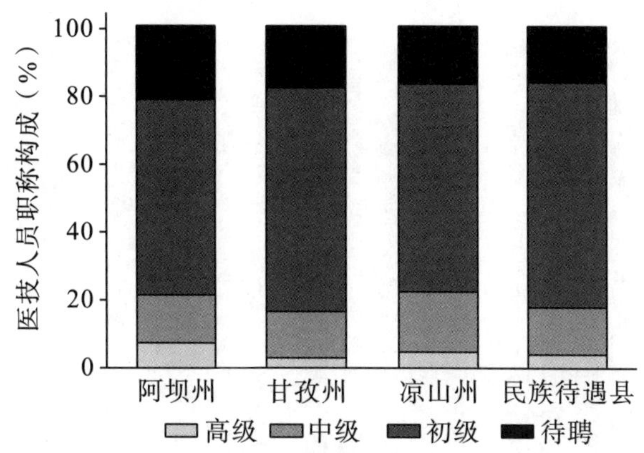

图 8-10　2014 年四川省各民族地区医技人员职称构成

（二）卫生人力职称构成变化趋势

2010—2014 年 5 年间，各民族地区医生高级职称所占比例有轻微上升，待聘所占比例也呈现上升趋势。阿坝州护士高级职称比例有所增加，其他民族地区护士高级职称比例维持稳定；四类民族地区护士中级职称比例都有明显下降。阿坝州药剂人员高级职称比例有所增加，甘孜州药剂人员高级职称比例增加到 2012 年的高值后又于 2014 年降回到 2010 年水平，凉山州和民族待遇县药剂人员高级职称比例均维持稳定；阿坝州、甘孜州药剂人员中级职称比例下降明显，尤其是甘孜州，凉山州和民族待遇县药剂人员中级职称比例波动不大；四类民族地区药剂人员待聘人员所占比例均有明显增加。四类民族地区医技人员高级职称人员所占比例基本维持不变，中级职称人员所占比例均有明显下降，待聘人员所占比例均有所增加。详见图 8-11 至图 8-14。

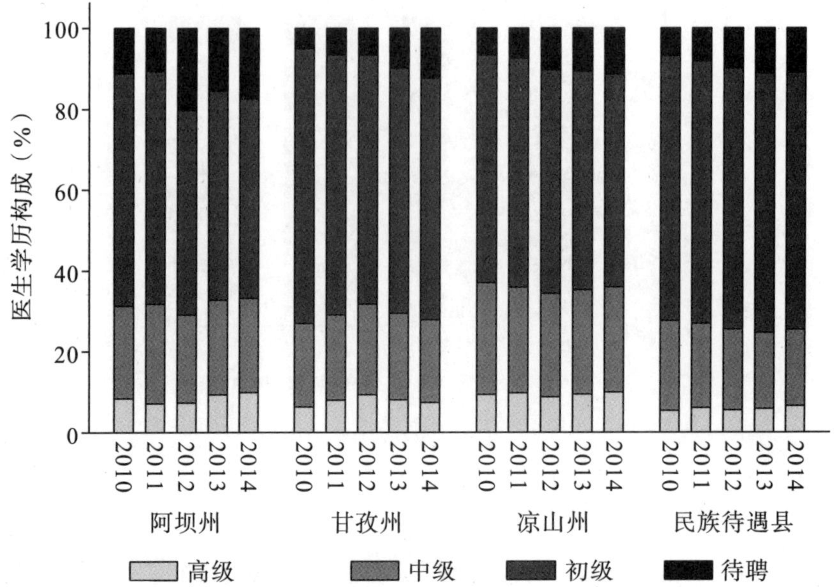

图 8-11　2010—2014 年四川省各民族地区医生职称构成变化趋势

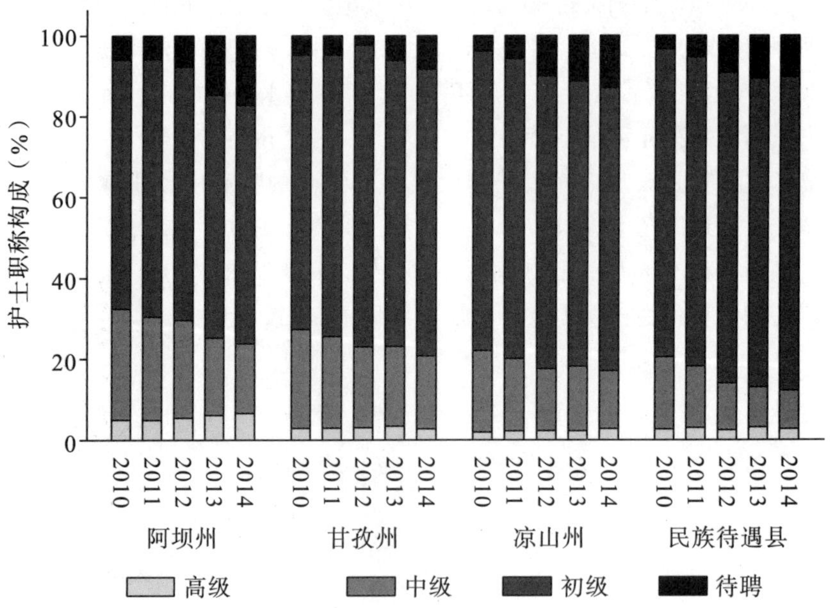

图 8-12　2010—2014 年四川省各民族地区护士职称构成变化趋势

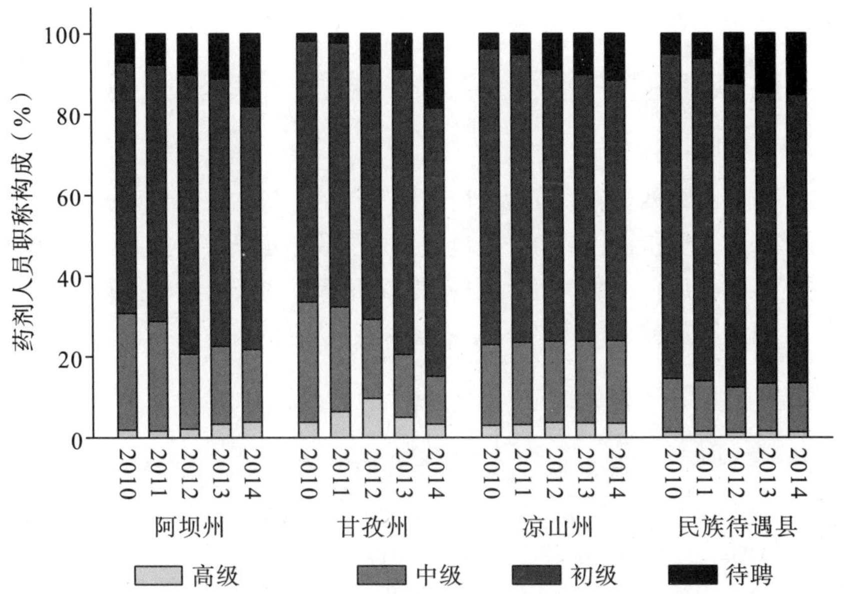

图 8－13　2010—2014 年四川省各民族地区药剂人员职称构成变化趋势

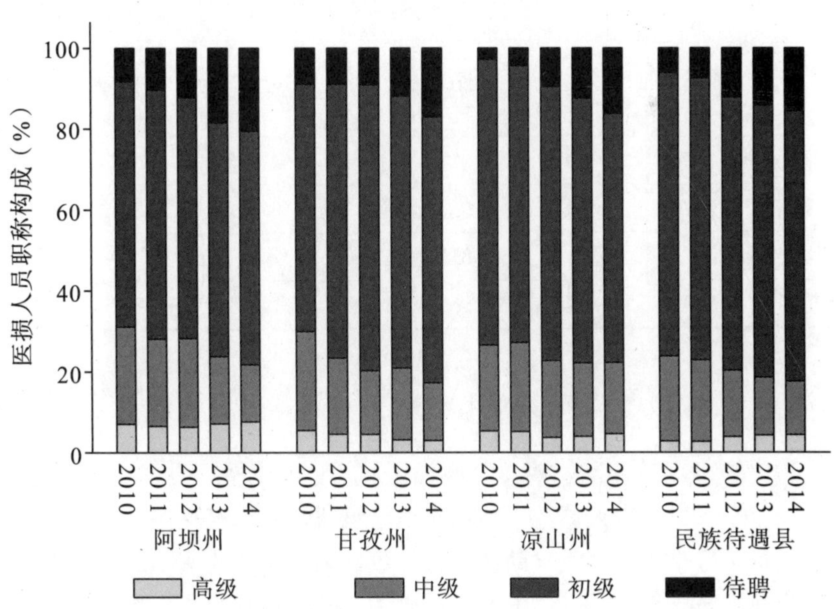

图 8－14　2010—2014 年四川省各民族地区医技人员职称构成变化趋势

四、民族地区内卫生人力资源配置差异及变化趋势

本节主要讨论四川省民族地区内基层医疗卫生机构卫生人力资源配置差异及变化趋势，主要指标包括每千人口卫生人员数、每千人口执业（助理）医师数、每千人口注册护士数、每千人口药剂人员数、每千人口医技人员数、每千人口卫生管理人员数、每基层医疗卫生机构拥有卫生人员数等。

（一）卫生人力资源配置

截至2014年，各民族地区的各个指标如表8－3所示，包括每千人口卫生人员数、每千人口卫生技术人员数、每千人口卫生管理人员数，都呈现以下趋势，即阿坝州＞甘孜州＞民族待遇县＞凉山州。

表8－3　2014年民族地区每千人卫生人力资源配置情况

地区	卫生人员数	卫生技术人员数					卫生管理人员数
		执业（助理）医师	注册护士	药剂人员	医技人员	合计	
阿坝州	6.96	1.61	1.22	0.17	0.30	3.31	0.49
甘孜州	6.70	1.13	0.98	0.11	0.22	2.44	0.42
凉山州	3.76	0.91	0.81	0.07	0.11	1.90	0.13
民族待遇县	3.93	0.99	0.96	0.12	0.13	2.20	0.20

（二）卫生人力资源配置变化趋势

2010—2014年5年间，四类民族地区每千人口各类卫生人员数均有所增加。对于每千人口卫生人员数，阿坝州增长最快，其余三类民族地区以相同速度增长；对于每千人口执业（助理）医师数，阿坝州增长速度最快，凉山州增长速度与阿坝州持平；对于每千人口注册护士数，阿坝州增长速度最快，其他三类民族地区平行增长；对于每千人口药剂人员数和医技人员数，阿坝州增长最快，甘孜州次之，凉山州和民族待遇地区增长缓慢。详见表8－4、图8－15至图8－19。

表 8-4　2010—2014 年四川省各民族地区每千人口基层医疗卫生机构卫生人员数变化趋势

地区	年份	卫生人员数	卫生技术人员数					卫生管理人员数
			执业（助理）医师	注册护士	药剂人员	医技人员	合计	
阿坝州	2010	5.34	1.27	0.77	0.10	0.17	2.31	0.38
	2011	5.36	1.43	0.80	0.12	0.17	2.52	0.41
	2012	5.92	1.49	0.90	0.13	0.19	2.70	0.34
	2013	6.51	1.55	1.07	0.16	0.25	3.04	0.39
	2014	6.96	1.61	1.22	0.17	0.30	3.31	0.49
甘孜州	2010	5.64	1.23	0.63	0.08	0.15	2.09	0.43
	2011	5.98	1.29	0.73	0.09	0.18	2.29	0.44
	2012	6.30	1.15	0.78	0.12	0.17	2.21	0.43
	2013	6.55	1.14	0.86	0.11	0.18	2.29	0.43
	2014	6.70	1.13	0.98	0.11	0.22	2.44	0.42
凉山州	2010	2.92	0.91	0.50	0.06	0.09	1.56	0.08
	2011	3.09	0.90	0.54	0.06	0.10	1.59	0.08
	2012	3.44	0.88	0.63	0.06	0.09	1.66	0.13
	2013	3.57	0.87	0.74	0.07	0.10	1.77	0.11
	2014	3.76	0.91	0.81	0.07	0.11	1.90	0.13
民族待遇县	2010	3.00	0.84	0.50	0.10	0.09	1.53	0.15
	2011	3.20	0.87	0.61	0.10	0.09	1.68	0.18
	2012	3.44	0.92	0.70	0.11	0.10	1.83	0.17
	2013	3.74	0.97	0.81	0.11	0.11	2.01	0.18
	2014	3.93	0.99	0.96	0.12	0.13	2.20	0.20

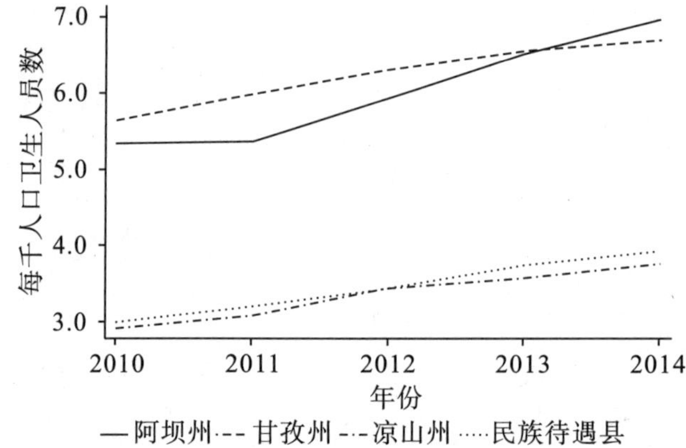

图 8－15　2010—2014 年四川省各民族地区每千人口卫生人员数变化趋势

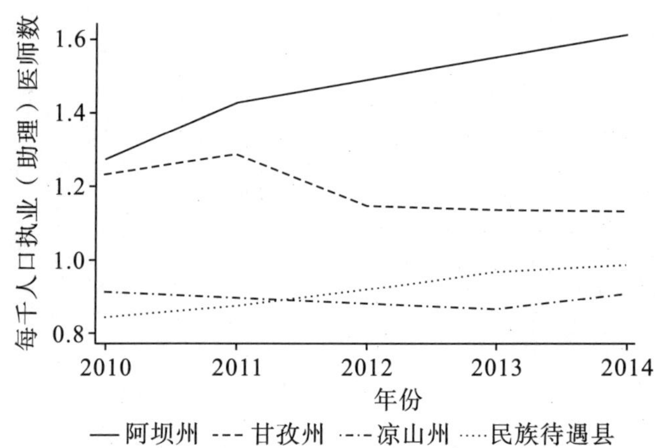

图 8－16　2010—2014 年四川省各民族地区每千人口执业（助理）医师数变化趋势

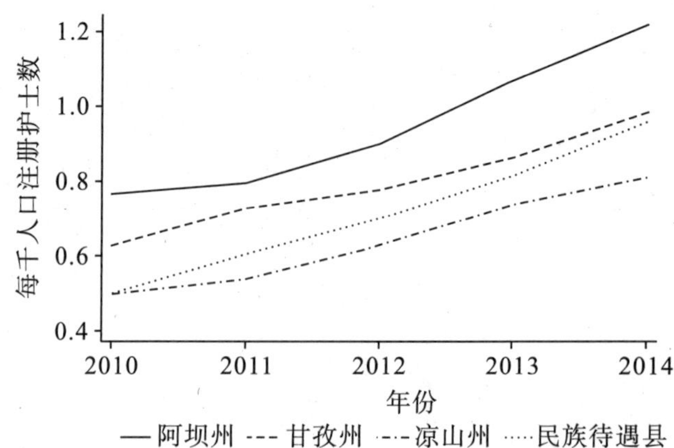

图 8－17　2010—2014 年四川省各民族地区每千人口注册护士数变化趋势

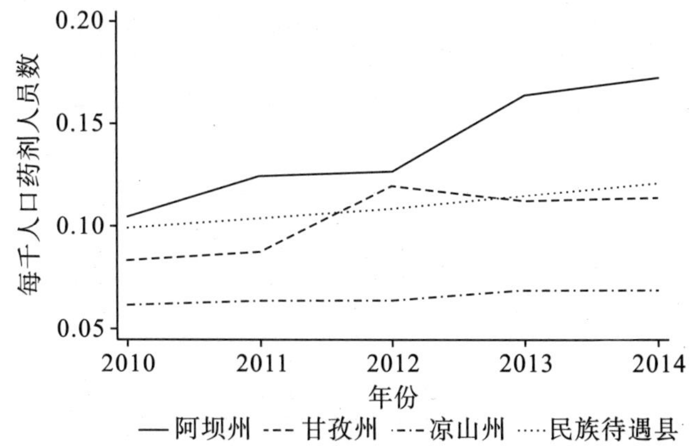

图 8-18　2010—2014 年四川省各民族地区每千人口药剂人员数变化趋势

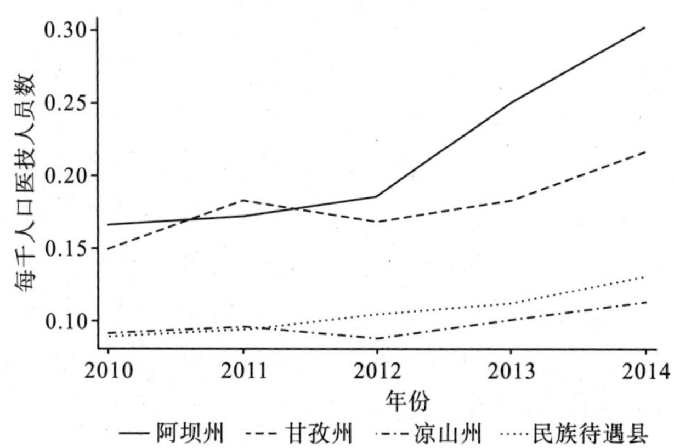

图 8-19　2010—2014 年四川省各民族地区每千人口医技人员数变化趋势

（三）每基层医疗卫生机构拥有卫生人员数

根据 2014 年数据，民族地区基层医疗卫生机构中民族待遇县每基层医疗卫生机构拥有卫生人员数多于其他三类民族地区，平均每基层医疗卫生机构拥有卫生人员 5.38 人，卫生管理人员 0.27 人，卫生技术人员 3.01 人，其中执业（助理）医师 1.35 人，注册护士 1.31 人，药剂人员 0.17 人，医技人员 0.18 人。其次为阿坝州，再次为凉山州，甘孜州基层医疗卫生机构拥有各类卫生人员数最少。详见表 8-5。

表 8-5　2014 年四川省各民族地区每基层医疗卫生机构拥有卫生人员数

地区	卫生人员数	卫生技术人员数					卫生管理人员数
		执业（助理）医师	注册护士	药剂人员	医技人员	合计	
阿坝州	4.13	0.96	0.72	0.10	0.18	1.96	0.29
甘孜州	2.79	0.47	0.41	0.05	0.09	1.02	0.18
凉山州	3.71	0.90	0.80	0.07	0.11	1.88	0.13
民族待遇县	5.38	1.35	1.31	0.17	0.18	3.01	0.27

（四）每基层医疗卫生机构拥有卫生人员数变化趋势

2010—2014 年 5 年间，各民族地区每基层医疗卫生机构拥有卫生人员数总体呈增长趋势。民族待遇县、阿坝州、凉山州每基层医疗卫生机构拥有卫生人员数均呈增长趋势，而甘孜州保持稳定；每基层医疗卫生机构卫生管理人员数在民族待遇县、阿坝州、凉山州均呈增加趋势，而在甘孜地区略有下降；在四类民族地区，5 年间每基层医疗卫生机构拥有注册护士数均上升，其中在民族待遇县上升幅度最大；每基层医疗卫生机构拥有药剂人员数在四类民族地区均缓慢上升；每基层医疗卫生机构医技人员数在民族待遇县和阿坝州迅速增加，而在甘孜州和凉山州增加速度略缓。详见表 8-6、图 8-20 至图 8-25。

表 8-6　2010—2014 年四川省各民族地区每基层医疗卫生机构拥有卫生人员数变化趋势

地区	年份	卫生人员数	卫生技术人员数					卫生管理人员数
			执业（助理）医师	注册护士	药剂人员	医技人员	合计	
阿坝州	2010	3.30	0.79	0.47	0.06	0.10	1.43	0.24
	2011	3.28	0.87	0.49	0.08	0.11	1.54	0.25
	2012	3.66	0.92	0.56	0.08	0.11	1.67	0.21
	2013	4.00	0.95	0.66	0.10	0.15	1.86	0.24
	2014	4.13	0.96	0.72	0.10	0.18	1.96	0.29

续表8－6

地区	年份	卫生人员数	卫生技术人员数					卫生管理人员数
			执业（助理）医师	注册护士	药剂人员	医技人员	合计	
甘孜州	2010	2.75	0.60	0.31	0.04	0.07	1.02	0.21
	2011	2.90	0.62	0.35	0.04	0.09	1.11	0.21
	2012	2.69	0.49	0.33	0.05	0.07	0.94	0.18
	2013	2.78	0.48	0.37	0.05	0.08	0.97	0.18
	2014	2.79	0.47	0.41	0.05	0.09	1.02	0.18
凉山州	2010	2.99	0.93	0.51	0.06	0.09	1.60	0.08
	2011	3.14	0.91	0.55	0.06	0.10	1.62	0.09
	2012	3.41	0.87	0.62	0.06	0.09	1.64	0.13
	2013	3.55	0.86	0.73	0.07	0.10	1.77	0.11
	2014	3.71	0.90	0.80	0.07	0.11	1.88	0.13
民族待遇县	2010	4.35	1.22	0.72	0.14	0.13	2.22	0.22
	2011	4.64	1.27	0.88	0.15	0.14	2.43	0.25
	2012	4.73	1.26	0.97	0.15	0.14	2.52	0.23
	2013	5.14	1.33	1.12	0.16	0.15	2.76	0.25
	2014	5.38	1.35	1.31	0.17	0.18	3.01	0.27

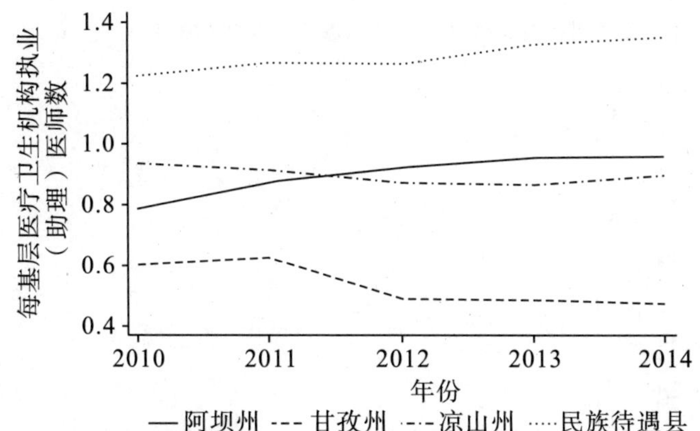

图 8－20　2010—2014 年四川省各民族地区每基层医疗卫生机构拥有卫生人员数变化趋势

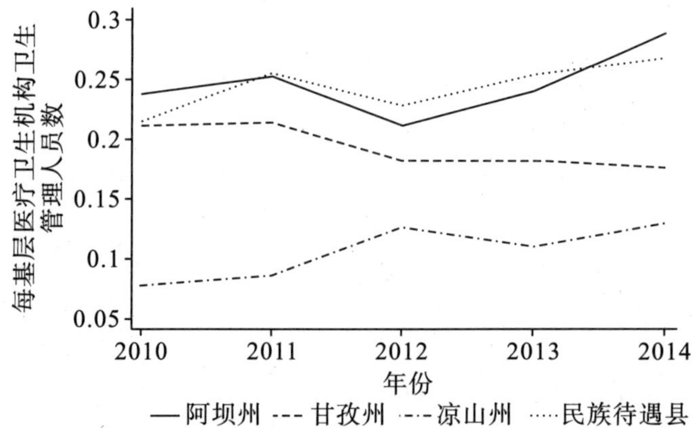

图 8－21　2010—2014 年四川省各民族地区每基层医疗卫生机构拥有卫生管理人员数变化趋势

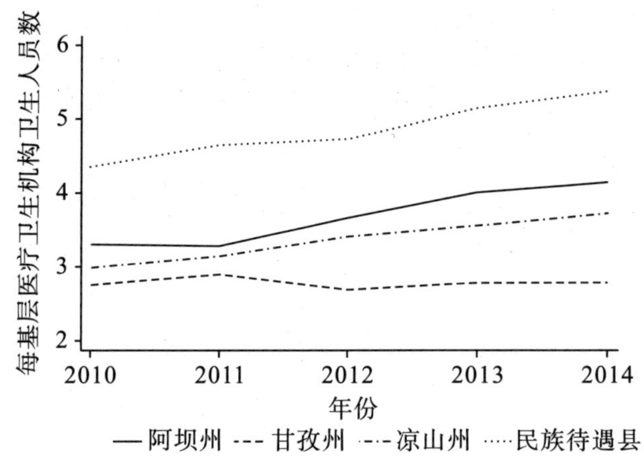

图 8－22　2010—2014 年四川省各民族地区每基层医疗卫生机构拥有执业（助理）医师数变化趋势

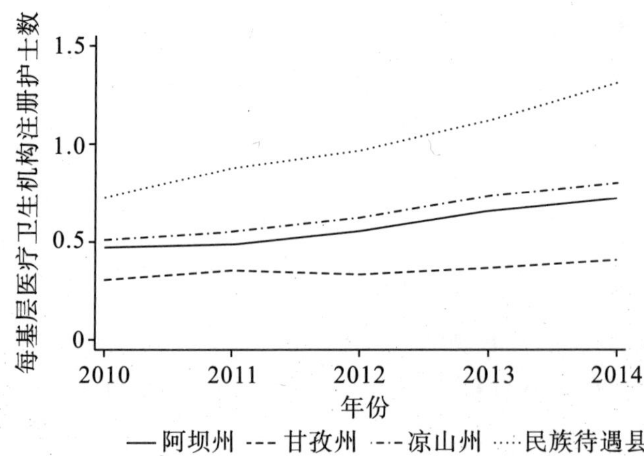

图 8－23　2010—2014 年四川省各民族地区每基层医疗卫生机构拥有注册护士数变化趋势

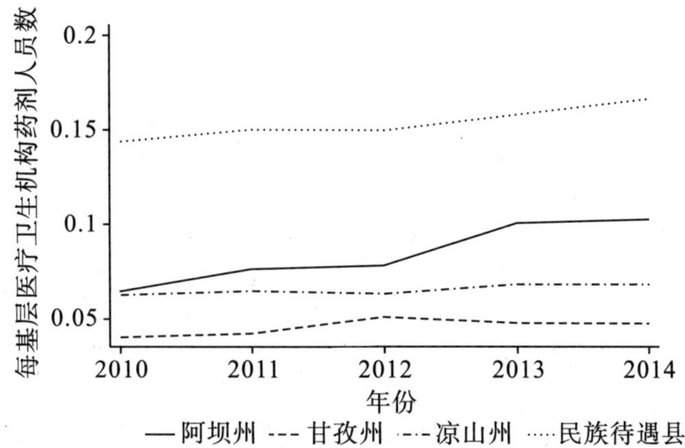

图 8－24 2010—2014 年四川省各民族地区每基层医疗卫生机构拥有药剂人员数变化趋势

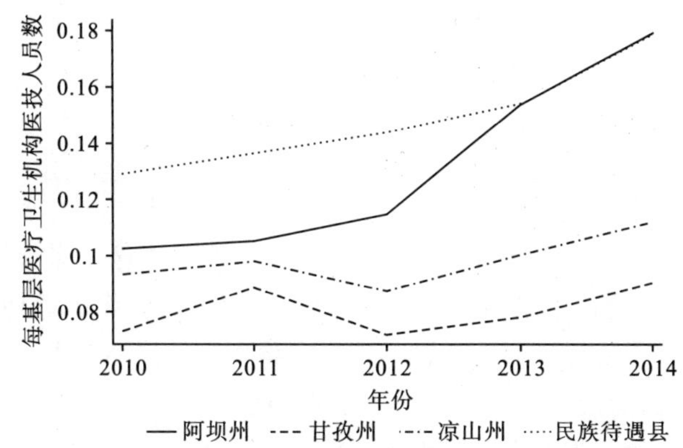

图 8－25 2010—2014 年四川省各民族地区每基层医疗卫生机构拥有医技人员数变化趋势

五、民族地区内卫生人力资源利用效率差异及变化趋势

本节主要讨论四川省各民族地区基层医疗卫生机构卫生人力资源利用效率及变化趋势，主要对象包括执业（助理）医师、注册护士、药剂人员、医技人员等，主要指标包括人均日均负担门诊次数和人均日均负担床日数。

（一）卫生人力资源利用效率

通过比较各民族地区卫生技术人员人均日均负担门诊次数和床日数，可以了解卫生技术人员的工作效率，也可间接了解卫生人力对居民卫生服务需求的满足情况。根据 2014 年数据，门诊和住院两方面民族待遇县基层医疗卫生机构各类卫生技术人员日均工作负荷最大，其次为凉山州，再次为甘孜州，最少为阿坝州。详细数据见表8－7。

表8－7 2014年四川省民族地区卫生技术人员人均日均负担门诊次数和床日数

地区	人均日负担门诊次数					人均日负担床日数				
	卫生人员	执业（助理）医师	注册护士	药剂师	医技人员	卫生人员	执业（助理）医师	注册护士	药剂师	医技人员
阿坝州	0.77	3.33	4.41	31.10	17.79	0.26	1.14	1.50	10.59	6.05
甘孜州	0.81	4.81	5.54	47.60	25.10	0.25	1.48	1.71	14.67	7.73
凉山州	1.04	4.32	4.84	56.74	34.60	0.50	2.05	2.29	26.93	16.42
民族待遇县	1.29	5.12	5.28	41.72	38.69	0.55	2.18	2.25	17.79	16.49

（二）卫生人力资源利用效率变化趋势

1. 日均负担门诊次数变化趋势

2010—2014年5年间，门诊方面，甘孜州、凉山州和民族待遇县每执业（助理）医师日均负担门诊次数均呈上升趋势，其中甘孜州增幅最大，而阿坝州呈现下降趋势；四类民族地区每注册护士日均负担门诊次数均呈下降趋势；凉山州和民族待遇县每药剂人员日均负担门诊次数均波动不大，甘孜州在下降到2012年的低值后上升，于2014年回到接近2010年水平，阿坝州药剂人员日均负担门诊次数逐年下降；阿坝州、凉山州、民族待遇县三类地区医技人员日均负担门诊次数均呈下降趋势，甘孜州经过一系列波动后2014年回到原值。详见图8－26至图8－29。

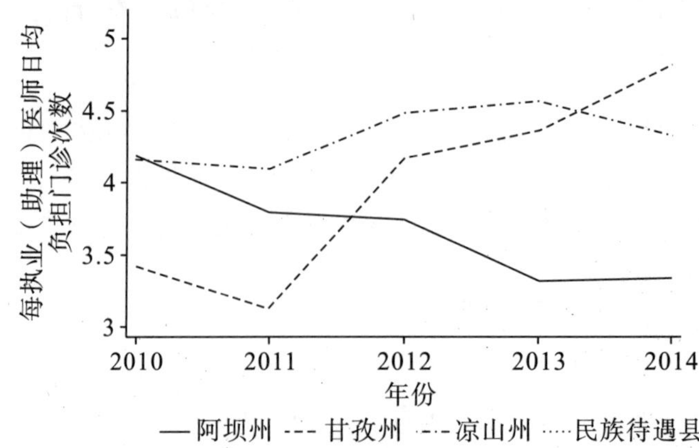

图8－26 2010—2014年四川省各民族地区每执业（助理）医师日均负担门诊次数

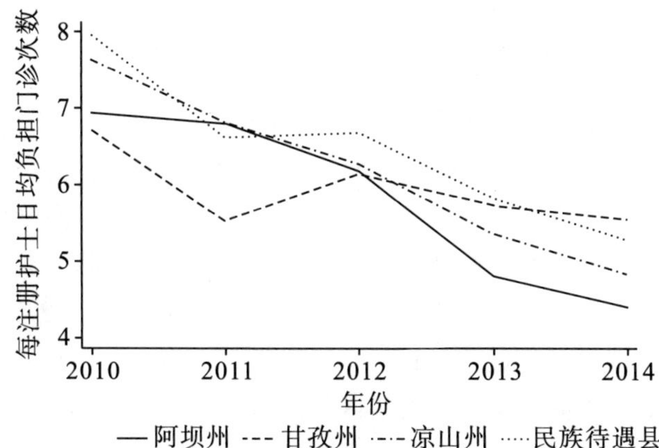

图 8－27　2010—2014 年四川省各民族地区每注册护士日均负担门诊次数

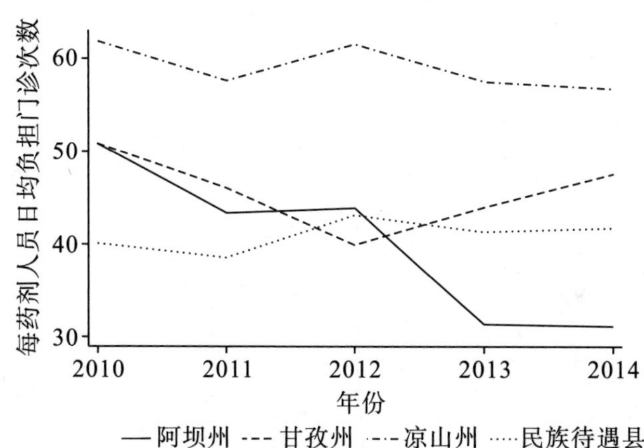

图 8－28　2010—2014 年四川省各民族地区每药剂人员日均负担门诊次数

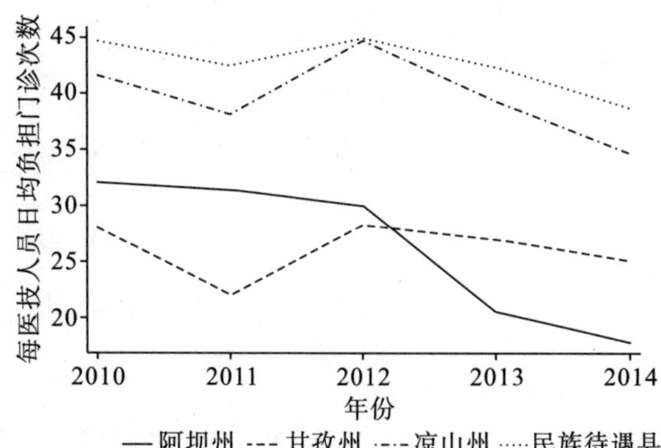

图 8－29　2010—2014 年四川省各民族地区每医技人员日均负担门诊次数

2. 日均负担床日数变化趋势

2010—2014 年 5 年间，住院方面，甘孜州、凉山州、民族待遇县每执业（助理）医师日均负担床日数逐年增加，其中甘孜州增速最快，三类地区间差距缩小，阿坝州每执业（助理）医师日均负担床日数在 5 年间维持稳定。阿坝州、凉山州、民族待遇县每注册护士日均负担床日数呈下降趋势，而甘孜州呈上升趋势，几类民族地区间注册护士日均负担床日数差距逐渐缩小。凉山州、甘孜州、民族待遇县每药剂人员日均负担床日数逐年上升，而阿坝州药剂人员日均负担床日数呈下降趋势。四类地区每医技人员日均负担床日数 5 年间有轻微波动，变化不大。详见图 8－30 至图 8－33。

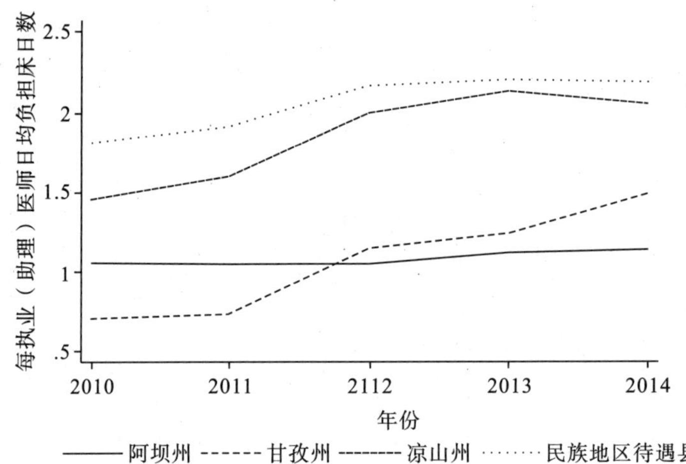

图 8－30　2010—2014 年四川省各民族地区每执业（助理）医师日均负担床日数

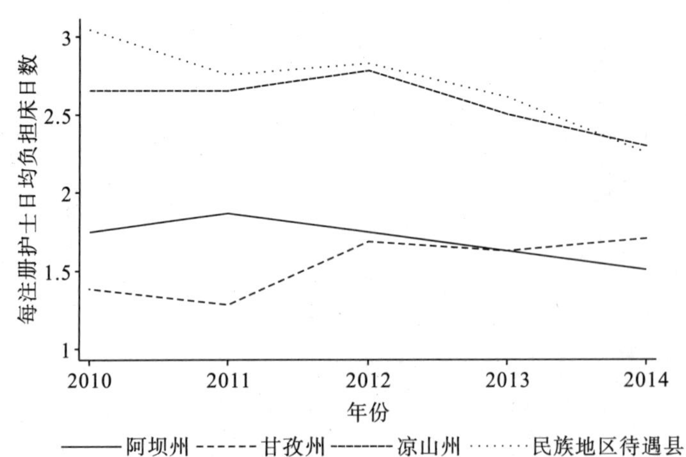

图 8－31　2010—2014 年四川省各民族地区每注册护士日均负担床日数

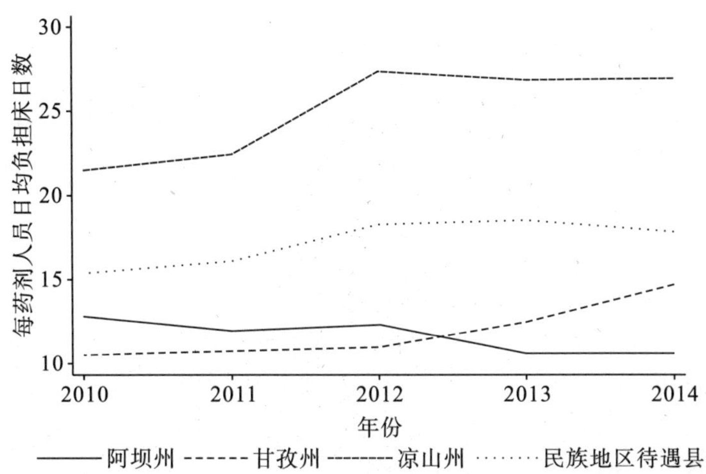

图 8－32　2010—2014 年四川省各民族地区每药剂人员日均负担床日数

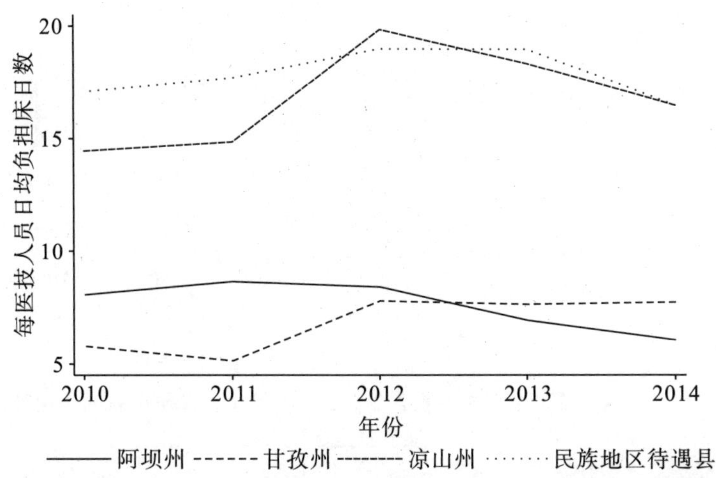

图 8－33　2010—2014 年四川省各民族地区每医技人员日均负担床日数

六、民族地区内卫生人力资源分布的均衡性分析

将民族地区分别按人口累计百分比和地理面积累计百分比计算卫生人员数累计百分比。以人口累计百分比为横坐标，卫生人员数累计百分比为纵坐标，可绘制民族地区内卫生人员按人口分布的洛伦茨曲线（Lorenz curve）；同理，可绘制出民族地区卫生人员按地理面积分布的洛伦茨曲线，并可进一步计算基尼系数。

（一）民族地区内卫生人力资源分布均衡性

本节主要讨论四川省民族地区卫生人力资源按人口及地理分布的均衡性，关注对象包括卫生人员、执业（助理）医师、注册护士、药剂人员、医技人员等。

1. 卫生人员

根据2014年数据，四川省民族地区基层医疗卫生机构卫生人员按人口和地理分布的基尼系数在0.3～0.4，分布较为合理。详见图8－34、图8－35。

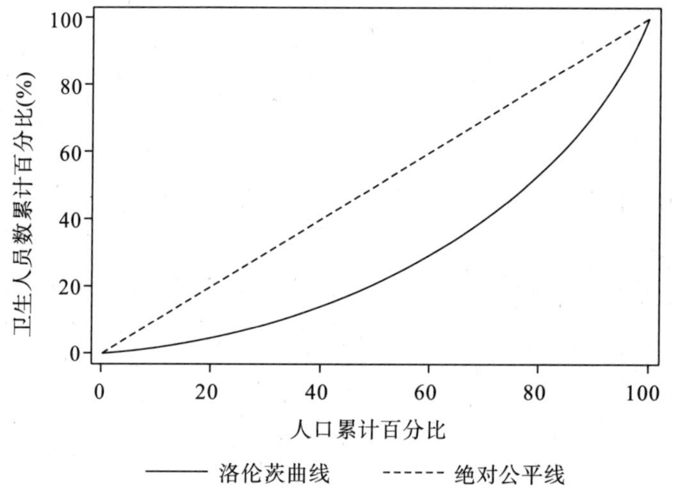

图8－34　2014年四川省民族地区内卫生人员数按人口总数分布的洛伦茨曲线

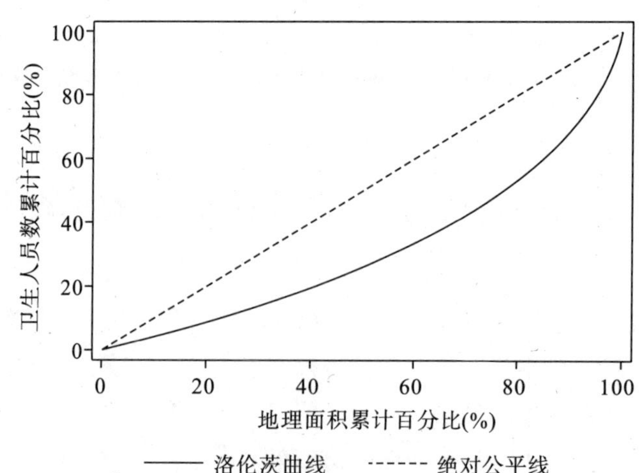

图8－35　2014年四川省民族地区内卫生人员数按地理面积分布的洛伦茨曲线

2. 执业（助理）医师

根据2014年数据，四川省民族地区基层医疗卫生机构执业（助理）医师按人口和面积分布的基尼系数在0.4～0.5，说明民族地区执业（助理）医师数分布差距较大。详见图8−36、图8−37。

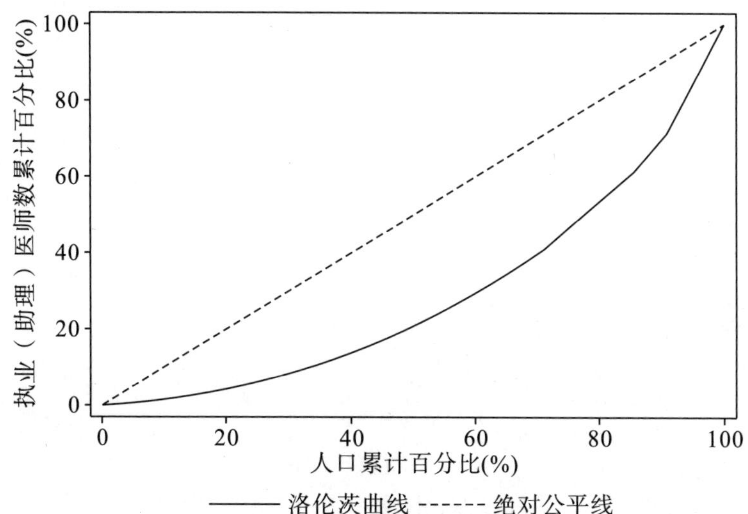

图8−36　2014年四川省民族地区内执业（助理）医师数按人口总数分布的洛伦茨曲线

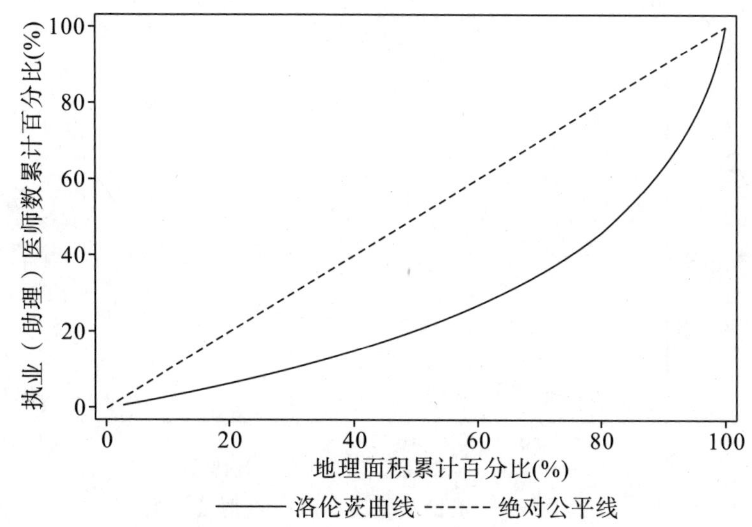

图8−37　2014年四川省民族地区内执业（助理）医师数按地理面积分布的洛伦茨曲线

3. 注册护士

根据2014年数据，四川省民族地区基层医疗卫生机构注册护士按人口和地理分布的基尼系数在0.4～0.5，说明四川省基层医疗卫生机构注册护士按人口和地理分布的差距均较大，存在不均衡现象。详见图8-38、图8-39。

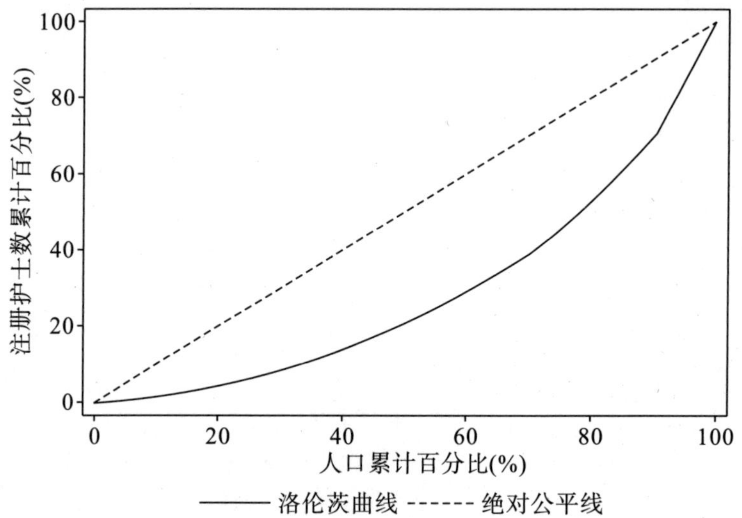

图8-38　2014年四川省民族地区内注册护士数按人口总数分布的洛伦茨曲线

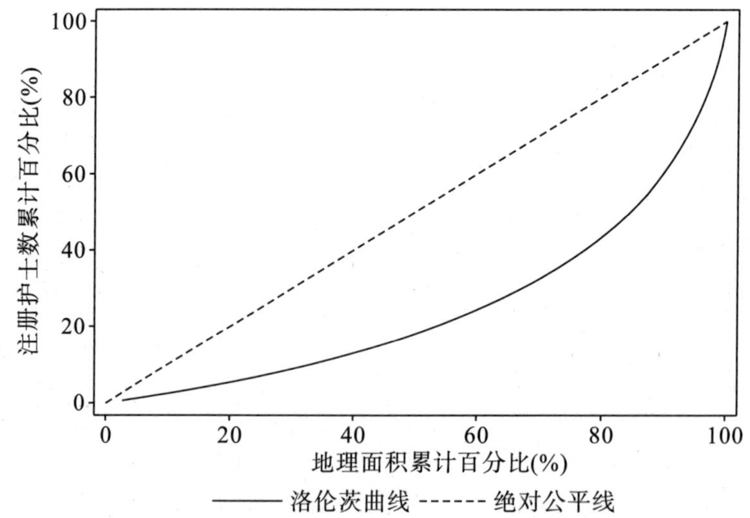

图8-39　2014年四川省民族地区内注册护士数按地理面积分布的洛伦茨曲线

4. 药剂人员

根据2014年数据，四川省民族地区基层医疗卫生机构药剂人员按人口分布的基尼系数为0.46，说明药剂人员人口分布差距较大，存在不均衡现象；药剂人员按地理分布的基尼系数为0.56，说明药剂师地理分布差距悬殊，不均衡现象严重。详见图8－40、图8－41。

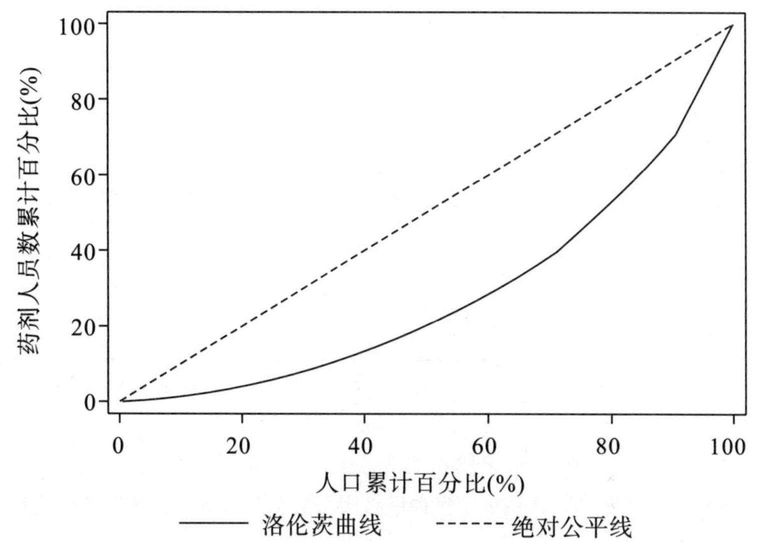

图8－40　2014年四川省民族地区内药剂人员数按人口总数分布的洛伦茨曲线

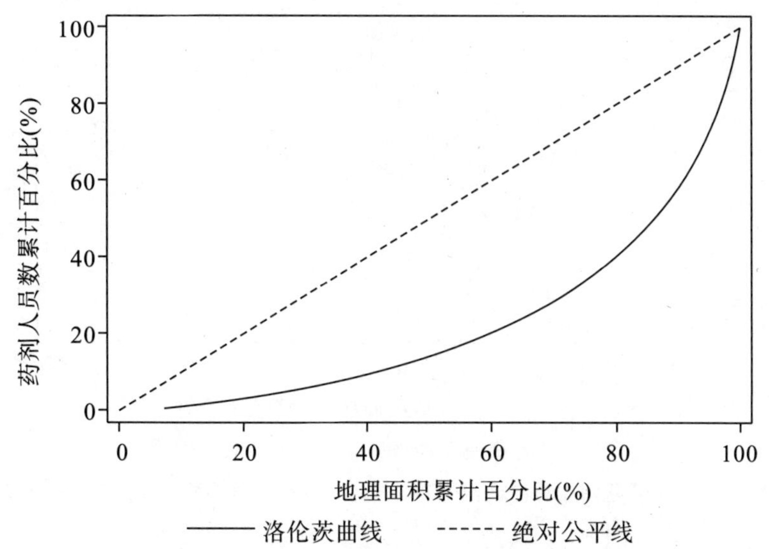

图8－41　2014年四川省民族地区内药剂人员数按地理面积分布的洛伦茨曲线

5. 医技人员

根据2014年数据，四川省民族地区基层医疗卫生机构医技人员数按人口和地理分布的基尼系数在0.4～0.5，说明四川省基层医疗卫生机构医技人员按人口和地理分布的差距均较大，存在不均衡现象。详见图8-42、图8-43。

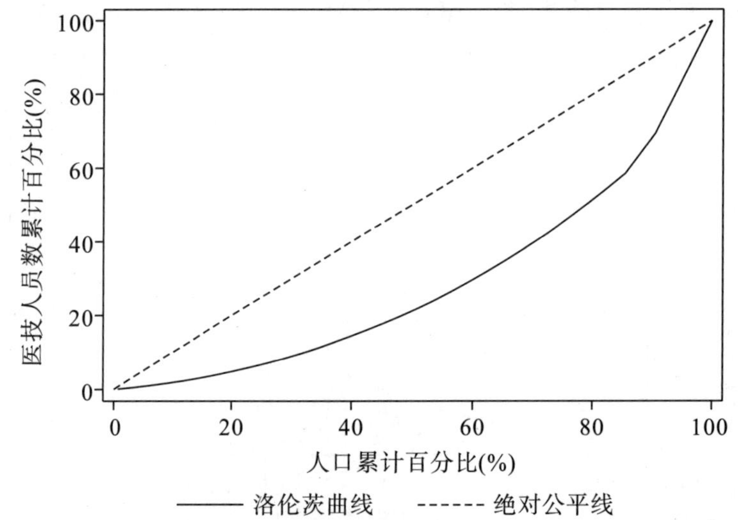

图8-42　2014年四川省民族地区内医技人员数按人口总数分布的洛伦茨曲线

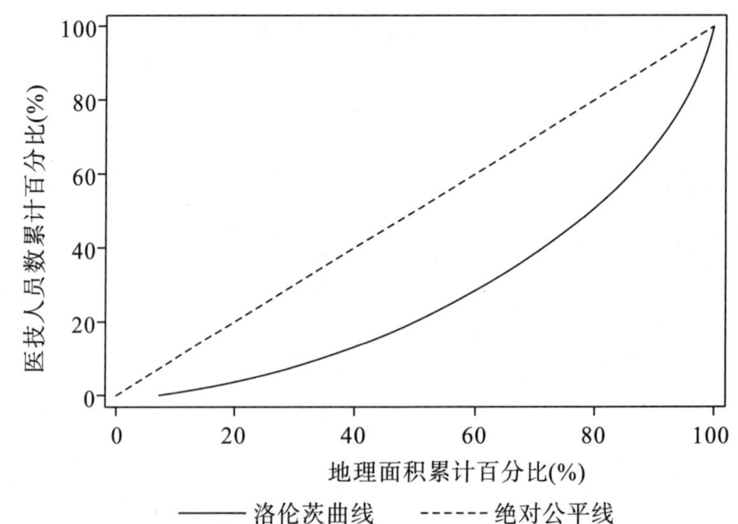

图8-43　2014年四川省民族地区内医技人员数按地理面积分布的洛伦茨曲线

（二）民族地区内卫生人力资源分布均衡性变化趋势

本节主要讨论 2010—2014 年四川省民族地区卫生人力资源按人口及地理分布均衡性的变化趋势，关注指标包括卫生人员数、执业（助理）医师数、注册护士数、药剂人员数、医技人员数等。具体数据见表 8−8。

表 8−8　2010—2014 年四川省民族地区内卫生人力资源按人口及地理分布均衡性

	年份	基尼系数				
		卫生人员数	执业（助理医师）数	注册护士数	药剂人员	医技人员
按人口分布	2010	0.41	0.40	0.44	0.51	0.46
	2011	0.40	0.39	0.43	0.49	0.44
	2012	0.40	0.41	0.44	0.48	0.44
	2013	0.40	0.43	0.45	0.47	0.41
	2014	0.39	0.42	0.43	0.46	0.42
按地理分布	2010	0.35	0.43	0.49	0.59	0.47
	2011	0.35	0.42	0.48	0.57	0.45
	2012	0.35	0.45	0.49	0.57	0.45
	2013	0.37	0.46	0.51	0.58	0.43
	2014	0.37	0.46	0.49	0.56	0.41

1. 卫生人员

2010—2014 年 5 年间，四川省民族地区基层医疗卫生机构卫生人员数按人口分布的基尼系数有所减小，从 2010 年的 0.41 逐步减小到 2014 年的 0.39，说明卫生人员数按人口分布的均衡性有所提高；卫生人员数按地理分布的基尼系数有所增加，从 2010 年的 0.35 增加到 2014 年的 0.37，说明卫生人员数按地理分布的均衡性有所下降。详见表 8−8 与图 8−44、图 8−45。

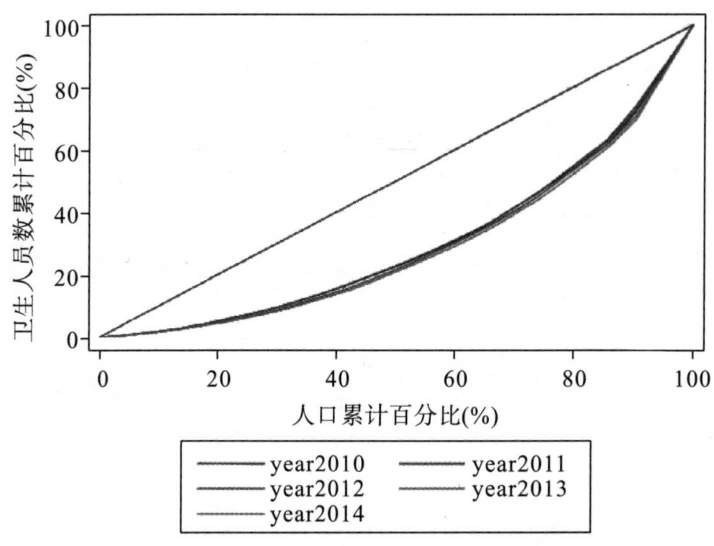

图 8-44 2010—2014 年四川省民族地区卫生人员数按人口分布的洛伦茨曲线变化趋势

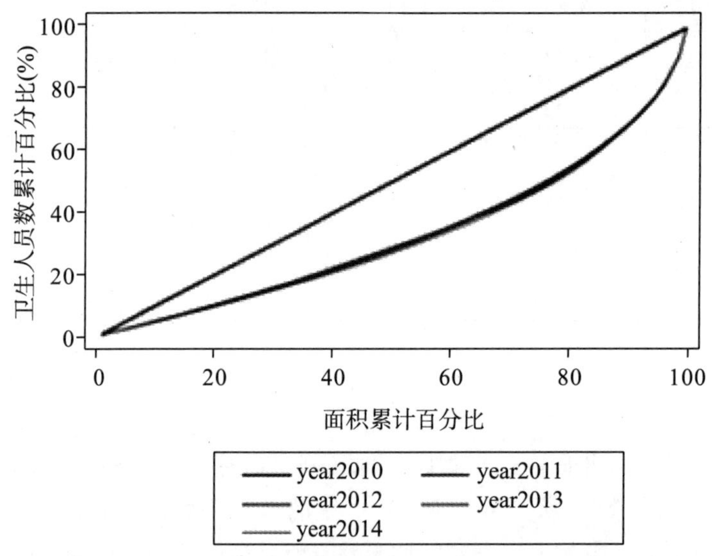

图 8-45 2010—2014 年四川省民族地区卫生人员数按地理分布的洛伦茨曲线变化趋势

2. 执业（助理）医师

2010—2014 年 5 年间，四川省民族地区基层医疗卫生机构执业（助理）医师数按人口分布的基尼系数有所增加，从 2010 年的 0.40 增加到 2014 年的 0.42，说明执业（助理）医师数按人口分布的均衡性有所降低；执业（助理）医师数按地理分布的基尼系数有所增大，从 2010 年的 0.43 增加到 2014 年的

0.46，说明执业（助理）医师数按地理分布的均衡性有所下降。详见表 8－8 与图 8－46、图 8－47。

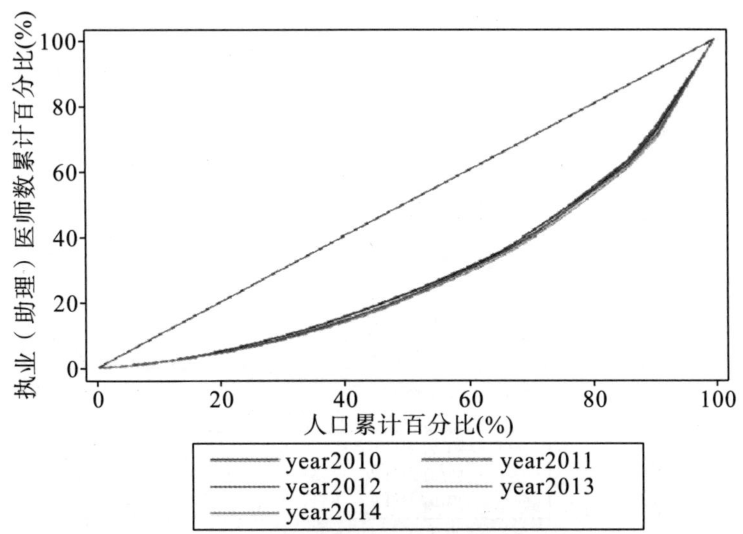

图 8－46　2010—2014 年四川省民族地区执业（助理）医师按人口分布的洛伦茨曲线变化趋势

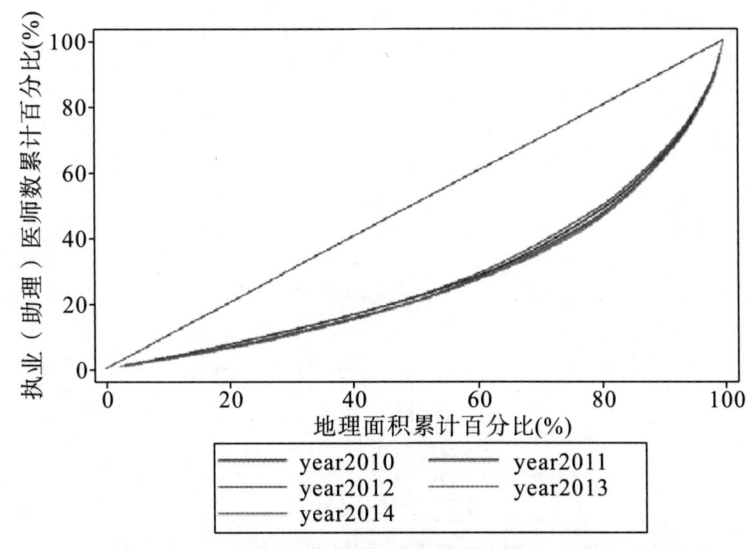

图 8－47　2010—2014 年四川省民族地区执业（助理）医师按地理分布的洛伦茨曲线变化趋势

3. 注册护士

2010—2014 年 5 年间，四川省民族地区基层医疗卫生机构注册护士数按人口和地理分布的基尼系数均维持不变，说明注册护士数按人口和地理分布的均衡性保持不变。详见表 8-8，图 8-48、图 8-49。

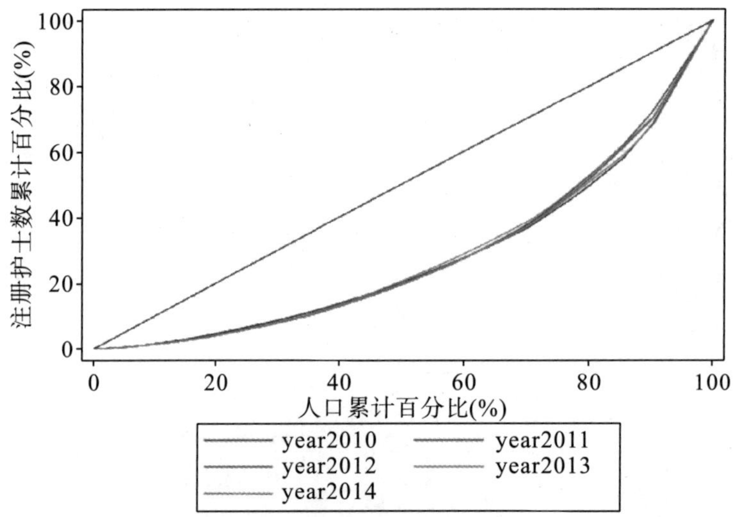

图 8-48　2010—2014 年四川省民族地区注册护士按人口分布的洛伦茨曲线变化趋势

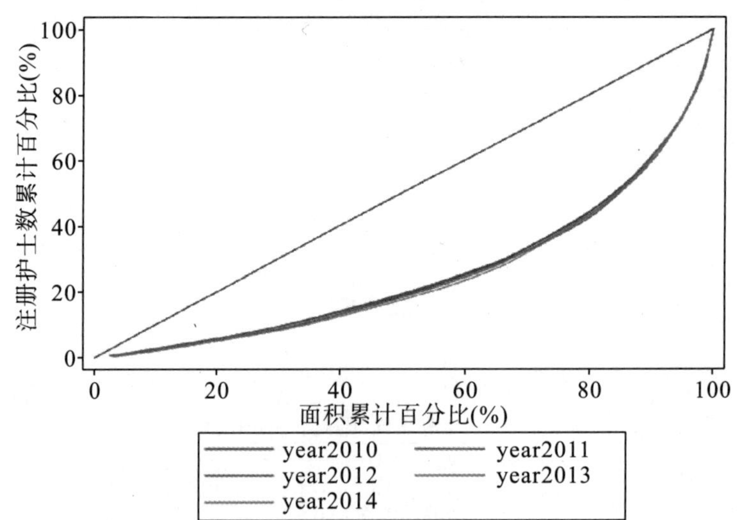

图 8-49　2010—2014 年四川省民族地区注册护士按地理分布的洛伦茨曲线变化趋势

4. 药剂人员

2010—2014 年 5 年间，四川省民族地区基层医疗卫生机构药剂人员数按人口分布的基尼系数有所减小，从 2010 年的 0.51 逐步减小到 2014 年的 0.46，说明药剂人员数按人口分布的均衡性有所提高；药剂人员数按地理分布的基尼系数有所减小，从 2010 年的 0.59 减小到 2014 年的 0.56，说明药剂师人员按地理分布的均衡性有所提高。详见表 8-8 与图 8-50、图 8-51。

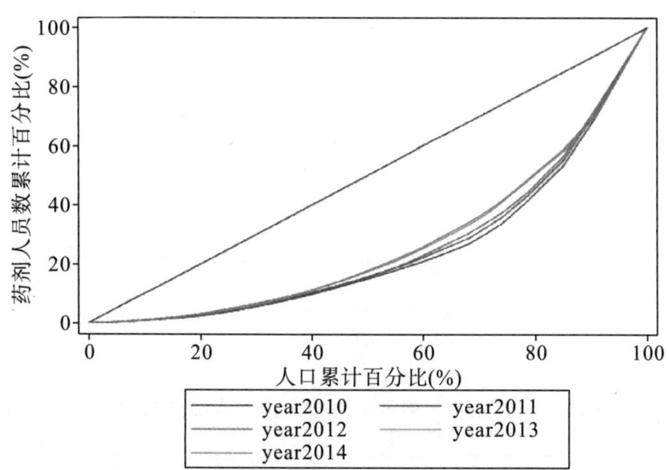

图 8-50 2010—2014 年四川省民族地区药剂人员按人口分布的洛伦茨曲线变化趋势

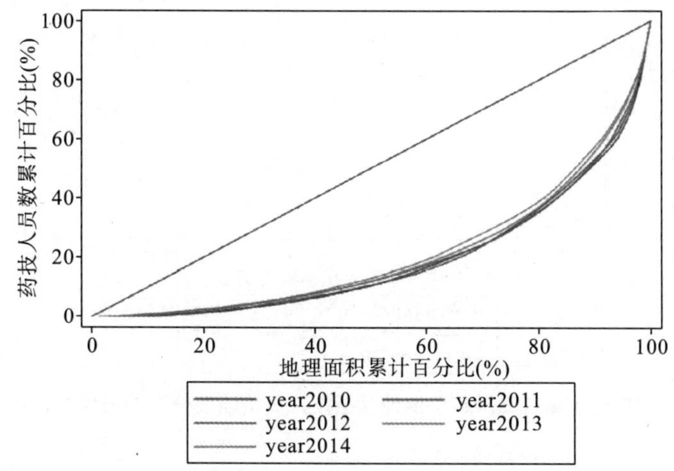

图 8-51 2010—2014 年四川省民族地区药剂人员按地理分布的洛伦茨曲线变化趋势

5. 医技人员

2010—2014 年 5 年间，四川省民族地区基层医疗卫生机构医技人员数按人口分布的基尼系数有所减小，从 2010 年的 0.46 逐步减小到 2014 年的 0.42，说明医技人员数按人口分布的均衡性有所提高；医技人员数按地理分布的基尼系数有所减小，从 2010 年的 0.47 减小到 2014 年的 0.41，说明医技人员数按地理分布的均衡性有所提高。详见表 8-8，图 8-52、图 8-53。

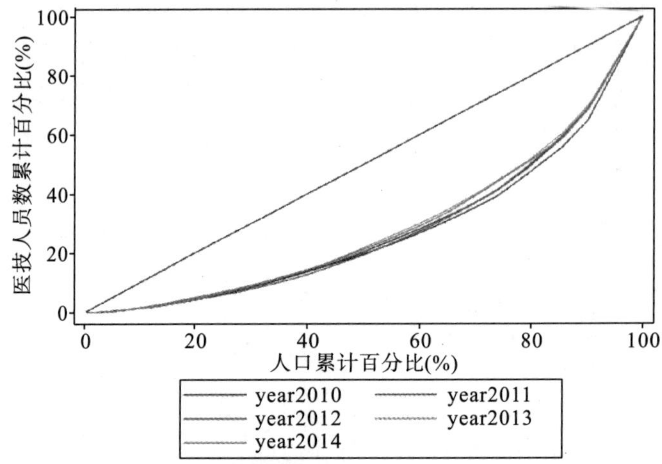

图 8-52　2010—2014 年四川省民族地区医技人员按人口分布的洛伦茨曲线变化趋势

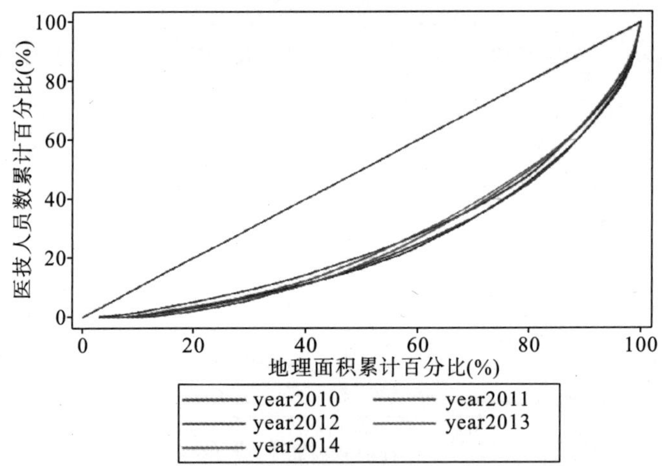

图 8-53　2010—2014 年四川省民族地区医技人员按地理分布的洛伦茨曲线变化趋势

第九章　存在问题及政策建议

一、存在的主要问题

（一）卫生人力相对不足

民族地区每千人口拥有基层医疗卫生机构卫生人员数为 4.28 人，民族地区每千人口拥有基层医疗卫生机构执业（助理）医师数为 1.01 人，每千人口拥有基层医疗卫生机构注册护士数为 0.92 人；非民族地区每千人口拥有基层医疗卫生机构卫生人员数为 3.68 人，每千人口拥有基层医疗卫生机构执业（助理）医师数为 1.01 人，每千人口拥有基层医疗卫生机构注册护士数为 0.91 人。民族地区按照卫生服务人口数已经高于非民族地区，但民族地区存在地域性人员缺乏。

（二）卫生人力数量分布均衡性较低

民族地区地广人稀，在医疗卫生服务提供方面本身存在困难，卫生人力的相对缺乏加剧了保障卫生服务可及性的困难程度。

民族地区内部也存在着卫生人力资源分布不均衡的现象。通过民族地区内卫生人力资源分布的人口和地理均衡性分析，所有卫生人员的人口和地理分布基尼系数均超过 0.3，多数超过 0.5。一般认为，基尼系数在 0.2～0.3 提示资源分布在比较均衡的状态，表明卫生人力资源在民族地区内部分布的均衡性有待提高。对 2010—2014 年民族地区内卫生人力资源按人口和地理分布的基尼系数进行分析，发现 5 年间执业（助理）医生按人口和地理分布的均衡性均有所降低；而药剂人员和医技人员按人口和按地理分布的均衡性均有所提高。

（三）民族地区卫生人力资源利用效率较低

通过民族与非民族地区基层医疗卫生机构卫生人员的工作负荷量的对比分析，发现民族地区基层医疗卫生机构执业（助理）医生、注册护士、医技人员日均负担门诊次数和住院床日数都小于非民族地区，反映了民族地区基层医疗卫生机构卫生技术人员工作效率较低，也反映了民族地区目前尚未能有效引导患者在基层医疗卫生机构就医。

（四）民族与非民族地区基层医疗卫生机构卫生人力学历构成不平均

各类卫生技术人员，包括医生、护士、药剂人员、医技人员，民族地区高学历比例人员远低于非民族地区。以医技人员为例，民族地区医技人员 11％为本科及以上学历，非民族地区医技人员有 24％为本科及以上学历，后者是前者的两倍。从变化趋势方面看，民族地区与非民族地区卫生人员高学历比例均在加大，但民族地区增长较非民族地区缓慢。

（五）民族及非民族地区编外人员比例增加

对 2010—2014 年民族及非民族地区基层医疗卫生机构卫生技术人员职称构成进行分析发现，各卫生技术人员，包括医生、护士、药剂人员、医技人员，待聘人员比例均迅速增加，且民族地区增加速度大于非民族地区。我省并未根据对卫生技术人员需求量的增加而相应出台或修改相关机构编制标准和规范性文件，致使医疗卫生机构卫生人员编制数不能满足招聘需求，编制不足导致卫生人员缺乏。同时，现有编制空缺较多的主要原因是编制使用权不在卫生主管部门，如医疗机构受地方财政的影响，一些地方严格控制编制的使用。部分医疗卫生机构由于人力成本上涨等因素，不愿意使用现有编制，上述两个方面的原因使机构现有编制空闲，而编外聘用人员增多，表现为编制相对不足，影响现有卫生人员稳定。

（六）基层医疗卫生机构工作负荷较低

数据分析可见，四川省基层医疗卫生机构尤其是民族地区的基层医疗卫生机构工作负荷较低，有些地方甚至处于无病可看的尴尬境地。主要原因在于随着就医成本的相对降低，目前患者习惯于前往大型医疗机构就诊。

二、政策建议

（一）加强民族地区卫生人才队伍建设

针对民族地区，要进一步落实《四川省民族地区卫生发展十年行动计划（2011—2020 年）》和《四川省民族地区卫生人才队伍建设专项行动工作方案（2011—2020 年）》，促进民族地区从资源到服务的整体提升；要加快研究和制定民族地区卫生政策，建立起适合自然环境和社会经济文化的卫生政策和医疗卫生服务模式；要把民族地区卫生发展作为全省卫生工作的重要考核指标；要在已有对口支援的基础上，进一步完善、强化对口支援制度，如组织内地二、三级医院和市级及以上妇幼保健院、疾病预防控制中心、卫生监督机构支援民族地区县级医疗卫生机构及乡镇卫生院，并建立长期稳定的“一对一”帮扶合作关系，采取蹲点或远程指导等方式，重点协助民族地区医疗卫生机构开展医疗、公共卫生服务、专业知识培训、制度完善等工作。为落实对口支援制度，形成稳定的机制，建议对口支援所需经费由省级财政承担。

省委省政府可出台非民族地区医疗卫生机构支援民族地区的相关规定，把医院等级评审、医师职称晋升等与对口支援挂钩。抓住四川省“三支一扶”“天使计划”对民族地区有关政策倾斜的契机，通过“公开直接考核+服务期制度+学费补偿机制”等方式，定向引进各类卫生人才。

（二）推行县乡村一体化

民族地区推行县乡村一体化的人员管理和医疗服务模式，对全县卫生人员统一管理，鼓励县级医疗卫生机构人员到乡级医疗卫生机构服务，乡级医疗卫生机构人员到村卫生室服务，同时鼓励下级医疗卫生机构人员定期或不定期到上级医疗卫生机构进修，提高下级医疗卫生机构服务能力的同时培养基层医疗卫生机构的卫生人才。

（三）加强基层卫生人才培养

加强以全科医师为重点的基层医疗卫生人才队伍建设，建立以临床培训基地和基层实践基地为主体、以规范与提升临床诊疗能力和公共卫生服务能力为重点的培训网络。吸引和鼓励高等医学院校毕业生到基层医疗卫生机构就业，鼓励非全科医学专业的主治医师、副主任医师经过全科医师培训转为社区全科医师。完善基层医疗卫生人员激励保障政策，鼓励和引导医药卫生人才向基层流动。同时加强基层已在岗卫生人员的培训、进修和继续教育项目，帮助基层卫生人员提高专业技能和服务能力、获得更高学历和职称。只有基层卫生人员的诊疗水平提高了，才能从根本上引导居民主动下沉到基层医疗卫生机构就诊。

农村卫生人才培养坚持学历教育与非学历教育并重。学历教育方面：继续推动医学院校开展面向农村的初中毕业生5年制医学教育试点工作；根据乡村医生教育现状和农村卫生工作发展的需要，在不断加强中专学历教育的基础上，进一步扩大专科以上学历教育规模，具备条件的中等卫生学校在合理布局并有利于农村医学人才培养的原则下，可申办医学高等专科学校，提高办学层次，为农村培养高等医学专科人才；拓宽专业培训领域，增加全科医学知识和中医药（民族医药）的教学内容，强化能力培养，使毕业生适应农村基层卫生工作的需要；鼓励乡村在职医生参加学历教育。非学历教育方面：加强继续医学教育，树立终身医学教育理念，定期举行形式多样的继续教育，如农村卫生技术人员定期进修学习；提高高、中等学校医学专业毕业的在职医生的培训层次，以培养临床能力为主，使其达到执业助理医师（或以上）水平。此外，通过合理的政策引导医学院校中未通过医师资格考试的毕业生积极考取乡村医生资格，以获取成为农村卫生员的资格，改“限”为“疏”，壮大农村卫生人才队伍。

建立健全继续医学教育制度，改革长期脱产集中教学的模式，实行弹性学制，允许乡村医生分阶段完成教育；教学内容增加中医药（民族医药）课程比重，培训内容按农村医疗工作需要进行调整；根据不同职责乡村医生的具体情况，制订包括函授、广播电视、网络教育、讲习班等多样化的培训形式，拓宽在职、在岗培训渠道；对农村各类卫生专业技术人员和管理人员业务知识和技能培训给予培训费用减免的政策倾斜；教育培训应与上岗资格、年终考核等相结合，把农村卫生人员参加培训合格作为人员聘任、技术职务晋升和执业再注册的必要条件之一，以提高农村卫生人员培训的积极性；改革办学模式，定向招收及培养农村考生，实现农村卫生人力来源于农村并服务于农村的双挂钩制；通过卫生人力培训制度的不断改革与完善，逐渐实现乡村医生培训和学历教育的规范化。

（四）科学制订卫生人员编制标准

目前，我省除出台了卫生监督机构编制标准外，疾病预防控制机构、妇幼保健机构核编均依据20世纪80年代卫生部、国家机构编制委员会、劳动人事部颁发的标准，健康教育、精神卫生、应急救治、采供血等公共卫生机构无机构编制标准。为解决各级卫生人员编制困难这一问题，上级卫生机构应及时出台和修改相关机构编制标准和规范性文件，重新核定各级机构编制；同时，现有编制空缺较多，其主要原因是编制使用权不在卫生主管部门，如医疗卫生机构受地方财政的影响，一些地方严格控制编制的使用。部分医疗卫生机构由于人力成本上涨等因素，不愿意使用现有编制，上述两个方面的原因使机构现有编制空闲，而编外聘用人员增多，出现编制相对不足，影响现有卫生人员稳定。因此，应同步制定编制管理规范，明确医疗卫生机构空编使用权归用人单位或主管部门，保证医疗卫生机构人员的有序管理。

（五）落实分级诊疗，提高基层工作负荷

落实分级诊疗政策，提高基层就诊的报销率，提高基层医疗卫生机构医疗水平，吸引患者就近到基层医疗卫生机构就诊，使基层医疗卫生机构卫生人员有事可做，有助于进一步提高基层医疗卫生机构卫生人员的行医水平，从而更容易吸引患者到基层医疗卫生机构就诊，从而形成良性循环。

（六）加强垂直医联体作用，提高基层医生水平及转诊效率

进一步加强基层医疗卫生机构于县域或区域三级医院的垂直医联体发展模式，加强医联体之间的远程会诊网络构建，定期组织上级医院医生到基层医院开展业务指导，基层医院选派医疗骨干到上级医院进修学习，建立上级医院专业组长与下级医院相关专业骨干医生一对一结对子的帮扶模式，提高基层医生医疗技术水平以及转诊效率。

◎ 第三部分

四川省民族地区县乡村卫生服务一体化管理效果研究报告

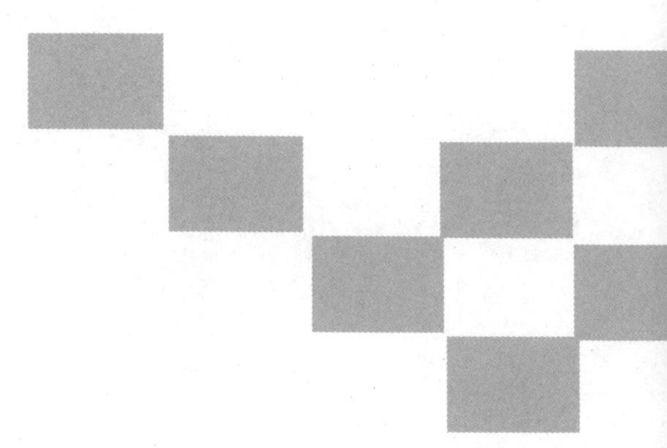

第十章 概 述

一、研究背景

第六次全中国人口普查数据显示，中国县域居民（包括农村居民和小城镇居民）超过8亿，约占全国总人口的61.8%，农村卫生工作关系到保护农村生产力、振兴农村经济、维护农村社会发展和稳定的大局，对提高全民素质具有重大意义，是我国卫生工作的重点之一。

然而，当前我国医药卫生事业发展水平与人民群众健康需求及经济社会协调发展要求不适应的矛盾还比较突出。首先，卫生资源配置不合理，长期以来，约占全国2/3人口的农村居民只拥有不到1/4的卫生资源；其次，卫生资源配置不均衡、农村卫生人才匮乏，县、乡（镇）、村三级医疗卫生网络尚未健全，农村卫生人才的数量和素质远不及城市水平；最后，农村卫生管理机制滞后，农村医疗卫生事业的发展远远落后于城市。

鉴于我国国情，为更好地解决上述问题，目前我国已基本形成了农村初级卫生保健体系。该体系包括以农村为重点的卫生工作方针、农村合作医疗制度、农村三级卫生服务网、农村卫生队伍及健康教育、爱国卫生运动等几个相互联系、相互渗透和作用的基本部分。其中农村三级卫生服务网是我国农村卫生工作的基础，是卫生工作的重中之重，是健全医疗卫生服务体系的重要组成部分，是解决当前农民看病难、看病贵，满足农民基本医疗、预防保健服务需求，实现农村医疗卫生发展目标的根本保障，是卫生事业发展和改革的根本目的。

此前，农村三级卫生服务网存在较多问题，影响了基层农民的看病问题。对此，2002年中共中央国务院在《关于进一步加强农村卫生工作的决定》中明确指出县级医疗机构、乡（镇）卫生院、村卫生室的功能和责任，同时指出要进一步完善乡村卫生服务管理一体化，鼓励县、乡、村卫生机构开展纵向业务合作，提高农村卫生服务网络整体功能。2009 年中共中央国务院在《关于深化医药卫生体制改革的意见》中也明确指出县级医院作为县域内的医疗卫生中心，主要负责基本医疗服务及危重急症患者的抢救，并承担对乡（镇）卫生院、村卫生室的业务技术指导和卫生人员的进修培训；乡镇卫生院负责提供公共卫生服务和常见病、多发病的诊疗等综合服务，并承担对村卫生室的业务管理和技术指导；村卫生室承担行政村的公共卫生服务及一般疾病的诊治等工作。有条件的农村实行乡村一体化管理。大力发展农村医疗卫生服务体系。进一步健全以县级医院为龙头、乡镇卫生院和村卫生室为基础的农村医疗卫生服务网络。2010 年卫生部办公厅在《关于推进乡村卫生服务一体化管理的意见》中更是明确提出，按照深化医药卫生体制改革总体部署，积极推进乡村一体化管理。通过实行乡村一体化管理，合理规划和配置乡村卫生资源，规范服务行为，提高服务能力，促进新农合制度的巩固和完善，推动农村医疗卫生事业健康持续发展，满足广大农村居民的医疗卫生需求。

因此，为切实推动农村医疗卫生体制改革，为农村居民提供更安全、有效、廉价的基本医疗卫生服务和公共卫生服务，近几年各地在健全卫生服务网络、整合资源、重心下移方面进行了大胆的探索和改革，推行县乡村医疗机构一体化管理便是其中之一，这一改革引起了各地政府和广大学者的关注。

结合四川省具体情况，应把医疗卫生事业跨越发展作为本省民族地区全面建成小康社会的重要支持，科学整合医疗资源，更好地为基层群众服务，保障民族地区群众基本医疗和公共卫生服务的可及性与均衡性。2013 年，四川省卫生厅制定《四川省民族地区县乡村医疗卫生服务一体化管理试点工作指导意见》，指出民族地区在推行乡村卫生服务一体化管理的基础上开展县乡村一体化管理试点工作，进一步提升乡镇卫生院和村卫生室服务能力，缩小城乡医疗卫生差距，加快民族地区基层卫生事业发展，解决基层群众看病难问题，同时也提出了一系列具体实施措施。

那么，四川省民族地区县乡村医疗卫生服务一体化管理制度的实施效果如何？是否取得了预期政策目标？

为及时和全面了解四川省民族地区县乡村医疗卫生服务一体化管理的进展及实施效果，本课题组通过部分典型地区的现场深入访谈，以及基于全省医疗机构监测年报数据的定量分析，就四川省自 2013 年以来实施县乡村医疗卫生服务一体化管理制度产生的效果及其相关因素进行研究，以期为四川省民族地区医疗卫生事业的发展，以及相关管理制度的完善提供参考。

二、研究目的

本研究旨在探讨四川省民族地区县乡村医疗卫生服务一体化模式的实施效果，即对一体化模式实施后民族地区卫生资源利用率、综合服务能力和农村医疗卫生水平进行评价研究。进一步了解这一举措是否能够提高民族地区卫生资源利用率和综合服务能力，实现县级医疗卫生机构发展壮大、乡镇卫生院和村卫生室医疗服务水平提升，满足人民群众的医疗卫生服务需求。并就县乡村医疗卫生服务一体化模式对三级医疗卫生网络可能产生的其他影响进行初步探索。

（一）县乡村医疗卫生服务一体化是否有助于提升综合服务能力

医疗业务统一管理，乡镇卫生院医疗业务由县人民医院统一管理，村卫生室医疗业务由乡镇卫生院管理，并按照卫生室功能定位和技术要求开展医疗服务。

乡镇卫生院的疑难重症可请县医院的专家帮助诊断治疗，乡镇卫生院没有条件治疗的可及时转诊到县医院治疗。县医院手术后的患者又可转到乡镇卫生院继续康复治疗，这样就形成了县乡医疗机构的良性互动。在一定程度上有利于建立农村三级卫生网络，促进县乡村医疗机构的协调发展，完善农村地区医疗卫生体系建设，从而在一定程度上缩小城乡医疗卫生差距。县乡村医疗卫生服务一体化模式的实施是否达成政策设计的初衷，仍有待研究和回答。

（二）县乡村医疗卫生服务一体化是否有助于提高民族地区卫生资源利用率

县乡村医疗卫生服务一体化模式实行财务统一管理，县乡两级财务独立核算，统一由县集中支付；资产统一登记，分别建立台账；乡镇卫生院开展业务所需设备由县人民医院灵活调剂使用。在经济上，县级医疗机构可帮助乡镇卫生院购买设备，提供一定资金援助；在设备上，县级医院不用的设备、病床可以免费赠送给乡镇卫生院，从而在一定程度上可以优化县乡村三级医疗体系的资源配置。通过整合资源、深化管理和运行机制改革，提高县域内基层医疗卫生机构的服务能力，满足农村人民群众的医疗服务需求，推动区域公共卫生和基本医疗协调发展。县乡村医疗卫生服务一体化模式是否符合这一假设，也有待进一步研究和回答。

（三）县乡村医疗卫生服务一体化是否有助于提升农村医疗卫生水平

除上述两个主要问题之外，县乡村医疗卫生服务一体化模式还施行人员统一管理，就是将乡镇卫生院的人员管理权限并入县人民医院，按照“岗位相对固定，人员按需流动”的原则，由县人民医院统筹调配人员，定期轮换，合理流动；村卫生室人员由乡镇卫生院统一管理，统一使用；乡镇卫生院人员与县人民医院人员在福利待遇、职称评审、选拔使用等方面享有同等权利，职称评审、绩效分配等适当向乡镇岗位倾斜。这些措施在一定程度上有利于规范农村地区医疗卫生服务行为，促进乡村医务人员业务素质的提高，提高农村医疗卫生水平，保证农民诊治和用药安全；有利于缓解农村居民“看病难”的问题，使农村居民小病不出村，大病不出镇，实现人人享有初级卫生保健的目标；同时也有利于提高基层人员的工作积极性，为基层保留住业务骨干。本研究拟从定性角度对此问题进行初步探讨。

第十一章　县乡村卫生服务一体化管理综述

县乡村卫生服务一体化[①]管理模式是指县、乡、村实行三级医疗卫生网络医疗模式，从而促进三者之间的有效链接与联动，进一步提升乡镇卫生院和村卫生室服务能力，更加深入和广泛地优化农村卫生资源配置，保障基本医疗和公共卫生服务的可及性与公平性，最终实现农村医疗卫生事业的发展，是县乡村卫生服务一体化的进一步拓展，目前正处于试点探索阶段。本章通过系统整理和分析国内外文献，了解国内外农村医疗卫生服务一体化的发展现状，明确国内各地县乡村卫生服务一体化实施的策略与效果，分析效果产生的原因，同时简单评价县乡村卫生服务一体化管理模式的优缺点。

一、国外卫生服务一体化现状

卫生服务一体化实质上是对卫生服务资源的整合和再分配。随着社会发展，卫生服务需求日益增长，尽管不同国家和地区的医疗体制存在差异，但都在一定程度上面临优质医疗服务提供不足、医疗费用持续高涨的问题。如何提高医疗卫生系统的运营效率，满足人民群众日益增长的需求，成为各国医疗体制改革的重要课题，大量改革尝试就此展开。卫生资源整合作为其中的重要组成部分，被越来越多国家和地区接受、认可。

（1）美国。在医疗费用不断攀升、地区间和机构间医疗卫生服务质量参差不齐的背景下，美国从人力资源、卫生筹资、机构建设着手，开展卫生系统综合一体化建设。为适应竞争激烈的医疗服务市场，美国医疗机构通过纵向整合

---

① 注：国家文件中的表达是县乡村卫生服务一体化，而四川省文件中，又称其为县乡村医疗卫生服务一体化。本研究沿用国家文件中的说法。

和横向整合的方式形成集团化或规模化，从而出现大量的医院集团和综合性医疗健康服务组织，提高服务效率和服务质量。

（2）加拿大。在医疗卫生体制改革中，加拿大采取了多种措施整合医疗卫生资源，具体措施有：整合基层医疗卫生资源、卫生组织形式、社区卫生资源和付费机制；整合全国卫生保健资源，建立患者安全系统；整合筹资体系，实施两级出资，升级管理模式；整合卫生人力资源，优化卫生人力资源配置等。上述整合措施提高了卫生资源的利用效率、促进了基层社区卫生服务的发展。Nelly Oelke 等从 2006 年开始在加拿大农村地区开展以社区为基础（community-based model）的初级卫生网络服务一体化实践研究，通过加强初级卫生服务同其他卫生保健服务（包括医院、长期卫生保健和特殊保健服务）之间的协调性以及阿尔伯塔省卫生系统（AHS）与家庭医生的合作，患者和卫生服务提供者的满意度得到进一步提高，卫生系统内部合作进一步加强，卫生服务效率进一步提高。

（3）英国。英国的国家医疗服务体系（National Health Service，NHS）因具有广泛的覆盖性和免费性等特点，以及拥有健全的医疗服务网络，一度被认为是最公平合理的制度，但高度计划性的管理模式使得医疗机构运行效率逐渐低下，官僚主义盛行，医疗费用异常增长。因此，英国政府于 20 世纪 70 年代进行了卫生体制改革，包括重塑 NHS 组织机构，推动“管办分离”；加强机构间的合作；改变资源分配方式，强调按需分配；在各级医疗机构之间确立严格的转诊制度。这些改革激发了机构的活力，优化了资源配置，解决了机构臃肿、行动僵化等问题，从而使卫生服务能力提升、机构回应性改善、服务效率提高。

（4）泰国。泰国农村社区卫生服务系统结构层次分明，各级卫生机构的功能明确，主要包括社区医院、社区卫生服务中心和村卫生站。其中社区医院按照国家卫生部制定的统一标准，支持和指导社区卫生服务中心，同时乡、村级卫生机构将持卡患者的处置及费用发生情况通过健康卡管理汇集于社区医院信息系统。社区卫生服务中心是一种乡级卫生机构，主要工作包括健康促进、疾病预防、常见病处置等，同时承担指导村卫生站的工作。村卫生站只设立在偏僻的农村，承担健康促进、疾病预防、疾病简单处理等工作。总体来说，泰国在农村卫生服务中，设立了三级卫生服务网络，同时上级机构对下级机构有指导和支持义务。其亮点在于健康卡制度有效整合了患者在三级医疗机构的卫生服务信息，达到信息共享，从而有助于卫生资源的合理配置与使用。

以上各国的卫生资源整合与卫生服务一体化实践说明，卫生资源的有效整合和适宜分配方式可以改善卫生服务质量、提高服务效率、加强机构之间的联系，进而提高供需双方的满意度，增进居民的健康状况。这对我国乡村卫生服务一体化的具体实践提供了很好的借鉴和参考。

二、国内县乡村卫生服务一体化的发展与现状

（一）国内县乡村卫生服务一体化的发展

目前，国内农村卫生服务一体化的发展大致经历以下几个阶段：

（1）中华人民共和国成立后不久，农村建立了县、乡、村三级卫生服务网络，在当时的社会背景下，促进了农村卫生事业的发展，也为后期一体化改革的实施打下了基础。

（2）20 世纪 80 年代，由于经济体制的改革，农村卫生组织管理发生了改变，以集体经济为依托的农村医疗机构大量倒闭，农村三级卫生服务网络接近崩溃，三级卫生服务网络内在的指导关系不复存在，预防保健、健康教育等农村公共卫生活动在基层无法开展，严重影响了农村基本医疗卫生服务的可及性与均衡性。为此，1985 年卫生部出台《关于卫生工作改革若干政策问题的报告》，报告中正式提出村卫生机构可以由卫生院下村设点，这是关于乡村一体化的较早政策。自此，乡村卫生服务一体化管理改革开始逐步在全国推广。

（3）2010 年《卫生部办公厅关于推进乡村卫生服务一体化管理的意见》，对“乡村卫生服务一体化管理”概念的内涵做了全面、完整的界定，这表明乡村卫生服务一体化管理在我国已经基本成熟，同时该文件指出“按照深化医药卫生体制改革总体部署，积极推进乡村一体化管理。通过实行乡村一体化管理，合理规划和配置乡村卫生资源，规范服务行为，提高服务能力，促进新农合制度的巩固和完善，推动农村医疗卫生事业健康持续发展，满足广大农村居民的医疗卫生需求。”随着乡村卫生服务一体化管理的发展与成熟，部分地区在此基础上进行了县乡村卫生服务一体化管理的尝试，县乡村卫生服务一体化管理改革在全国拉开帷幕，并持续至今。

（二）国内县乡村卫生服务一体化现状

1. 县乡村卫生服务一体化管理模式

当前，全国部分地区设立了县乡村卫生服务一体化管理试点，各试点采取

的县域卫生资源整合方式不尽相同，综合来看，大致可分为以下四种形式：

（1）县乡托管模式：县乡托管模式是指乡镇卫生院的产权所有者将卫生院的经营管理权交由具有较强经营管理能力、能够承担相应经营风险的县级医疗机构去经营和管理的模式，采取该模式的有重庆丰都县、云南省华宁县等。

（2）医疗（医院）集团模式：医疗（医院）集团是指以市场方式或政府制定规范的非市场方式组建的，以一所核心医疗机构为中心，其他同级或下一级的医疗机构为主要成员，以产权联结为主要纽带，通过松散协作、联合兼并、连锁经营、资产重组等形式组成的集约型组织。国内组建的医疗（医院）集团一般都是松散协作型的组织形式，医疗（医院）集团内核心医院简单地把成员单位列作自己的协作对象，所以，多数医疗（医院）集团不涉及资产重组和管理体制创新等内容，采取该模式的有浙江省余姚市、黑龙江省龙江县等。

（3）管办分离模式：管办分离模式是指组建县公立医疗机构管理中心对县域内医疗资源进行统筹管理，这种模式由经济领域延伸而来，在我国属于较新的实践，采取该模式的有浙江省遂昌县等。

（4）技术协作模式：技术协作模式主要表现为县级医疗机构与乡镇卫生院之间以协议或契约的方式建立在技术层面的协作经营关系，县级医院在人力、技术等方面对乡镇卫生院进行引导、支援，并负责对乡镇卫生院的人员进行培训，乡镇卫生院还可以共享县级医院的大型医疗检查设备。这种模式下县乡之间的结合较为松散，采取该模式的有江西省湖口县、安徽凤阳县等。

2. 县乡村卫生服务一体化管理实施措施

县乡村卫生服务一体化管理在有效优化了乡村两级医疗机构卫生资源的基础上，将县级医疗机构进行了合理整合，优化农村卫生资源配置，促进县乡村三级医疗卫生机构的有效链接与联动，是乡村卫生服务一体化管理的进一步深入与扩张。因此，结合 2009 年中共中央国务院在《关于深化医药卫生体制改革的意见》中提出的要求，即“县级医院作为县域内的医疗卫生中心，主要负责基本医疗服务及危重急症患者的抢救，并承担对乡镇卫生院、村卫生室的业务技术指导和卫生人员的进修培训；乡镇卫生院负责提供公共卫生服务和常见病、多发病的诊疗等综合服务，并承担对村卫生室的业务管理和技术指导；村卫生室承担行政村的公共卫生服务及一般疾病的诊治等工作”。在过去几十年乡村卫生服务一体化管理经验的基础之上，全国各试点地区虽然采用的一体化模式不尽相同，但推出的一系列加强医疗机构合作、促进一体化改革的措施存在许多相同点，包括：

（1）技术合作。主要是县级医院与乡镇卫生院达成技术合作协议，县级医院定期安排专家到乡镇卫生院坐诊，同时帮助下级医疗机构建立与完善医疗质量规范、提供业务咨询、积极开展学术交流等。通过技术合作，将医学知识和医疗技术新进展传递给乡镇卫生院，提高乡镇卫生院医疗技术水平。

（2）人员培训。主要是县级医院帮助乡镇卫生院进行人才的培养，包括管理人才培养、临床医生的进修。

（3）经济支持。主要是县级医院将设备共享给乡镇卫生院，或者将旧设备赠送给乡镇卫生院，以及县级医院在乡镇卫生院购买新设备时，提供一定的资金支持。

（4）巩固和发展乡村一体化管理。按照2010年《卫生部办公厅关于推进乡村卫生服务一体化管理的意见》中对“乡村卫生服务一体化管理”概念的界定，在实现和巩固五个统一（行政、业务、药械、财务、绩效考核）等乡村卫生服务一体化管理政策、加强乡镇卫生院对村卫生室的规范管理、提高村卫生室的服务能力和服务水平的基础上，将乡镇卫生院纳入县级医院的管理，对县乡两级医疗机构的行政、业务、财务、人员等方面进行统一管理。这种措施主要被采取县乡托管模式的地区采用。

（5）双向转诊。县级医院与合作乡镇卫生院确立转诊联系，乡镇卫生院将不能接诊的患者转至县级医院，患者在县级医院治疗一段时间后，在疾病好转或处于康复期时可转至乡镇卫生院继续治疗。

3. 县乡村卫生服务一体化管理实施效果

县乡村卫生服务一体化管理在全国多地开展以来，取得了较为显著的成效：

（1）提高了县乡村三级医疗机构的经济效益。黄圣洁（2013）在进行重庆市丰都县县乡村医疗机构一体化管理研究时发现，实行县乡村医院机构一体化管理后，县级医院、乡镇卫生院、村卫生室三级医疗机构的经济效益均有了较大的提高。双向转诊制度的确立提高了县级医院经济效益，进一步促进县级医院对乡村两级医疗机构的帮扶支持，进而提高了乡村两级医疗机构的经济效益。

（2）优化了卫生资源配置。县乡村卫生服务一体化管理带来的设备的共享、捐赠，以及县级医院对乡镇卫生院的资金、人员支持等，有效优化了卫生资源配置，避免了过多资源集中于县级医疗机构，而基层医疗卫生机构资源不足的情况，提高了卫生资源的利用率。

（3）提升了医疗服务的均衡性。县乡村卫生服务一体化管理过程中，县级医院对乡镇卫生院的技术支持与帮助，提升了乡镇卫生院技术水平。此外，县级医院人员定期去乡镇卫生院坐诊，使偏远地区的居民更加便捷地获得高质量医疗服务，提升了医疗服务的均衡性。

（4）有助于公共卫生工作的开展。县乡村卫生服务一体化管理明确了各级农村医疗机构在公共卫生工作方面承担的职责，同时保证了上级医疗机构对下级医疗机构开展公共卫生工作的管理与监督，转变了农村卫生组织人员忽视公共卫生工作的现状，有助于开展疾病控制、预防接种等公共卫生工作，规范了公共卫生突发事件处理程序。

（5）巩固健全了县乡村三级卫生服务网络。姜文洁等（2010）在对山东胶南市县乡村卫生服务一体化管理的研究中发现，实行一体化管理后，由于上级医疗机构的指导，以及政府加大投入，稳固了县乡村三级医疗卫生服务网络，同时一体化管理明确了县乡村三级医疗机构的功能定位，县乡村三级卫生服务网络得到进一步健全，卫生事业实现了新发展。

4. 县乡村卫生服务一体化管理存在的问题

县乡村卫生服务一体化管理作为我国一种比较新的农村卫生服务体制改革的尝试与探索，实施几年来，许多地区取得了一定成效，但同样暴露了许多新的问题：

（1）政府的资金投入不足。目前政府主要对乡镇卫生院和村卫生室投入较多，而对于参加一体化建设的县级医院没有制度化的优惠政策。而从县级医院本身看，县级医院在合作中需要额外分配自身的医疗资源去扶助基层医疗卫生机构。若忽略了对县级医院的财政投入，使其没有因损失的利益得到足够的补偿，致使县级医院处于利益损失方，将对县级医院开展一体化工作带来挑战。

（2）合作形式松散，效果不明显。大部分地区县乡两级医疗机构的纵向合作模式主要是技术上的支持和人员、经济等方面的帮助，合作形式较为松散，缺乏制度上的定量约束，绝大部分合作未涉及管理体制的变革，仅在医疗技术层面由县级医院给予一定帮助。从而，现有的合作形式对提高乡镇卫生院的实际服务能力帮助不大。部分地区在探索紧密型县乡一体化改革方面做出一定成绩，尝试了托管、医疗联合体和医疗集团等形式，但仍处于起步阶段。

（3）对县级医院有较高要求。县乡村卫生服务一体化管理的实施中需要县级医院对基层医疗卫生机构进行人才培训、定期下乡坐诊以及提供业务咨询服务，而一些贫困落后地区的县级医院卫生人员流动性大，存在明显的“招不进、留不住”现象，卫生人才匮乏。对基层人员技术的支持无疑会增加县级医院的工作负荷，甚至增加县级医院的管理难度、影响卫生人员的工作积极性。因而，政府还应当加大农村卫生人才培养力度，推出一系列政策，鼓励高水平人才到农村服务。

（4）双向转诊机制有待进一步规范化。许多研究发现，双向转诊存在明显的“上转容易下转难”的问题。首先，从患者角度讲，下转需要获得患者的同意。其次，从县级医院角度讲，一方面，县级医院医生担心患者出院后病情出现反复造成医疗纠纷；另一方面，县级医院都需要增加业务量，主观上想多收患者。

（5）有卫生服务供方垄断的苗头。作为以卫生服务供方垄断为特点的县乡村卫生服务一体化管理来说，其对农村卫生服务的影响是不确定的，政府实施卫生服务一体化管理的目的是减轻农民医疗费用负担，但有研究者发现，在一体化管理实施中，有部分地区出现了次均费用上涨的趋势，其中有很大一部分是由垄断所致。

三、总结

总体来说，县乡村卫生服务一体化管理在我国开展以来，各地区陆续进行了探索与实践，采取了包括县乡托管、管办分离、医疗（医院）集团化等卫生资源整合模式，取得了比较好的效果，不同程度地优化了农村资源配置、提升了乡村医疗服务水平、改善了卫生服务均衡性、巩固了农村三级卫生服务网络。

但在实践过程中也暴露了许多问题，比如政府的支持力度不够，县级医院自身能力不足、各级医疗机构合作松散、双向转诊实施困难以及由于卫生服务垄断问题导致医疗费用上涨等。这些问题的暴露，将会导致县乡村卫生服务一体化管理的可行性与有效性遭到质疑。因此，需要有更多的研究者采用科学合理的方法对试点地区的实施效果进行评价，从而为政府卫生决策的制定提供参考和帮助。

纵观国内目前针对县乡村卫生服务一体化管理的实施效果的研究，采用的研究方法大致类似，基本可以概括为：

（1）文献分析。通过查阅文献获取政策环境、研究现状等信息，进行进一步的研究，如问卷设计、访谈问题设计等。

（2）问卷调查。主要用于对就诊患者进行相关调查。

（3）访谈法。对当地的卫生部门负责人以及各医疗机构的负责人进行有针对性的访谈，获取定性资料。

（4）其他。收集资料的方法还有现场座谈、专家咨询等，主要用于收集定性资料。

（5）统计分析方法。以定性分析和描述性统计分析为主。

总体来看，现有研究尚存不足，具体表现如下：

（1）样本量不足，结论缺乏科学性和真实性。许多研究的研究对象仅限于某一特定的县，这必然影响样本代表性，结果的可靠性、检验效能和进一步外推的可行性都有待考证。

（2）以定性研究为主，易受主观因素影响。多数研究以定性分析为主，然而定性研究的主观性比较强。在定性研究的基础上也有部分定量研究，但也仅限于简单的描述性统计分析。这样的研究，可能导致结论的主观性太强，使得研究参考价值不大。

（3）混杂因素控制不佳。现有的定量研究收集资料有限、考虑的变量不足，很难较好地控制混杂因素的影响。此外，研究多为横断面研究，只是对现状进行分析，未充分探讨政策的效果，即未对实施前后的效果进行科学的比较评价。

与此同时，由于县乡村卫生服务一体化管理实施时间不长，对该政策的评估研究本身较为匮乏。因此，需要更多的研究者针对县乡村卫生服务一体化进行更加科学、合理的评价研究，以期为后期卫生决策提供科学依据，更好地服务中国农村卫生。

第十二章　四川省民族地区县乡村卫生服务一体化管理实施概况

四川省卫生健康委员会（以下简称卫健委）结合本省特点，为把医疗卫生事业跨越发展作为四川省民族地区全面建成小康社会的重要支持，科学整合医疗卫生资源，决定在民族地区推行乡村卫生一体化管理的基础上开展县乡村卫生服务一体化管理试点工作，并于2013年制定了《四川省民族地区县乡村医疗卫生服务一体化管理试点工作指导意见》（以下简称《意见》）。《意见》要求该项工作以提供基本医疗和公共卫生均等化服务为核心、提升民族地区卫生机构综合服务能力为目标、调整优化民族地区卫生资源配置和利用为切入点，按照“保基本、强基层、建机制”的要求，进一步提升乡镇卫生院和村卫生室服务能力，缩小城乡医疗卫生差距，加快民族地区基层卫生事业发展，解决基层群众看病难问题，更好地为基层群众提供服务，保障民族地区群众基本医疗和公共卫生服务的可及性与均衡性。《意见》还特别强调要在民族地区努力形成较为完善的分级诊疗制度及双向转诊制度。

此次四川省民族地区县乡村卫生服务一体化管理模式实行“三统一”“三不变”原则。“三统一”即人员统一管理，将乡镇卫生院的人员管理权限并入县级医院，按照“岗位相对固定、人员按需流动”的原则，县级医院统筹使用调配人员，定期轮换，合理流动；村卫生室人员由乡镇卫生院统一管理，统一使用；乡镇卫生院人员与县级医院人员在福利待遇、职称评审、选拔使用等方面享有同等权利，职称评审、绩效分配等适当向乡镇岗位倾斜。财务统一管理，县乡两级财务独立核算，统一由县集中支付。资产统一登记，分别建立台账；乡镇卫生院开展业务所需的设备由县级医院灵活调配。医疗业务统一管理，乡镇卫生院医疗业务由县级医院统一管理，村卫生室医疗业务由乡镇卫生院统一管理，做到“五统一”，即统一规章制度、统一技术规范、统一人员培训、统一业务指导、统一工作考核，并按照卫生室功能定位和技术要求开展医疗服务。

“三不变”首先是机构设置和行政建制不变，县级医院和乡镇卫生院保留各自原有机构设置和行政建制，县级医院干部管理权限不变。其次是乡镇卫生院和村卫生室承担的公共卫生服务职能和任务不变，乡镇卫生院仍然承担辖区内预防、康复、妇幼保健、爱国卫生、健康教育、计划生育技术指导等公共卫生职能，县级公共卫生机构、县级医院和乡镇卫生院要分级给予技术指导和人员培训。最后是财政投入供给机制不变，县和乡镇医疗机构财政投入政策和渠道不变，村卫生室补助政策不变，乡镇卫生院人员经费按现行政策全额拨付，可采取“财政核定总额预算，工作岗位按需确定”等方式进行人员经费动态管理。

按照四川省卫健委要求，此次四川省民族地区县乡村卫生服务一体化管理试点工作在甘孜藏族自治州（以下简称甘孜州）、阿坝藏族羌族自治州（以下简称阿坝州）、凉山彝族自治州（以下简称凉山州）以及绵阳市、攀枝花市、宜宾市、雅安市和乐山市所辖民族县（或民族待遇县）展开，截至 2014 年，已有 31 个县开展了相关试点工作，包括甘孜州的康定市、乡城县、石渠县、丹巴县和得荣县；阿坝州的九寨沟、马尔康、黑水、茂县、理县；凉山州的冕宁、德昌、甘洛、越西、普格、昭觉、会东、会理、雷波、布拖、金阳、美姑；乐山市的马边、峨边；攀枝花市的米易、盐边和仁和；雅安市的汉源、石棉、宝兴；宜宾市的屏山县。

各地区县乡村卫生服务一体化管理试点工作按照四川省卫健委的总体指导意见逐步展开，在总体目标原则不变的情况下，各地结合实际情况，采取了不同措施。总体来看，甘孜州在 5 个县主要开展乡、村两级试点，在此基础上对康定市进行了县乡两级“三统一”。阿坝州在 5 个县均开展了县乡村三级试点，同时在“三统一”的基础上，按照“五统一”（即人员、业务、财务、药品及考核统一）的管理原则展开试点工作。凉山州则分别在不同地区开展县乡两级试点与乡村两级试点，其中冕宁、德昌两县的 35 个乡镇开展县乡试点，其余十县的 1795 个村卫生室开展乡村试点。乐山市在 2 个县的 5 个乡镇 23 个村卫生室实行“三统一”管理，开展县乡村试点。攀枝花市按照“三统一”“四不变”的原则在 3 个县（区）开展县乡村一体化试点。雅安市在 3 个民族待遇县开展了县乡村卫生服务一体化“三统一”试点。宜宾市在屏山县开展了县乡村卫生服务一体化“五统一”试点。

在试点工作开展过程中，各地在落实四川省卫健委提出的总体目标、原则与要求的基础上，积极探索和大胆尝试各种合理有效的措施，包括：阿坝州、凉山州、宜宾市等地下属各试点县提出的“五统一”原则；攀枝花市、宜宾市等地下属各试点县出台双向转诊制度，积极开展基层医疗卫生机构与县级医院的双向转诊工作；乐山市、雅安市下属各试点县积极探索考核方式的改革，强化绩效考核。各地在县乡村卫生服务一体化管理模式上也有不同的尝试，比如攀枝花市的三县采用“县乡托管”模式，宜宾市屏山县采用医疗联合体模式等等；针对农村地区医疗卫生服务人才缺乏这一难题，各试点地区积极采用各类办法引进人才，如要求新晋升职称人员须到乡镇工作，县级医院定期组织人员到乡镇开展查房、巡（义）诊、坐诊、上门探视、预（签）约等服务。特别是宜宾市屏山县积极推动以“身份留人”为首要举措的人事管理一体化改革，取得明显成效。“身份留人”也就是“编制在县、岗位在乡”，新招聘人员在乡镇工作达到最低服务年限（5 年）后，考取执业资格的优秀人员可回编制所在医院工作，同时配套建立了一系列制度保障基层医务人员的工资福利、奖励绩效和相关补助，配套建立了畅通的优秀基层医务人员上升渠道机制，顺利保障了农村地区有足够的医疗卫生人才。

总体来看，目前四川省民族地区县乡村卫生服务一体化管理正处于平稳推进和发展阶段，虽然各试点地区由于改革初始时间不同、经济发展水平不同等原因，目前的进展也有所不同，比如凉山州、甘孜州等地区改革相对较为缓慢，但以宜宾市屏山县为代表的一些改革试点地区，进行了大量合理有效的探索与尝试，已经取得了较为显著的成效。

如今改革面临着是否需进一步推广加深的问题，因此目前亟须对民族地区县乡村卫生服务一体化医疗模式改革的效果进行客观合理的评估研究，为进一步的卫生决策提供证据与支持。

第十三章　研究内容与方法

一、研究对象

以 2010—2014 年四川省民族地区的卫生行政部门及医疗机构为对象，调查分析民族地区医疗机构的资源配置、能力建设与县乡村卫生服务一体化管理模式工作开展情况。具体研究对象包括甘孜藏族自治州、阿坝藏族羌族自治州、凉山彝族自治州 3 个自治州的州卫生行政部门，同时还包括绵阳市、攀枝花市、宜宾市、雅安市和乐山所辖民族县（或民族待遇县）的卫生行政部门和县级、乡镇级和村级医疗机构，共 3 个自治州、67 个民族县（或民族待遇县）。

二、研究内容

通过采取文献查阅、现场问卷调查、面对面访谈、专题小组讨论、专家咨询等研究方法对四川省民族地区县乡村一体化医疗模式的实施效果进行评价研究，主要研究内容包括以下三个方面：

（一）人员

乡镇卫生院人员管理权限并入县级医院，村卫生室人员由乡镇卫生院统一管理后是否提高了基层人员工作积极性，是否能够为基层保留业务骨干。

（二）财务

县乡两级财务独立核算，统一由县集中支付，乡镇卫生院设备由县级医院灵活调配，是否能够提高四川省民族地区卫生资源利用率。

（三）业务

乡镇卫生院医疗业务由县级医院统一管理，村卫生室医疗业务由乡镇卫生院管理，是否能够提升综合服务能力。

三、研究方法

本次研究拟采用定性和定量相结合的方法展开研究，具体方法如下：

（一）文献查阅

查阅期刊中与民族卫生相关的文献；查阅、收集民族地区县乡村一体化医疗模式实施以来出台的相关文件；收集《中国卫生统计年鉴》《中国劳动和社会保障统计年鉴》《四川省统计年鉴》《四川省卫生统计提要》以及各级相关工作报表、卫生财务报表等，在确定研究指标的同时总结、了解全国乃至全球有关一体化医疗模式的重要举措、实施现况以及评价方法，尤其是在人员、财务和业务三方面。

（二）定性研究

调查对象包括民族地区州（市）、县及民族待遇县卫生行政部门和医疗机构主要负责人及相关工作人员；调查方式包括面对面访谈和问卷调查。访谈又可分为结构式访谈（问卷访谈）、半结构式访谈及集中座谈等。

（三）定量分析

1. 资料来源

本研究数据由三部分组成。其一，“四川省卫生统计数据采集与决策支持系统”是本研究数据的主要来源，该系统数据主要由全省医疗服务月报表，“卫生资源与医疗卫生服务调查制度”年报表、月报表、实时报表，医改监测县区级监测表、地市级监测表、省级监测表以及其他相关公共卫生业务系统数数据构成。其二，一些县级的人口、社会经济发展数据来自 2010—2014 年《四川省统计年鉴》。其三，部分数据源于民族（待遇）县、州（市）卫生机构的问卷调查。

本研究的数据包括：2010—2014年县乡村三级医疗机构的年度工作报表、2010—2014年《四川省统计年鉴》中部分县级层面的数据以及问卷调查获取的数据。其中，针对问卷调查的数据建立相应的数据库，并采用双人双录入核对方法，以保证质量。

2. 主要指标

结合县乡村卫生服务一体化医疗模式具体的政策与本研究的目的，本报告主要从政策实施的基本情况，实施组和未实施组县乡村三级医疗机构的基本情况，实施组和未实施组的卫生资源、卫生服务以及卫生投入和支出等方面展开对比描述。

政策实施的基本情况包括：各个州（市）的县乡村卫生服务一体化实施情况、实施组与未实施组的经济状况（人均GDP）和人群综合健康状态（婴儿死亡率等）。

医疗机构的基本情况包括：各组机构的数据、机构的等级构成、建设达标率、县乡村卫生服务一体化管理实施情况、主办单位、行医方式等指标。

卫生资源主要由卫生人才和卫生设备两方面组成。卫生人才主要包括每千人卫生人才数、职业构成等指标；卫生设备主要包括人员床位比和万元以上设备构成等。

卫生服务的评价指标主要包括门诊和住院的人次、住院情况、医师的负担等方面，具体包括年住院率、病床使用率、平均住院日、医师日均担负住院床日等指标。

卫生投入和支出主要采用各类卫生收入的构成和次均费用相关指标描述，如财政补助收入占总收入的比例、门诊收入占医疗收入的比例、药品收入占医疗收入比重以及次均住院费用等。

3. 统计学分析方法

本报告以描述性分析为主。采用SAS 9.2、SPSS 21.0和微软Excel办公软件分析处理相关数据。一方面，通过制作图表对相关指标进行统计描述；另一方面，利用卡方检验和方差分析等统计方法进行相关指标的统计推断。

第十四章　研究结果

一、调研结果

本次调查结合了问卷调查和面对面访谈的结果，问卷调查共获得 18 个县（区）县乡村卫生服务一体化管理的实施情况资料，其中包括 15 个县乡村卫生服务一体化医疗模式实施县（以下简称“实施县”）与 3 个县乡村卫生服务一体化医疗模式未实施县（以下简称“未实施县”）。实施县的具体实施情况如下。

（一）实施县县乡村卫生服务管理一体化概况

1. 县乡村卫生服务一体化管理相关文件

为进一步提升民族地区医疗卫生服务能力，更好地指导和促进县乡村卫生服务一体化医疗模式的实施，各实施县均按四川省卫健委印发的《四川省民族地区县乡村医疗卫生服务一体化管理试点工作指导意见》下达了相关地方指导文件。各县下达的相关文件结果见表 14－1。

表 14－1　县乡村卫生服务一体化管理相关文件情况

文件类型	频数	百分比（%）	累积频数	累积百分比（%）
帮扶文件	15	100	15	100
下乡锻炼文件	15	100	15	100
双向转诊文件	15	100	15	100

2. 县乡村卫生服务一体化分级诊疗制度实施情况

此次县乡村卫生服务一体化管理试点工作的目标之一为力争经过3~5年的努力，在民族地区形成较为完善的分级诊疗制度和双向转诊。分级诊疗指按照疾病的轻、重、缓、急及治疗的难易程度进行分级，不同级别的医疗机构承担不同疾病的治疗，常见病、多发病在基层医疗卫生机构治疗，疑难病、危重病在大型公立医疗机构治疗。通过分级诊疗服务，一是对于在基层医疗卫生机构诊治的常见病、多发病，医疗服务价格更低、起付线更低、报销比例更高，极大地降低患者医疗费用负担；二是对于疑难病、危重病，通过大型公立医疗机构与基层医疗卫生机构建立联动的预约挂号、预约床位及绿色转诊通道，明显缩短住院候床时间，节约患者时间和费用。民族地区县乡村一体化管理过程中，各实施县均实施了分级诊疗制度，结果见表14－2。

表14－2　县乡村卫生服务一体化分级诊疗制度实施情况

分级诊疗	频数	百分比（%）	累积频数	累积百分比（%）
是	15	100	15	100

3. 县乡村卫生服务一体化横向合作实施情况

在横向合作方面，15个实施县中，除金口河区（乐山市）、珙县（宜宾市）、荥经县（雅安市）和松潘县（阿坝州）4个县（区）外，其余11个实施县均采取了一些横向合作的做法，结果见表14－3。

表14－3　县乡村一体化横向合作情况

横向合作	频数	百分比（%）	累积频数	累积百分比（%）
无	4	26.67	4	26.67
有	11	73.33	15	100.00

（二）县乡村卫生服务一体化管理的具体措施

1. 县乡村三级医疗机构纵向合作的基本项目

通过现场调查可以发现，虽然各县在纵向合作模式上有着显著区别，但仍然存在一些共通点，即各县均具有一些纵向合作的基本项目，归纳为以下几项：签订技术合作协议、县乡托管、组建医疗集团（如医联体）、院办院管

（乡镇卫生院属于本院的分院）和管办分离。从表14－4我们可以看出，民族地区县乡村卫生服务管理一体化纵向合作模式主要以签订技术合作协议、县乡托管和组建医疗集团（如医联体）三种模式为主。

表14－4　县乡村卫生服务管理一体化纵向合作模式

纵向合作模式	频数	百分比（%）
签订技术合作协议	11	73.33
县乡托管	6	40.00
组建医疗集团（如医联体）	7	46.67
院办院管（乡镇卫生院属于本院的分院）	3	20.00
管办分离	1	6.67

无论采用何种纵向合作模式，县乡医疗机构医护人员之间均存在互动情况。人员互动形式主要以“县级医院医师定期到乡镇卫生院坐诊”，“县级医院医师到乡镇卫生院开展专题讲座”，“乡镇卫生院人员到县级医院进修”和“长期派驻技术骨干服务基层并与业务晋升挂钩”4种形式为主，数据详见表14－5。

表14－5　县乡医疗机构医护人员互动形式

人员互动形式	频数	百分比（%）
县级医院医师定期到乡镇卫生院坐诊	12	80.00
县级医院医师到乡镇卫生院开展专题讲座	13	86.67
县级医院医师到乡镇卫生院开展专项手术	3	20.00
乡镇卫生院人员到县级医院进修	15	100.00
联合病房或查房	3	20.00
长期派驻技术骨干服务基层并与业务晋升挂钩	12	80.00

（1）签订技术合作协议。

县级医院通过自行协商与乡镇卫生院达成技术合作协议（如马尔康市），具体合作主要体现在技术和设备两方面。在技术方面，由于民族地区基层医务人员文化素质和业务素质偏低，村医专业技术水平偏低，无法独立完成医疗和公共卫生任务，需要上级医疗机构派人员前去指导和辅助。因此，县级医院会定期安排专家到乡镇卫生院坐诊和开展培训，乡镇卫生院医务人员到县级医院进修。在设备方面，由于乡镇卫生院医疗设备相对缺乏，只有少部分有B超三大常规检测设备。县乡村卫生服务一体化管理中乡镇卫生院开展业务所需的设备由县级医院灵活调配。通过技术合作，将医学知识和医疗动态传递给乡镇卫生院，使得乡镇卫生院医疗技术水平得到提高，同时在一定程度上满足基层人民群众的医疗卫生服务需求。

（2）县乡托管。

按照县卫生健康局党委会决定，县级医院正式启动了托管乡镇卫生院的工作（如石棉县）。乡镇卫生院利用县级医院的投入帮扶、人才帮带及管理输出盘活了自身的资产；县级医院则利用乡镇卫生院贴近基层人民群众的便利条件拓展了自己的业务范围，提升了医院的品牌形象；偏远山区群众不仅在家门口就能享受到城市医院的医疗服务，而且医疗费用也大为降低；政府则实现了医疗资源配置效率与群众信任度的双提升。

（3）组建医疗集团（如医疗联合体）。

为统筹县乡村卫生服务一体化，着力解决“看病难”问题，部分县（如屏山县）成立医疗联合体。具体做法：各乡镇卫生院和牵头医院保持原法人地位不变（政府举办医疗机构），积极探索牵头医院法人治理结构，形成决策、执行和监督相互制衡的权力运行机制，由牵头医院负责辖区内各乡镇卫生院人、财、物的统一管理。通过组建医疗联合体，提升县级医疗机构和基层医疗卫生机构服务能力。

（4）院办院管（乡镇卫生院属于本院的分院）。

在调研的15个实施县中，部分县的乡镇卫生院隶属县级医疗机构，并且在民族地区县乡村卫生服务一体化医疗模式改革中仍坚持隶属关系不变（如汶川县）。通过采取县乡村医疗机构资源共享、统一管理、合理分工、相互促进、共同发展、优质服务等有效的整合方式，实现县级医疗机构发展壮大、乡镇卫生院医疗服务水平提高、村卫生室具备服务功能的目标，使全县医疗服务水平整体提升，优质医疗卫生服务全覆盖，不断满足人民群众的卫生服务需求。

（5）管办分离。

现场调研结果显示，部分县在县乡村卫生服务一体化管理实施中采用管办分离模式进行改革，由县级医疗机构对乡镇卫生院实行一体化管理，加强对乡镇卫生院的规范化管理，提高了乡镇卫生院的服务能力和服务水平。

2. 横向合作的主要做法

在横向互动方面，前面提及大多数县级医疗机构间存在横向合作的关系。县间横向合作主要表现为领导层级的交流，而一线医生间缺乏交流；县内的合作主要表现为各县级医院之间检查结果互认，大型医疗设备共享等。

3. 双向转诊

县级医院与合作的乡镇卫生院有转诊联系，乡镇卫生院将不能接诊的患者转至县级医院，患者在县级医院治疗一段时间后，在疾病好转或处于康复期时可转至乡镇卫生院继续治疗。在现场调查中发现，医疗机构对县乡村卫生服务管理一体化的理解为：医疗服务县乡村一体化管理实际上形成了县乡村医疗“救护圈”，并且其主要体现在转诊制度的建设方面。在一体化政策实施前，患者倾向直接去县级医院；实施政策后，部分乡镇患者愿意在基层首诊。

4. 创新举措

(1) 因地制宜，推进一体化。

各地在试点工作开展过程中，在落实四川省卫健委提出的总体目标、原则与要求的基础上，积极探索和大胆尝试各种合理有效的措施，阿坝州、凉山州、宜宾市等地下属各试点县在遵循“三统一”“三不变”原则的基础上，提出了人员、业务、财务、药品及考核统一管理“五统一”原则；乐山市、雅安市等地下属各试点县积极探索考核方式的改革，强化绩效考核；各地在县乡村卫生服务一体化模式的基础上也进行了不同的尝试，比如攀枝花市下属的三县采用“县乡托管”模式、宜宾市屏山县采用医疗联合体模式等；针对农村地区医疗卫生服务人才缺乏这一难题，各试点地区积极采用各类办法引进人才，如要求新晋升职称人员须到乡镇工作，县级医院定期组织到乡镇开展查房、巡（义）诊、坐诊、上门探视、预（签）约等。

(2) 人才引入机制创新。

“身份留人”是缓解基层医疗卫生机构卫生人才紧缺问题的首要举措。由于民族地区大多地处偏远贫困山区，乡镇卫生院长期存在医务人员“招不来、留不住”的问题，基层群众“看病难、看病贵、看病差、无人看”的问题仍然存在。此次卫生服务一体化管理实施的过程中，部分乡镇卫生院公招医务人员的编制统一上挂县级医疗机构，达到最低服务年限后，符合条件的优秀人员可以直接回到县级医疗机构工作。该举措得到了报考人员的积极响应，报考人员均表示愿意首先投身基层，做出成绩。“身份留人”解除了乡镇卫生院医务人员的顾虑，打破了乡镇卫生院医务人员“招不来”的困境。

（三）县乡村卫生服务一体化实施效果

一方面，县乡村卫生服务一体化的实施使民族地区县乡村医疗机构的医疗资源得到优化配置，减少了医疗资源的浪费。另一方面，现场调研中，我们发现通过一体化实施，加大对基层医务人员的培训，基层医务人员的专业技能得到了提高，改善了民族地区医疗机构的服务水平和质量。并且，县级医疗机构专家定期到乡镇医疗机构巡诊和义诊，相关检查和药物完全免费，在一定程度上满足了患者的医疗服务需求，很多患者愿意参与其中，效果反响很好。

（四）县乡村卫生服务一体化管理存在的挑战

1. 县级医疗机构存在的挑战

一方面，大多数民族地区的经济、地理和交通条件仍落后于其他地区，县级医护人员下乡帮扶基层医疗卫生机构存在诸多不便；另一方面，财政投入不足，虽然县级医护人员工作量增大，但没有多余补助，很多医务人员缺乏积极性，不愿意去基层医疗卫生机构。这些主客观条件阻碍了县乡村卫生服务一体化的实施。

2. 乡卫生院面临的挑战

首先，民族地区的地理环境原因，如县乡医疗机构距离太远、道路交通不便等，使其不具备样本输送的条件（时间、温度等），一体化管理难度较大。其次，由于购买救护车费用较高，相关人员和经费管理麻烦，乡镇卫生院基本没有救护车，这些因素大大增加了县乡医疗机构双向转诊实现的难度。最后，乡镇医疗机构的医疗人员不多，其中有资格证的医护人员较少，持有全科医生资格证的更少，医疗人力资源严重缺乏，加之多数乡级医院缺乏基本的医疗设备，更没医学检查人员，难以满足当地人民群众的医疗服务需求。

（五）县乡村卫生服务一体化管理的改进措施

1. 增强人员配置，提高人员素质

一方面，由于民族地区位置偏远、经济不发达、工资水平较低，大多医学院校毕业生不愿意到这些地区发展，导致民族地区卫生人力资源匮乏，因此应该适当针对民族地区实施一些优惠政策，尤其是民族地区中的乡村地区，鼓励优秀人才到民族地区发展。另一方面，乡村医务人员文化水平和执业水平较低，很难独立完成医疗和公共卫生任务，因此应该加大对乡村医生的培训力度，帮助其提高专业技能，增强其对常见病、多发病的诊疗技术，满足人民群众的基本需求。

2. 改善地理交通环境，保证一体化管理实施

地理环境的限制使民族地区的一体化管理主要集中在县乡水平，在村卫生室层面实施一体化管理较为困难，并且县乡医疗机构之间的双向转诊也受到阻碍，改善交通对促进县乡村卫生服务一体化管理十分必要。

3. 提高重视程度，增加财政投入

从此次的调研结果可以看出，只有 15 个县实施了县乡村卫生服务管理一体化，且大部分县开始实施的时间在 2014 年下半年，这在一定程度上说明部分地区对一体化的重视程度不够。由于县乡医疗机构发展差距较大，患者更信任县级医院的技术，更愿意去县级医院看病，如果分级诊疗和双向转诊没有相关政策（如医保报销政策）的保证，一体化管理很难实现。基层医疗卫生机构的设备和技术有限，县乡之间交通条件较差，需要投入较大的资金改善其设施设备和交通环境。

（六）与其他省的区别

考虑到不同省之间在经济、文化等方面存在较大的差异，本研究选择了甘肃省白银市景泰县某乡作为研究对象进行了访谈，以期更好地探索四川省民族地区县乡村卫生服务一体化管理实施中存在的问题及亟待解决的问题。

本书团队所选研究对象为卫生服务水平较优的乡镇级单位。相比四川省民族地区，二者县乡村一体化的实施措施类似，主要通过培训和上级医疗机构定期帮扶、坐诊指导等方式提供技术支持，然而二者的效果存在较大差距。该区县乡村一体化取得较好效果，主要表现在以下几个方面。

（1）三级医疗功能定位明确。县级医院主要负责基本医疗服务及危重急症患者的抢救，并负责对乡镇卫生院、村卫生室进行业务技术指导和卫生人员的进修培训；乡镇卫生院负责提供公共卫生服务和常见病、多发病的诊疗等综合服务，并负责对村卫生室进行业务管理和技术指导；村卫生室承担行政村的公共卫生服务及一般疾病的诊治等工作。

（2）卫生资源配置较合理到位。首先，在硬件方面，统一配备。每村 5 万

元用于房屋建筑，并配置相应的设备，重点配置了公共卫生方面的设备，如血糖计、电脑、打印机等，与信息平台相结合，目前基本能满足为基层群众提供公共卫生服务的需求；乡镇卫生院有医疗和公共卫生两栋楼，设有25张床位，仪器方面，除了常用的设备，还有B超仪、X射线机新生儿保温箱等，整体较全面。其次，在人力资源方面，结合地理交通及具体需求，一个行政村有2个及以上的村卫生室，每个村卫生室至少有一位医疗人员。该区乡镇卫生院共有医疗人员32人，其中18人有编制，人员文凭以大专为主，有5～6人为本科文凭，整体基本能满足需求。

(3) 重点发展中医和公共卫生，基层医疗卫生水平有明显提高。结合地区经济水平较落后的现状，考虑到疾病，尤其是慢性病可给百姓带来沉重的经济负担，该市重点推行中医疗法，一方面能很好地发扬中医传统，另一方面中医药材价格相对较低，部分药材百姓可自行购买，有效降低了百姓的看病费用。此外，该区实施中医全额报销，使中医更容易被接受。村卫生室主要采用中医疗法，除了对感冒、腹泻、扁桃体炎等常见病，还对关节炎、高血压、肩周炎、腰肌劳损、颈椎病等慢性病有一定疗效。因此，中医的推行能在一定程度上解决了“看病贵”的难题。同时，根据相关规定，该地区定期对高血压、糖尿病等慢性病以及孕产妇和婴幼儿进行随访，并填写健康档案，做到先纸质后电子，纸质和电子统一，提高工作效率。乡镇卫生院目前设有内科、外科、妇产科、儿科、发热等常见科室。公共卫生为该乡镇卫生院特色之一。目前，主要针对上呼吸道感染、关节炎、糖尿病、高血压、胃炎等疾病提供医疗服务，年均住院达400人次。

(4) 政策明确，落实督导到位。①制度明确，如绩效考核制度较明晰，尤其是公共卫生方面的考核。②实施统一管理。在硬件方面，统一配备设备；在人员方面，一方面，规定大专两年后考证，本科一年后考证，中专五年后考证，基本不存在无证行医的现象；另一方面，统一人员资质，技术业务统一，能较好地应对突发事件。③政策落实到位。在培训方面，每月一次，每次一天，主要就公共卫生、一般医疗、中医中药方面的内容展开培训，此外针对中医还有县级医疗人员主持中医试训，乡镇医生轮流参加，每周一次。④督导到位，村医疗人员每周都需到乡镇卫生院上班至少一天，一方面便于乡镇卫生院医疗人员对其进行督促，另一方面便于当面指导；每月县疾病控制中心人员到乡镇卫生院进行督导工作，可取得较好的效果。

二、定量分析结果

结合问卷调查和上报信息，汇总2010—2014年四川省民族地区县乡村卫生服务一体化管理实施情况，将67个民族（待遇）县划分为县乡村一体化实施组（以下简称"实施组"）、县乡村一体化未实施组（以下简称"未实施组"）和未知组。本研究主要围绕实施组和未实施组两组的卫生状况展开分析研究。

（一）基本情况

表14－6和图14－1显示各市州一体化的实施情况。可以看出，除部分2014年最新增加的民族待遇县尚未实施，四川省绝大部分民族地区均实施了县乡村医疗服务管理一体化。其中攀枝花市、宜宾市的民族（待遇）县全部实施，阿坝州和凉山州也有70%的县实施了一体化。

表14－6　2014年四川省民族地区各州（市）县乡村卫生服务一体化管理实施情况

组别	攀枝花市	泸州市	绵阳市	乐山市	宜宾市	达州市	雅安市	阿坝州	甘孜州	凉山州	合计
实施组	3	0	0	2	4	0	3	9	5	12	38
未实施组	0	2	0	0	0	1	1	1	13	0	18
未知	0	0	2	1	0	0	0	3	0	5	11
合计	3	2	2	3	4	1	4	13	18	17	67

注：表中数据为民族县（民族待遇县）计数。

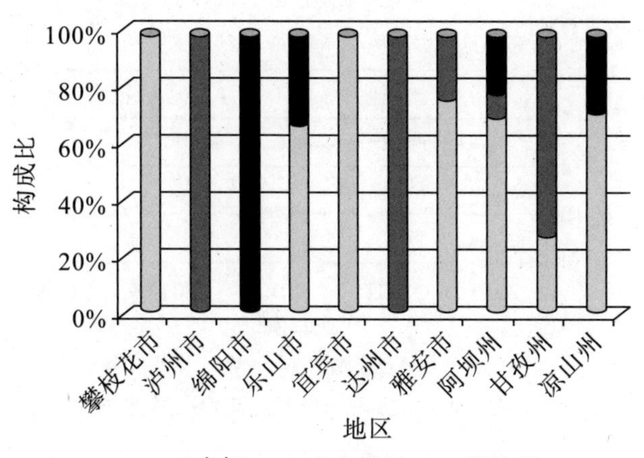

图14－1　四川省民族地区各州（市）县乡村卫生服务一体化实施情况

三组 2013—2014 年人均 GDP 均值比较结果提示，实施组与未实施组的人均 GDP 均数相比，差异有统计学意义。同时，从表中各组的标准差可以看出：未知组内各县区人均 GDP 的差异较大，最低为 6876.5 元，最高为 52984 元，其余两组差异较小。详见表 14－7。

表 14－7　2013—2014 年四川省民族地区各组人均 GDP 情况（元）

指标	组别			平均数
	未知	未实施组	实施组	
均数	23062.41	14174.75*	17692.77	19793.10
标准差	12434.43	8024.67	9358.25	11490.52
最小值	6876.50	6091.50	8908.50	6091.50
最大值	52984.00	35078.50	43182.00	52984.00

* 代表与实施组的人均 GDP 均数相比，差异有统计学意义。

图 14－2 和表 14－8 提示 2010—2014 年间两组的婴儿死亡率存在一定的差异。首先，从绝对值看，未实施组的婴儿死亡率始终高于实施组；其次，从变化趋势看，实施组 2011—2013 年间婴儿死亡率呈稳定增长，自 2013 年县乡村卫生服务管理一体化实施后呈现明显的下降趋势，由 10.54‰下降为 9.77‰。最后，从两组婴儿死亡率的标准差来看，5 年间两组内部的差异均有下降趋势，但需要注意的是实施组 2011—2013 年呈稳定增长，2013—2014 年由 10.26‰下降为 8.64‰，下降显著，说明实施组内各地区婴儿死亡率的差异有所缩小。综上所述，实施组婴儿死亡率水平下降以及组内差异的缩小可能与县乡村卫生服务一体化管理的实施有关。

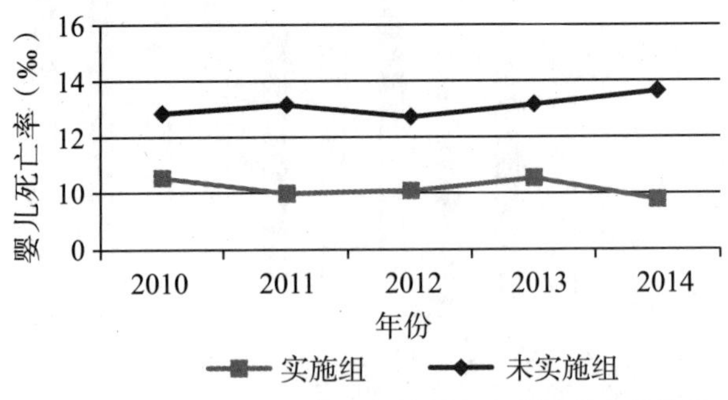

图 14－2　2010—2014 年两组婴儿死亡率及其变化情况

表 14－8　2010—2014 年四川省民族地区实施组与未实施组人口健康状态

指标		2010		2011		2012		2013		2014	
		未实施组	实施组	未实施组	实施组	未实施组	实施组	未实施组	实施组	未实施组	实施组
婴儿死亡率（‰）	均数	12.84	10.54	13.15	9.98	12.72	10.08	13.17	10.54	13.64	9.77
	标准差	11.23	11.13	11.39	9.30	9.97	9.34	10.49	10.26	10.21	8.64
	最小值	0.00	0.00	1.35	0.00	0.00	0.00	2.00	0.00	2.00	0.00
	最大值	56.68	90.19	62.81	59.20	41.44	58.25	45.58	67.59	35.57	43.25
新生儿死亡率（‰）	均数	7.79	6.03	8.06	5.59	8.12	5.92	8.24	6.17	8.21	5.42
	标准差	5.68	6.54	6.44	5.03	5.91	5.31	5.85	6.02	5.42	4.64
	最小值	0.00	0.00	0.00	0.00	0.00	0.00	0.00	0.00	0.00	0.00
	最大值	26.32	58.36	37.69	33.83	27.62	31.07	22.79	45.73	16.32	22.90
孕产妇死亡率（/10万）	均数	52.70	34.06	51.54	37.00	51.32	38.89	56.36	36.17	61.41	35.57
	标准差	105.12	50.39	100.72	55.81	99.96	75.39	103.48	60.10	111.71	57.09
	最小值	0.00	0.00	0.00	0.00	0.00	0.00	0.00	0.00	0.00	0.00
	最大值	429.18	253.16	429.18	253.16	429.18	582.52	429.18	269.54	429.18	253.16

图 14－3 提示 2010—2014 年间两组的新生儿死亡率的变化趋势类似婴儿死亡率。首先，从绝对值看，未实施组的新生儿死亡率始终高于实施组；其次，从变化趋势看，未实施组呈稳定增长趋势，而实施组 2011—2013 年新生儿死亡率稳定增长，自 2013 年县乡村卫生服务管理一体化实施后呈明显的下降趋势，由 6.17‰下降为 5.42‰。最后，从两组新生儿死亡率的标准差看，5 年间两组内部的差异均有下降趋势，但需要注意的是实施组 2011—2013 年呈稳定增长，2013 年后由 6.02‰下降为 4.64‰，下降显著，说明实施组内部新生儿死亡率的差异有较显著缩小。综上所述，实施组新生儿死亡率水平下降以及组内差异的缩小可能与县乡村卫生服务管理一体化的实施有关。

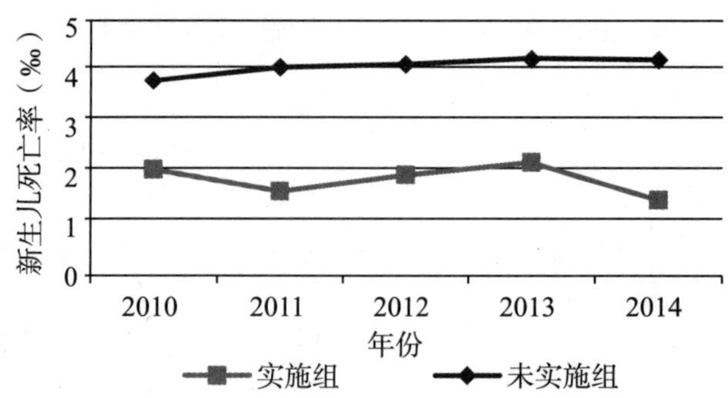

图 14－3　2010—2014 年两组新生儿死亡率均数及其变化情况

图 14－4 提示 2010—2014 年间两组的孕产妇死亡率的变化情况。首先，从绝对值看，未实施组的孕产妇死亡率始终高于实施组；其次，从变化趋势看，未实施组呈增长趋势，而实施组 2011—2012 年呈稳定增长，自 2013 年县乡村卫生服务管理一体化实施后呈现明显的下降趋势，由 36.17/10 万下降为 35.57/10 万。最后，从两组孕产妇死亡率的标准差看，5 年间未实施组内部的差异有增长趋势，而实施组内部的差异 2011—2013 年呈稳定增长，2013—2014 年由 60.10/10 万下降为 57.09/10 万，下降显著，说明实施组内部孕产妇死亡率的差异有较显著缩小。综上所述，实施组孕产妇死亡率水平下降以及组内差异的缩小可能与县乡村卫生服务一体化管理的实施有关。

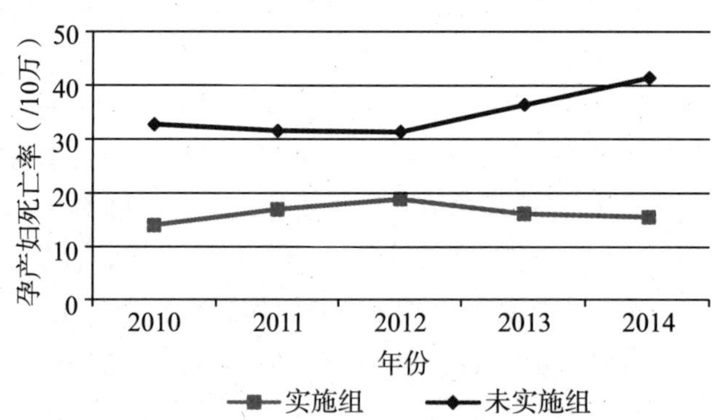

图 14－4　2010—2014 年两组孕产妇死亡率及其变化情况

（二）县级医疗机构

1. 基本情况

2010—2014 年四川省民族地区县乡村卫生服务一体化管理实施组与未实

施组县级医疗机构数目见表 14－9。

表 14－9　2010—2014 年四川省民族地区实施组与未实施组县级医疗机构数目

组别	2010	2011	2012	2013	2014	合计
未实施组	55	56	56	56	56	279
实施组	119	120	111	113	119	582
合计	174	176	167	169	175	861

图 14－5 和表 14－9 提示 2010—2014 年四川省民族地区县乡村卫生服务一体化管理实施组与未实施组县级医疗机构数目及其变化情况。可见未实施组 18 个县约 56 个县级医疗机构，5 年间数目相对稳定，而实施组 38 个县的县级医疗机构数目在一体化实施前有下降趋势：由 2010 年的 119 所下降为 2013 年的 113 所；而 2014 年有较明显的增长，增长为 119 所，提示可能与县乡村卫生服务一体化管理的实施有关。

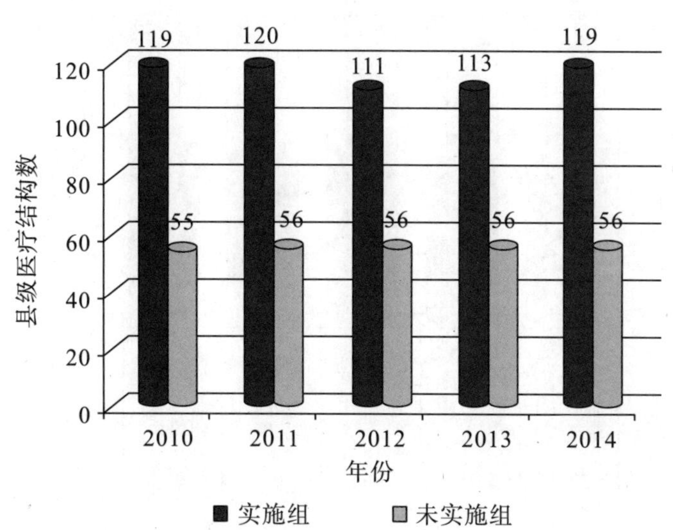

图 14－5　2010—2014 年两组县级医疗机构数目及其变化情况

表 14－10 和图 14－6 为 2010—2014 年两组县级医疗机构级别的构成情况。从构成比例看，两组县级医疗机构的级别均以未定级和二级为主，合计约占医疗机构总数的 80%～90%，其中约 40%为未定级，三级医院所占的比例甚少，截至 2014 年，仅未实施组有一所三级医院。从变化趋势看，两组未定级的比例均有下降趋势，同时二级比例有增长趋势。两组比较，未定级的比例实施组较未实施组略高，但二级医院的比例实施组远高于未实施组，且变化显

著，尤其是在 2013 年以后，由 44.25%增长为 46.22%。

表 14－10　2010—2014 年四川省民族地区实施组与未实施组县级医疗机构的级别［例数（%）］

组别	医院级别	2010	2011	2012	2013	2014
未实施组	一级	8 (14.55)	9 (16.07)	10 (17.86)	10 (17.86)	11 (19.64)
	二级	20 (36.36)	20 (35.71)	22 (39.29)	22 (39.28)	22 (39.28)
	三级	0 (0.00)	0 (0.00)	0 (0.00)	0 (0.00)	1 (1.79)
	未定级	27 (49.09)	27 (48.22)	24 (42.86)	24 (42.86)	22 (39.29)
实施组	一级	11 (9.24)	12 (10.00)	14 (12.61)	16 (14.16)	16 (13.45)
	二级	49 (41.18)	50 (41.67)	51 (45.95)	50 (44.25)	55 (46.22)
	三级	0 (0.00)	0 (0.00)	0 (0.00)	0 (0.00)	0 (0.00)
	未定级	59 (49.58)	58 (48.33)	46 (41.44)	47 (41.59)	48 (40.34)

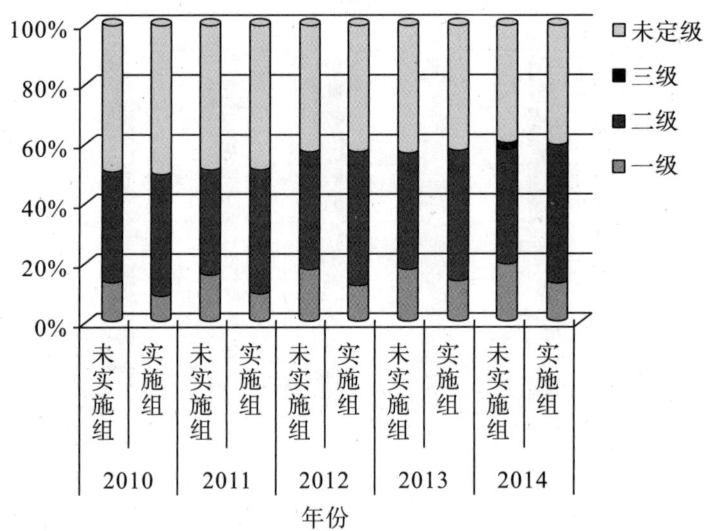

图 14－6　2010—2014 年两组县级医疗机构级别构成及其变化情况

表 14－11 和图 14－7 为 2010—2014 年两组县级医疗机构等次的构成情况。从构成比例看，目前两组县级医疗机构的等级均以未定等次和丙等为主，合计约占县级医疗机构总数的 60%，其中约 40%为未定等次；截至 2014 年两组均无甲等医院。从变化趋势看，两组未定等次和丙等的比例均有下降趋势，同时乙等比例有增长趋势，但未定等次比例下降缓慢，主要由丙等升级为乙等。两组比较，未定等次和丙等的比例未实施组较实施组略高，但乙等医院的

比例实施组远高于未实施组，且变化显著，尤其是在 2013 年以后，由 30.97%增长为 37.82%。

表 14－11　2010—2014 年四川省民族地区实施组与未实施组县级医疗机构的等次［例数（%）］

组别	医院等次	2010	2011	2012	2013	2014
未实施组	乙等	6（10.91）	8（14.29）	12（21.43）	12（21.43）	13（23.21）
	丙等	22（40.00）	21（37.50）	20（35.71）	20（35.71）	21（37.50）
	未定等次	27（49.09）	27（48.21）	24（42.86）	24（42.86）	22（39.29）
实施组	乙等	15（12.61）	24（20.00）	33（29.73）	35（30.97）	45（37.82）
	丙等	45（37.82）	38（31.67）	32（28.83）	31（27.43）	26（21.85）
	未定等次	59（49.58）	58（48.33）	46（41.44）	47（41.59）	48（40.34）

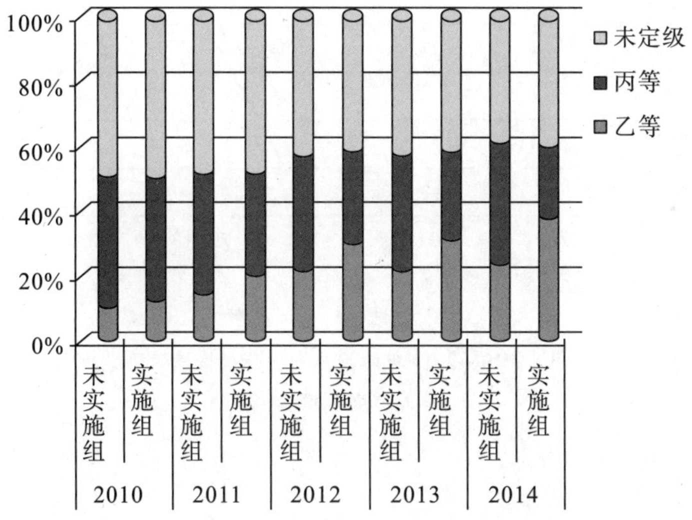

图 14－7　2010—2014 年两组县级医疗机构等次构成变化情况

表 14－12 和图 14－8 为 2010—2014 年两组县级医疗机构政府确定的住院医师规范化培训基地比例及其变化情况。从比例看，两组县级医疗机构中为政府确定的住院医师规范化培训基地的医院不足 10%。从变化趋势看，5 年间两组培训基地比例变化显著，整体未实施组培训基地比例有下降趋势，而实施组有增长趋势，但二者均于 2014 年出现下降。两组比较，5 年间未实施组培训基地比例的平均水平高于实施组，于 2013 年末水平相当，后实施组下降较未实施组显著，截至 2014 年底，未实施组县级医疗机构政府确定的住院医师规

范化培训基地比例为7.14%，而实施组仅为5.88%。

表14－12　2010—2014年四川省民族地区实施组与未实施组县级医疗机构政府确定的住院医师规范化培训基地情况［例数（%）］

组别	培训中心	2010	2011	2012	2013	2014
未实施组	否	48（87.27）	56（100.0）	56（100.0）	51（91.07）	52（92.86）
	是	7（12.73）	0（0.00）	0（0.00）	5（8.93）	4（7.14）
实施组	否	117（98.32）	120（100.0）	107（96.40）	103（91.15）	112（94.12）
	是	2（1.68）	0（0.00）	4（3.60）	10（8.85）	7（5.88）

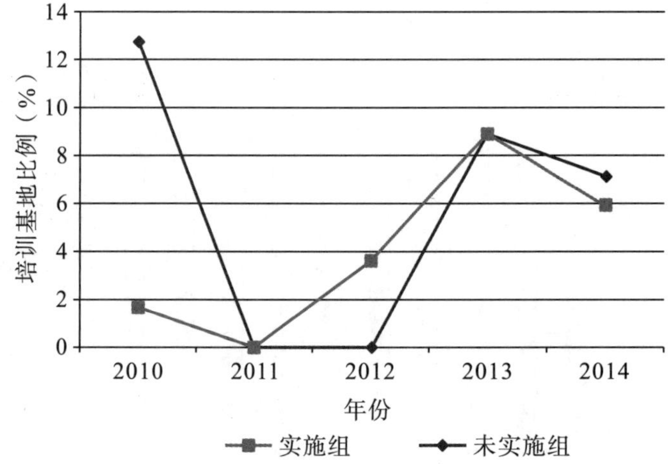

图14－8　2010—2014年两组县级医疗机构培养基地比例及其变化情况

2. 卫生资源

（1）卫生人才建设。

表14－13和图14－9至图14－13显示2010—2014年两组县级医疗机构卫生人才数及其变化情况。从图中可以看出两组每千人口卫生技术人员数、每千人口执业（助理）医师数、每千人口注册护士数、每万人口全科医生数及每千人口编制人数均呈增长趋势，前三者近似线性增长，而每万人口全科医生数以及每千人口编制人数呈非线性增长。两组比较发现：从绝对值看，除每万人口全科医生数未实施组高于实施组，其余卫生人员数均为实施组高于未实施组；从变化趋势看，除每万人口全科医生数未实施组较实施组增长显著外，每千人

口卫生技术人员数、每千人口执业（助理）医师数、每千人口注册护士数实施组的平均增长速度依次为 6.24%、13.75%和 18.87%，而未实施组依次为 2.79%、7.97%和 12.36%，实施组增长趋势更为显著。

表 14－13　2010—2014 年四川省民族地区实施组与未实施组县级医疗机构卫生人才数

指标	组别	2010	2011	2012	2013	2014
每千人口卫生技术人员数	未实施组	0.275	0.270	0.279	0.299	0.307
	实施组	0.365	0.375	0.415	0.438	0.465
每千人口执业（助理）医师数	未实施组	0.710	0.723	0.799	0.891	0.965
	实施组	0.846	0.929	1.119	1.306	1.417
每千人口注册护士数	未实施组	0.266	0.280	0.322	0.372	0.424
	实施组	0.314	0.361	0.449	0.548	0.627
每万人口全科医生数	未实施组	0.000	0.000	0.041	0.041	0.051
	实施组	0.000	0.000	0.035	0.038	0.044
每千人口编制人数	未实施组	0.000	0.566	0.841	0.993	1.010
	实施组	0.000	0.778	1.294	1.511	1.508

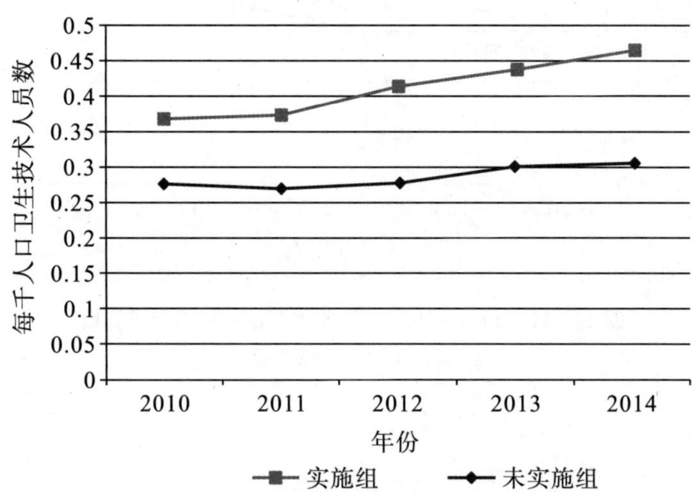

图 14－9　2010—2014 年两组县级医疗机构每千人口卫生技术人员数及其变化情况

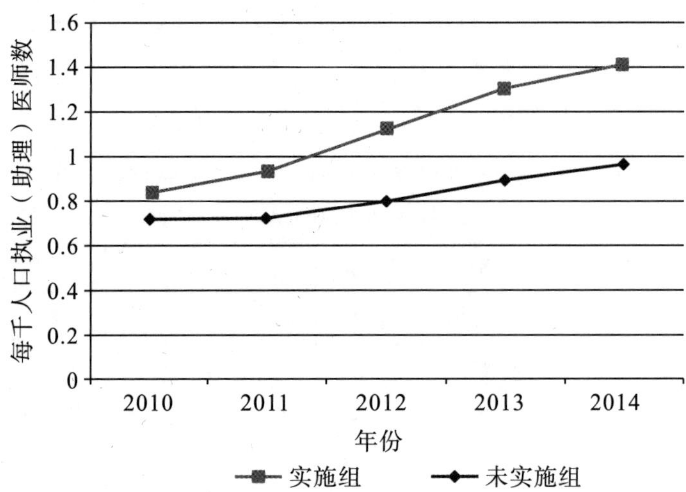

图 14-10　2010—2014 年两组县级医疗机构每千人口执业（助理）医师数及其变化情况

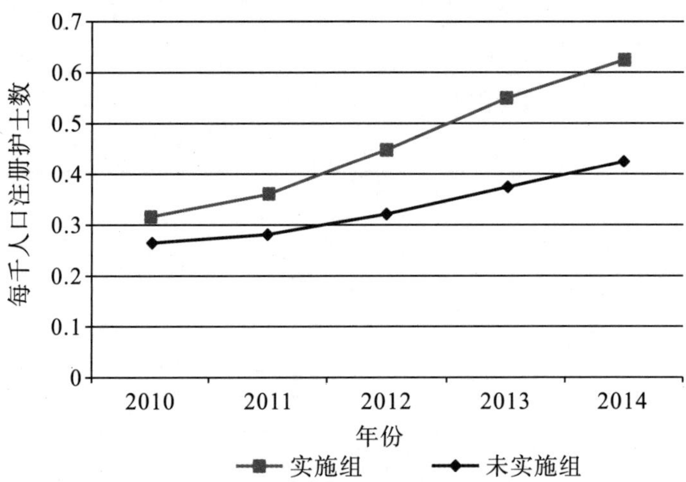

图 14-11　2010—2014 年两组县级医疗机构每千人口注册护士数及其变化情况

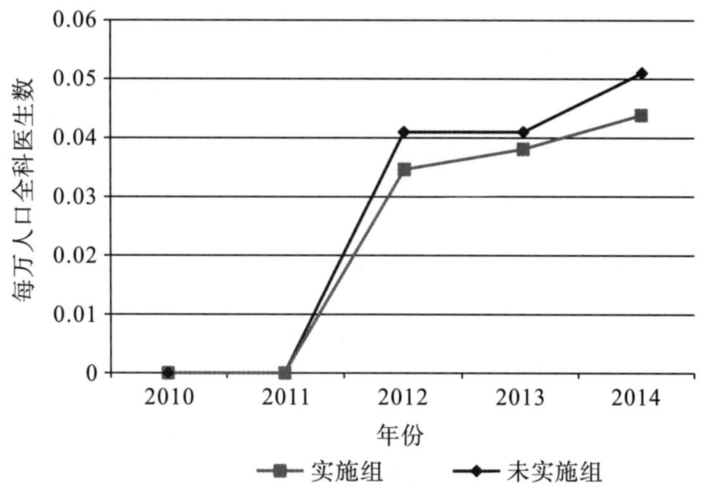

图 14－12　2010—2014 年两组县级医疗机构每万人口全科医生数及其变化情况

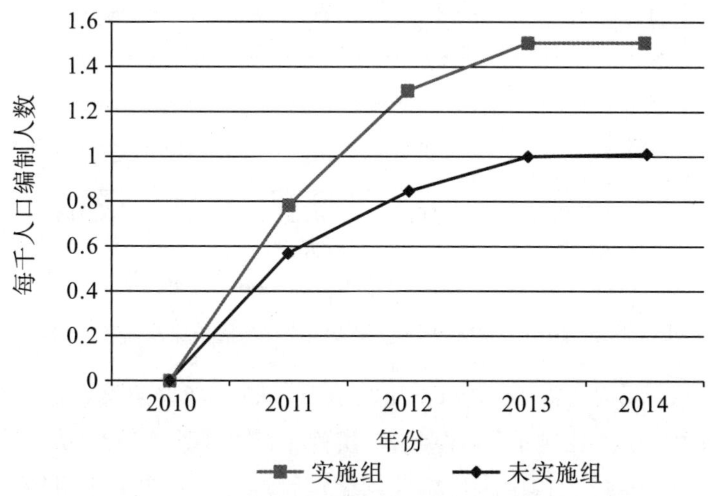

图 14－13　2010—2014 年两组县级医疗机构每千人编制人数及其变化情况

图 14－14 和表 14－14 提示，从数值看，2014 年两组县级医疗机构医护比均接近 1∶1.4。从变化趋势看，5 年间两组县级医疗机构医护比均为增长趋势且变化显著。两组比较显示：未实施组的医护比略高于实施组，但实施组 5 年间平均增长速度（11.93%）比未实施组平均增长速度（9.35%）高，尤其 2013 年起显著增长，2014 年实施组和未实施组的医护比分别为 1∶1.381 和 1∶1.350，二者非常相近。

表 14－14 2010—2014 年四川省民族地区实施组与未实施组县级医疗机构卫生人才构成

指标	组别	2010	2011	2012	2013	2014
医护比	未实施组	1∶0.966	1∶1.038	1∶1.151	1∶1.246	1∶1.381
	实施组	1∶0.860	1∶0.964	1∶1.083	1∶1.249	1∶1.350
中医比	未实施组	0.159	0.151	0.173	0.173	0.166
	实施组	0.152	0.159	0.162	0.165	0.169
中药比	未实施组	0.263	0.250	0.249	0.227	0.256
	实施组	0.245	0.232	0.244	0.241	0.222

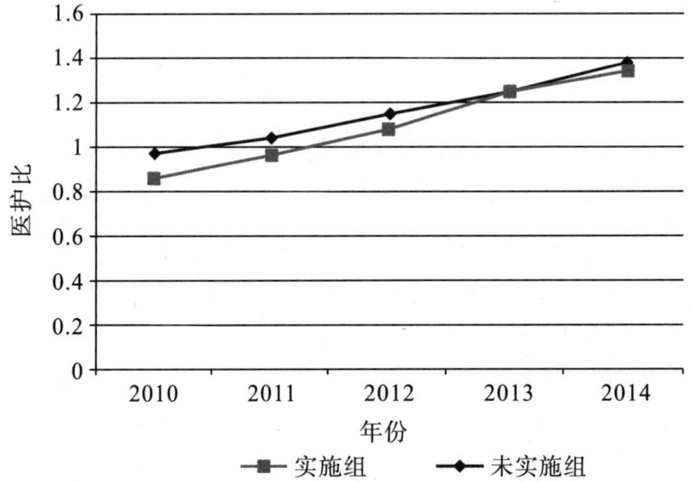

图 14－14 2010—2014 年两组县级医疗机构医护比及其变化情况

图 14－15 和表 14－14 提示，从数值看，2014 年两组县级医疗机构执业（助理）医师中中医比例不足 17.5%，实施组甚至不足 17%。从变化趋势看，5 年间两组县级医疗机构中医比整体均呈增长趋势，其中实施组增长较稳定，2014 年以后增长显著。两组比较显示：2013 年之前未实施组中医比高于实施组，但实施组 5 年间稳定增长，增长速度较未实施组显著，尤其是 2014 年之后，而未实施组 2013 年前保持增长，于 2014 年出现下降，截至 2014 年实施组的中医比（16.9%）略高于未实施组的中医比（16.6%）。

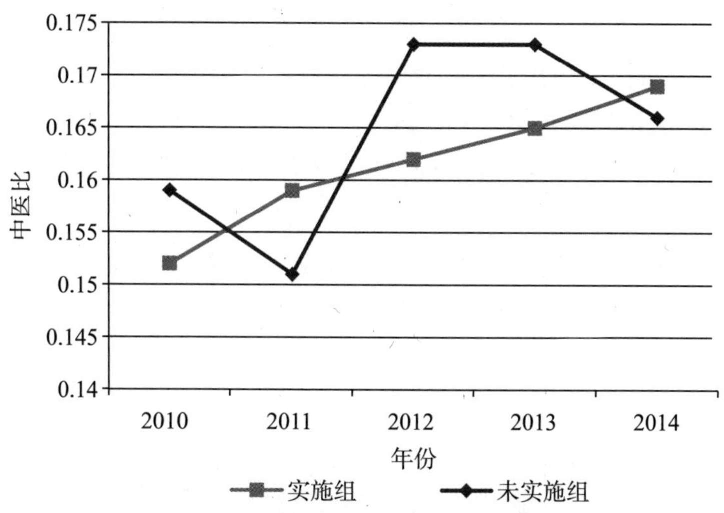

图 14－15 2010—2014 年两组县级医疗机构中医比及其变化情况

图 14－16 和表 14－14 提示，从数值看，2014 年两组县级医疗机构中药比未实施组不足 26%，实施组甚至不足 23%。从变化趋势看，虽然 5 年间两组县级医疗机构中药比整体均呈下降趋势，其中实施组于 2011 年出现增长，后稳定下降，2014 年下降显著；未实施组 2010—2013 年稳定下降，2014 年以后出现增长。两组比较，实施组中药比较未实施组下降显著，截至 2014 年实施组的中药比为 22.2%，略低于未实施组的 25.6%。

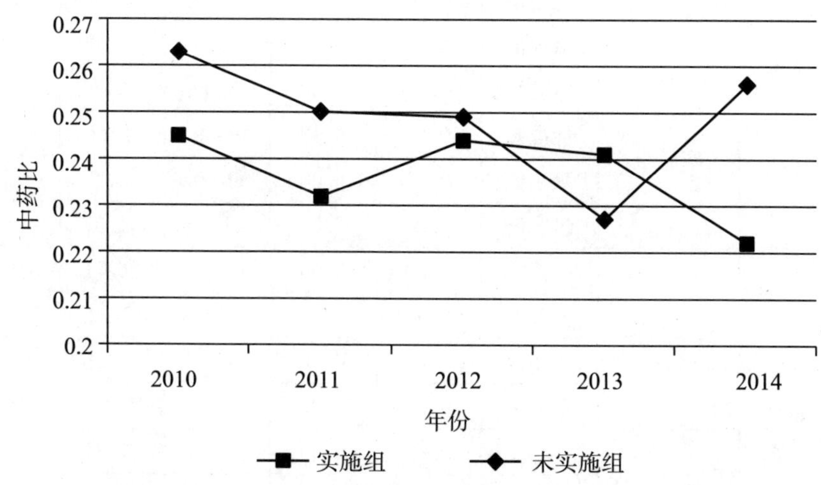

图 14－16 2010—2014 年两组县级医疗机构中药比及其变化情况

表 14－15 和图 14－17 提示，从数值看，2014 年两组平均每个县级医疗机构在培人数不到 1 人。同时组内不同县级医疗机构在培人数之间存在较大差

异，最少的医院没有人参加培训，最多的达38人。从变化趋势看，5年间未实施组县级医疗机构平均在培人数有下降趋势，而实施组呈增长趋势，尤其是2014年间，由0.12增长为0.45。两组比较，除2011和2012年，其余各年未实施组每所县级医疗机构平均在培人数均高于实施组，但未实施组组内变异大于实施组。

表14－15　2010—2014年四川省民族地区实施组与未实施组县级医疗机构卫生人员培训情况

指标	组别	统计量	2010	2011	2012	2013	2014
在培人数	未实施组	均数	1.38	0.00	0.18	0.89	0.84
		标准差	5.63	0.00	0.77	4.85	4.50
		最小值	0.00	0.00	0.00	0.00	0.00
		最大值	38.00	0.00	5.00	35.00	32.00
	实施组	均数	0.04	0.00	0.78	0.12	0.45
		标准差	0.46	0.00	2.99	0.64	2.36
		最小值	0.00	0.00	0.00	0.00	0.00
		最大值	5.00	0.00	21.00	5.00	16.00
毕业人数	未实施组	均数	0.38	0.00	0.00	0.04	0.21
		标准差	1.81	0.00	0.00	0.19	1.47
		最小值	0.00	0.00	0.00	0.00	0.00
		最大值	10.00	0.00	0.00	1.00	11.00
	实施组	均数	0.02	0.02	0.39	0.69	0.00
		标准差	0.18	0.18	2.59	4.44	0.00
		最小值	0.00	0.00	0.00	0.00	0.00
		最大值	2.00	2.00	21.00	41.00	0.00
接受继续教育人数	未实施组	均数	0.00	0.00	61.25	66.71	72.36
		标准差	0.00	0.00	101.18	121.24	124.58
		最小值	0.00	0.00	0.00	0.00	0.00
		最大值	0.00	0.00	507.00	626.00	708.00
	实施组	均数	0.00	0.00	149.73	87.31	91.14
		标准差	0.00	0.00	903.85	232.63	208.77
		最小值	0.00	0.00	0.00	0.00	0.00
		最大值	0.00	0.00	9406.00	2300.00	2024.00

续表14－15

指标	组别	统计量	2010	2011	2012	2013	2014
进修半年以上人数	未实施组	均数	2.20	2.38	3.04	2.64	3.30
		标准差	4.34	4.35	4.65	4.44	6.60
		最小值	0.00	0.00	0.00	0.00	0.00
		最大值	22.00	25.00	21.00	21.00	40.00
	实施组	均数	1.88	2.23	3.10	3.81	4.33
		标准差	3.70	4.42	4.13	7.70	7.13
		最小值	0.00	0.00	0.00	0.00	0.00
		最大值	22.00	31.00	21.00	67.00	45.00

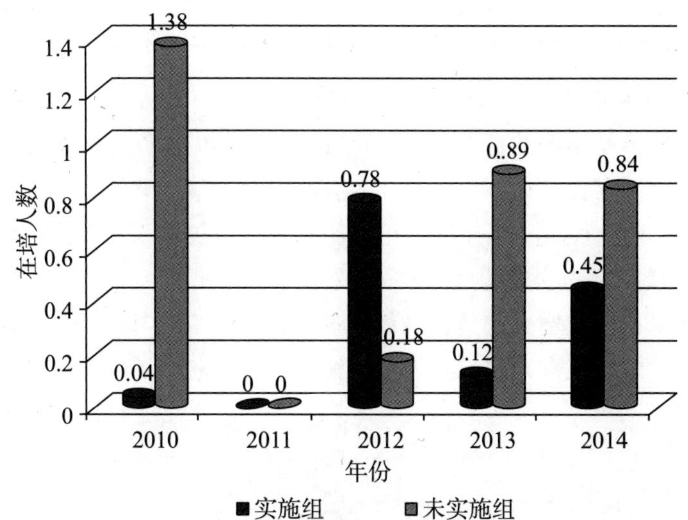

图 14－17　2010—2014 年两组县级医疗机构在培人数及其变化情况

表 14－15 和图 14－18 提示，从数值看，2010—2014 年两组平均每个县级医疗机构毕业人数不到 0.7 人。同时组内不同县级医疗机构毕业人数之间存在较大差异，最少的医院没有人毕业，最多的达 41 人。从变化趋势看，5 年间两组毕业人数变化显著，未实施组呈先降后升趋势，实施组呈先升后降趋势，尤其 2014 年下降显著。

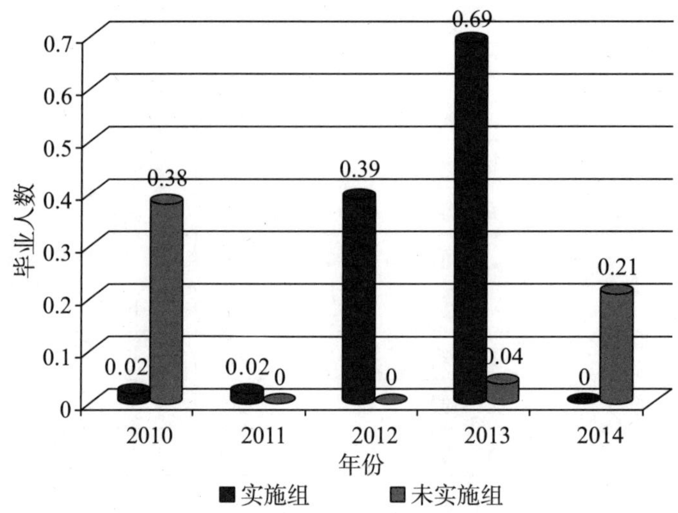

图 14－18　2010—2014 年两组县级医疗机构毕业人数及其变化情况

表 14－15 和图 14－19 提示，从数值看，2010—2014 年两组平均每年每个县级医疗机构接受继续教育人数近 100 人。同时组内不同县级医疗机构接受继续教育人数之间存在较大差异，最少的医院没有人接受继续教育，最多的达到 9406 人。从变化趋势看，5 年间两组每所县级医疗机构平均接受继续教育人数整体均有增长趋势，实施组于 2013 年显著下降，但 2014 年又开始呈增长趋势；未实施组有持续增长趋势。两组比较，除 2010、2011 年外，实施组平均每所医院接受继续教育人数均高于未实施组。

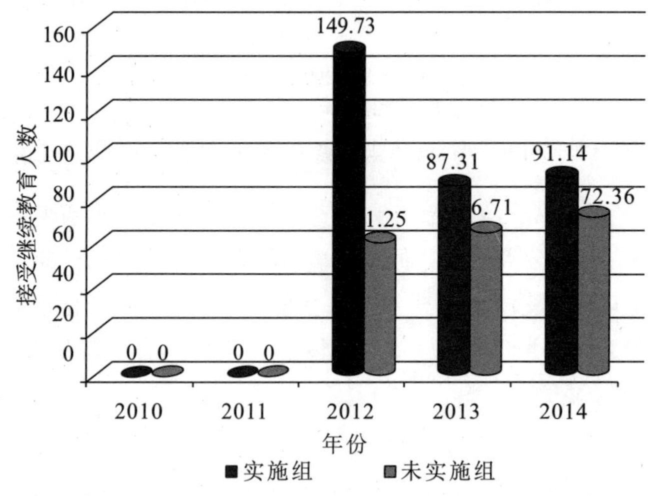

图 14－19　2010—2014 年两组县级医疗机构接受继续教育人数及其变化情况

表 14－15 和图 14－20 提示，从数值看，2010—2014 年两组平均每年每个县级医疗机构进修半年以上人数达 3～4 人。同时组内不同县级医疗机构进修半年以上人数之间存在较大差异，最少的医院没有人参加进修，最多的达 67 人。从变化趋势看，5 年间两组每年每所县级医疗机构进修半年以上人数有增长趋势，实施组增长较快。两组比较，2010—2011 年实施组进修半年以上人数低于未实施组，由于实施组增长显著，自 2012 年开始实施组每所医院进修半年以上人数高于未实施组，截至 2014 年实施组平均每年每所县级医院进修半年以上人数为 4.33 人，而未实施组为 3.3 人。

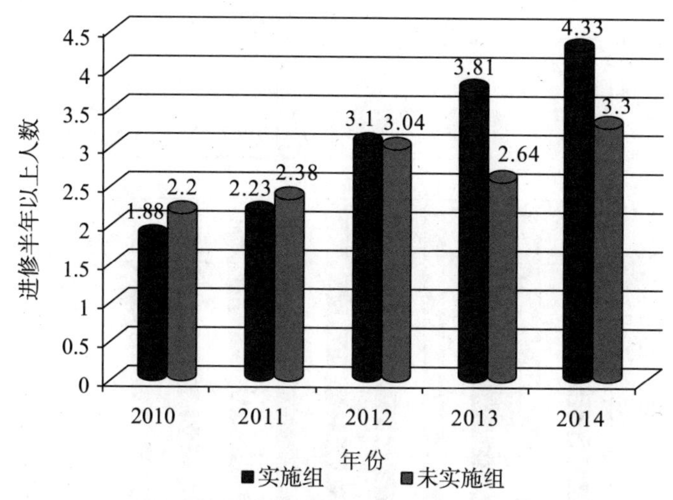

图 14－20　2010—2014 年两组县级医疗机构进修半年以上人数及其变化情况

表 14－16 和图 14－21 提示，从数值看，2010—2014 年两组县级医疗机构卫生人员职业类型构成以临床为主，约占 80%，中医次之，公共卫生人员所占的比例最少，约为 0.5%。从变化趋势看，5 年间两组卫生人员职业类型构成相对比较稳定，公共卫生人员比例呈现略降倾向。两组比较，临床和中医人员两组比例相近，口腔人员实施组高于未实施组，公共卫生人员未实施组高于实施组。

表 14-16 2010—2014 年四川省民族地区实施组与未实施组县级医疗机构卫生人员职业类型构成［例数（%）］

组别	职业类型	2010	2011	2012	2013	2014
未实施组	临床	0(0.00)	0(0.00)	1088(79.00)	1163(79.00)	1208(80.00)
	中医	201(100.0)	201(100.0)	238(17.32)	255(17.35)	251(16.62)
	口腔	0(0.00)	0(0.00)	40(2.91)	44(2.99)	43(2.85)
	公卫	0(0.00)	0(0.00)	8(0.58)	8(0.54)	8(0.53)
实施组	临床	0(0.00)	0(0.00)	2647(80.00)	2743(80.00)	2925(80.00)
	中医	470(100.0)	505(100.0)	535(16.24)	565(16.50)	622(16.93)
	口腔	0(0.00)	0(0.00)	101(3.07)	109(3.18)	120(3.27)
	公卫	0(0.00)	0(0.00)	11(0.33)	8(0.23)	8(0.22)

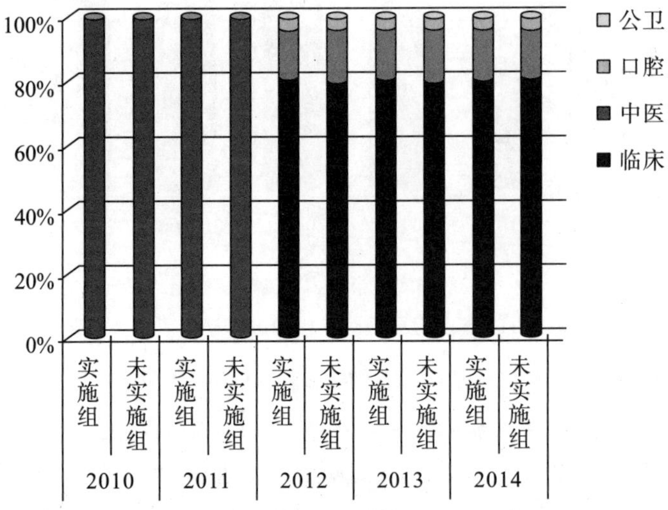

图 14-21 2010—2014 年两组县级医疗机构卫生人员职业类型构成及其变化情况

表 14-17 和图 14-22 提示，从数值看，2010—2014 年两组县级医疗机构卫生人员岗位类型构成约 50%为医技人员，工勤人员所占比例次之，其他技术人员所占比例最低，约为 10%。从变化趋势看，5 年间两组医技人员和其他技术人员比例有所上升，而管理人员和工勤人员比例有所下降。两组比较，实施组医技人员和管理人员所占比例略低于未实施组，工勤人员和其他技术人员所占比例高于未实施组。未实施组管理人员比例较实施组下降显著，而其他技术人员比例实施组较未实施组增长显著。

表 14－17　2010—2014 年四川省民族地区实施组与未实施组县级医疗机构卫生人员岗位类型构成［例数（%）］

组别	岗位类型	2010	2011	2012	2013	2014
未实施组	医技人员	596(49.00)	668(50.00)	791(54.00)	885(52.00)	949(54.00)
	管理人员	232(19.25)	255(19.10)	258(17.50)	285(16.73)	268(15.19)
	工勤人员	296(24.56)	330(24.72)	321(21.78)	400(23.47)	403(22.85)
	其他技术人员	81(6.72)	82(6.14)	104(7.06)	134(7.86)	144(8.16)
实施组	医技人员	1008(44.00)	1184(41.00)	1554(47.00)	1963(47.00)	2039(47.00)
	管理人员	404(17.54)	495(17.12)	483(14.69)	601(14.38)	664(15.32)
	工勤人员	706(30.66)	902(31.19)	981(29.84)	1199(28.69)	1150(26.53)
	其他技术人员	185(8.03)	311(10.75)	269(8.18)	416(9.95)	481(11.10)

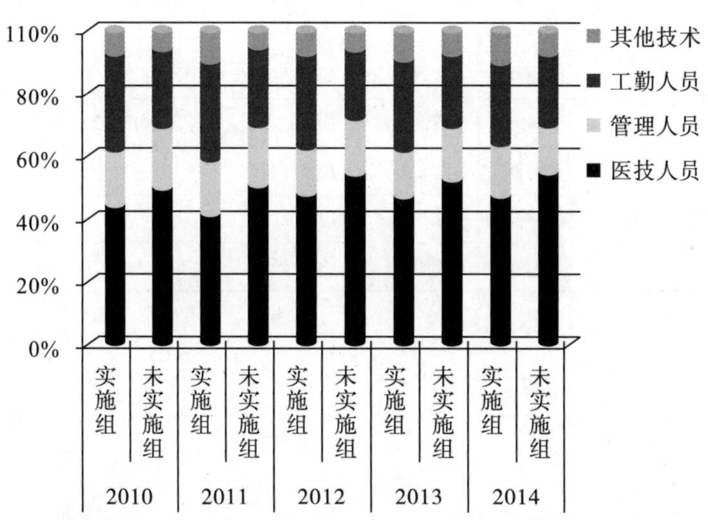

图 14－22　2010—2014 年两组县级医疗机构卫生人员岗位类型构成及其变化情况

（2）卫生设备。

表 14－18 和图 14－23 至图 14－25 提示了 2010—2014 年四川省民族地区床位数在县级医疗机构的情况。从数值看，目前两组间每千人口床位数、医师与床位数之比以及护士床位数之比均存在较大差异，但实施组始终高于未实施组，尤其是每千人口床位数，实施组远高于 1，而未实施组接近 1；医师与床位数之比为 1∶3～4；护士与床位数之比为 1∶2.5～3。从变化趋势看，5 年间两组每千人口床位数、医师与床位数之比均有增长趋势，实施组增长显著；护

士与床位数之比实施组有下降趋势，而未实施组基本保持稳定。

表 14－18　2010—2014 年四川省民族地区实施组与未实施组县级医疗机构设备情况

指标	组别	2010	2011	2012	2013	2014
每千人口床位数	未实施组	0.651	0.682	0.870	0.953	1.039
	实施组	1.011	1.166	1.417	1.613	1.728
医师与床位比	未实施组	1∶2.362	1∶2.522	1∶3.113	1∶3.190	1∶3.384
	实施组	1∶2.770	1∶3.113	1∶3.417	1∶3.681	1∶3.720
护士与床位比	未实施组	1∶2.446	1∶2.431	1∶2.704	1∶2.561	1∶2.450
	实施组	1∶3.221	1∶3.231	1∶3.156	1∶2.946	1∶2.755
百万元以上设备数所占比例（%）	未实施组	0.000	0.000	1.337	1.658	1.602
	实施组	0.000	0.000	1.022	1.414	1.586
50 万元以上设备数所占比例（%）	未实施组	1.059	0.923	2.536	3.246	3.408
	实施组	2.892	2.774	4.051	4.329	4.438
每床占用业务用房面积（平方米）	未实施组	77.190	89.320	78.229	73.741	75.585
	实施组	72.300	66.253	64.129	71.038	64.412
危房所占比例（%）	未实施组	6.308	2.847	2.825	2.069	2.141
	实施组	5.276	3.185	2.138	1.513	1.477

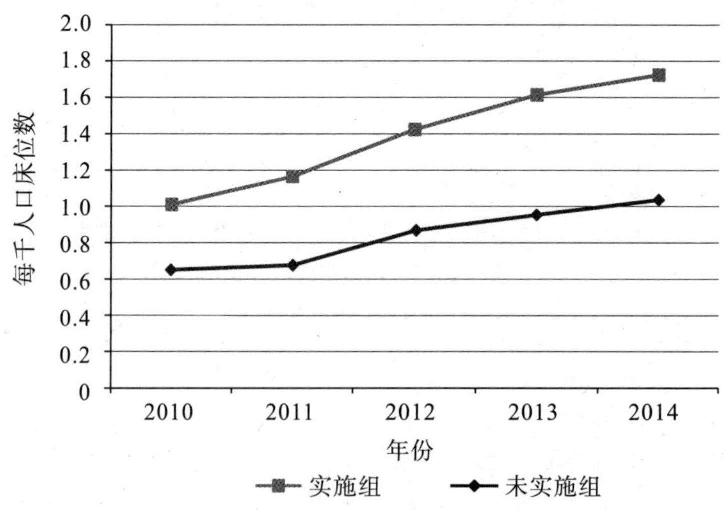

图 14－23　2010—2014 年两组县级医疗机构每千人口床位数及其变化情况

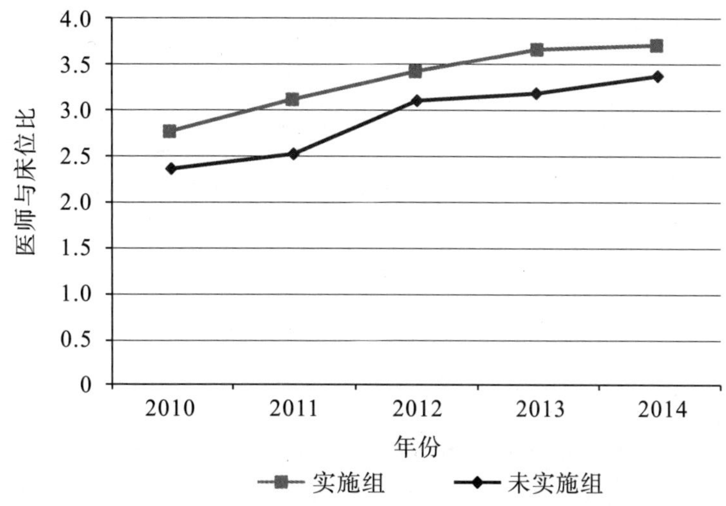

图 14－24　2010—2014 年两组县级医疗机构医师与床位比及其变化情况

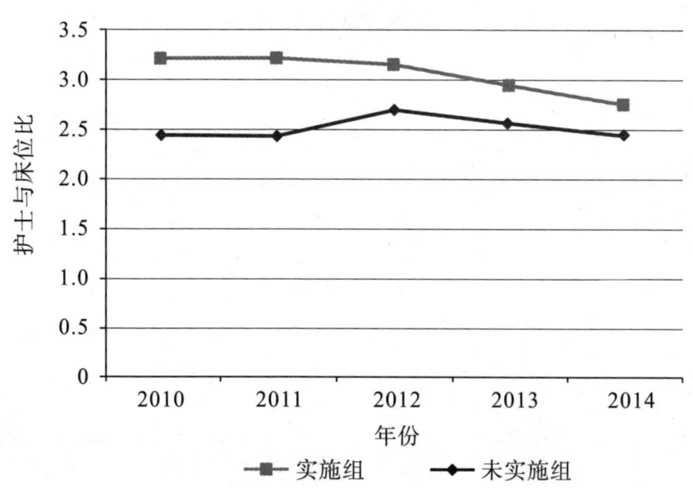

图 14－25　2010—2014 年两组县级医疗机构护士与床位比及其变化情况

图 14－26、图 14－27 及表 14－18 提示了 2010—2014 年占万元以上设备在县级医疗机构的情况。从数值看，目前两组间百万元以上设备数所占比例和 50 万元以上设备数所占比例存在较大差异。其中，较未实施组，实施组百万元以上设备数所占比例略低，而 50 万元以上设备数所占比例显著高于未实施组。从变化趋势看，5 年间两组百万元和 50 万元以上设备所占的比例均有增长趋势，其中 2014 年之前未实施组百万元以上设备比例增长显著，但 2011 年后实施组增长更显著，截至 2014 年末两组比例接近。50 万元以上设备所占比

例，未实施组增长显著，但鉴于实施组基数较大，同时也呈增长趋势，所以截至2014年实施组所占的比例仍远高于未实施组。

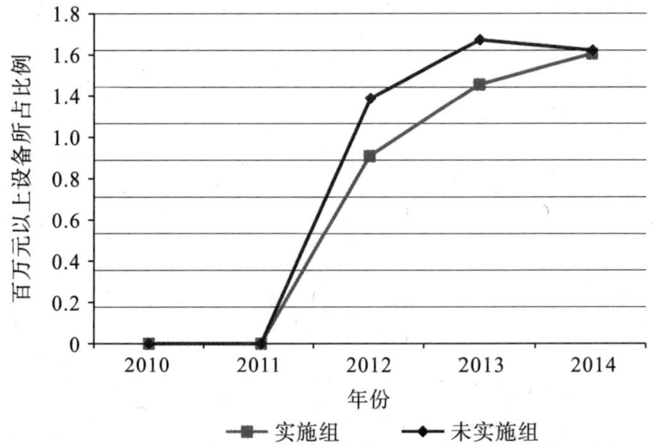

图14－26　2010—2014年两组县级医疗机构百万元以上设备数所占比例及其变化情况

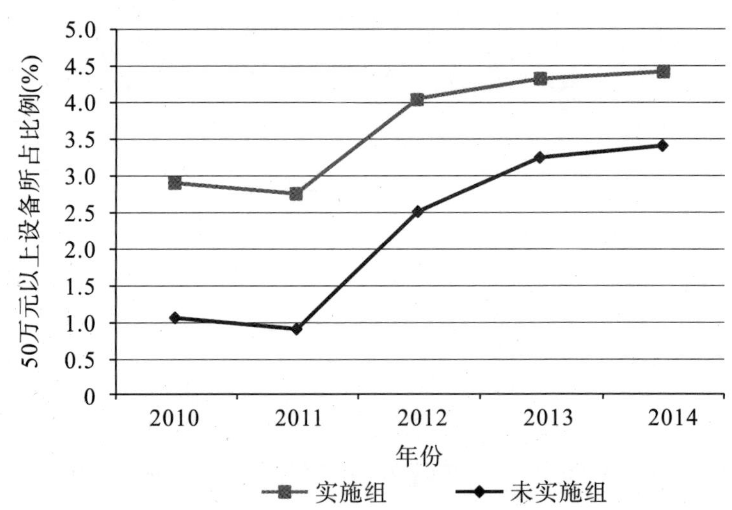

图14－27　2010—2014年两组县级医疗机构50万元以上设备数所占比例及其变化情况

图14－28、图14－29及表14－18提示了2010—2014年县级医疗机构房屋及占地的情况。从数值看，目前两组每床占用业务用房面积为60～90平方米，危房所占比例约为2%，较未实施组，实施组每床占用业务用房面积和危房所占比例均较低。从变化趋势看，5年间两组每床占用业务用房面积和危房

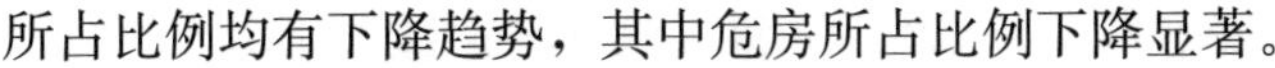
所占比例均有下降趋势，其中危房所占比例下降显著。

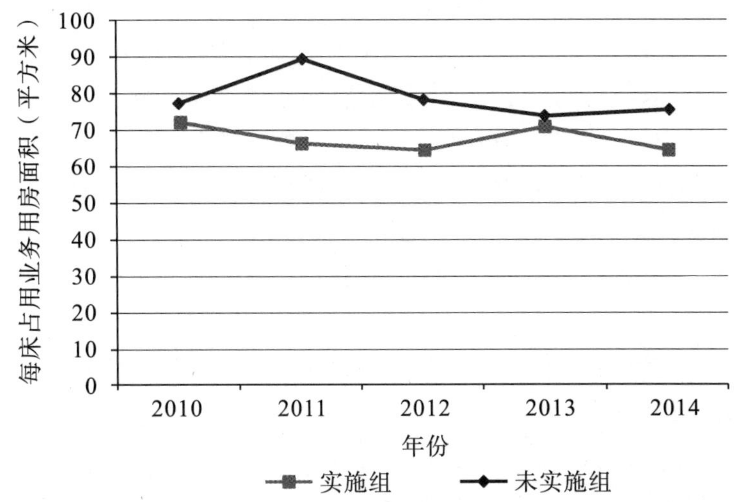

图 14－28　2010—2014 年两组县级医疗机构每床占用业务用房面积及其变化情况

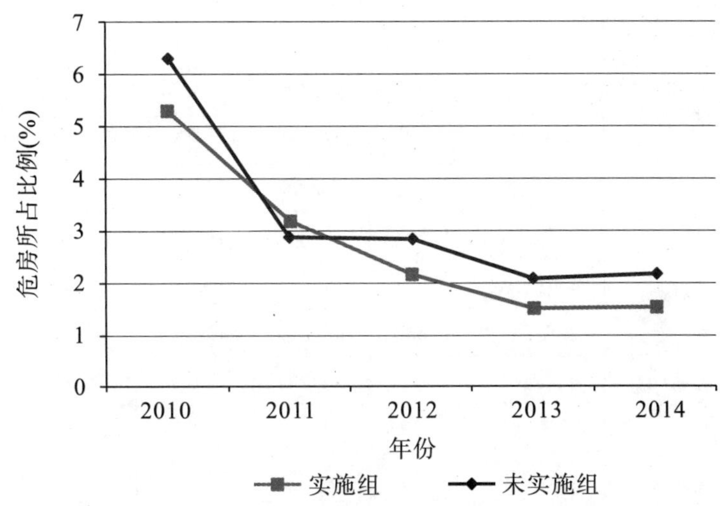

图 14－29　2010—2014 年两组县级医疗机构危房所占比例及其变化情况

3．卫生收入

图 14－30 至图 14－33 及表 14－19 提示了 2010—2014 年县级医疗机构各类收入所占比例的情况。从表 14－19 数值看，2014 年两组县级医疗机构总收入中约 23％为财政补助，医疗收入中约 25％为门诊收入；约 50％为住院收

入；约35%为药品收入。从变化趋势看，5年间财政收入占总收入比例在实施组有下降趋势，而在未实施组有增长趋势；实施组门诊收入占医疗收入比例由2010年的15%增长为2014年的25%；实施组住院收入占医疗收入比例由2010年的19%增长为2014年的50%；而未实施组药品收入占医疗收入比重由2010年的76%下降为2014年的35%。两组比较，虽然5年间财政收入占总收入比例实施组有下降趋势，但仍高于未实施组，需要注意的是，2014年实施组财政收入占总收入比例呈小幅度增长趋势；自2013年未实施组门诊收入占医疗收入比例有下降趋势，而实施组持续增长并超过未实施组；住院收入占医疗收入比例两组变化趋势类似，但实施组始终低于未实施组，同时于2014年出现下降趋势；两组药品收入占医疗收入比重变化趋势类似，均有下降，但未实施组下降显著。

表14－19　2010—2014年四川省民族地区实施组与未实施组县级医疗机构卫生收入情况

指标	组别	2010	2011	2012	2013	2014
财政补助收入占总收入的比例（%）	未实施组	19.635	22.380	21.004	21.515	22.431
	实施组	26.686	28.062	26.008	22.490	23.540
门诊收入占医疗收入的比例（%）	未实施组	15.479	15.124	25.187	23.532	23.741
	实施组	14.865	13.922	24.580	25.100	25.539
住院收入占医疗收入的比例（%）	未实施组	21.172	20.300	52.957	53.475	52.535
	实施组	18.517	18.234	47.744	50.003	49.327
药品收入占医疗收入比重（%）	未实施组	75.991	74.844	40.561	38.567	34.990
	实施组	71.836	69.858	40.170	38.293	35.168
次均门诊费用（元）	未实施组	5.172	5.988	11.110	12.605	14.500
	实施组	4.572	5.106	10.658	11.874	13.342
次均住院费用（元）	未实施组	121.133	131.102	302.521	398.347	410.431
	实施组	79.731	89.424	256.484	276.282	296.051

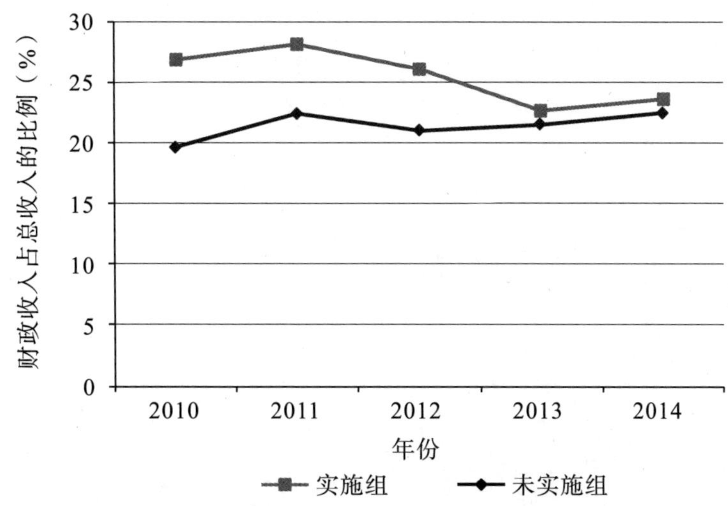

图 14－30　2010—2014 年两组县级医疗机构财政收入占总收入比例及其变化情况

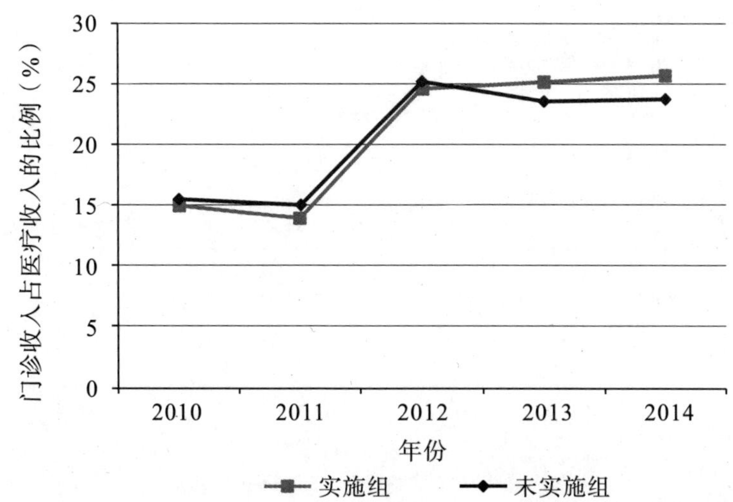

图 14－31　2010—2014 年两组县级医疗机构门诊收入占医疗收入比例及其变化情况

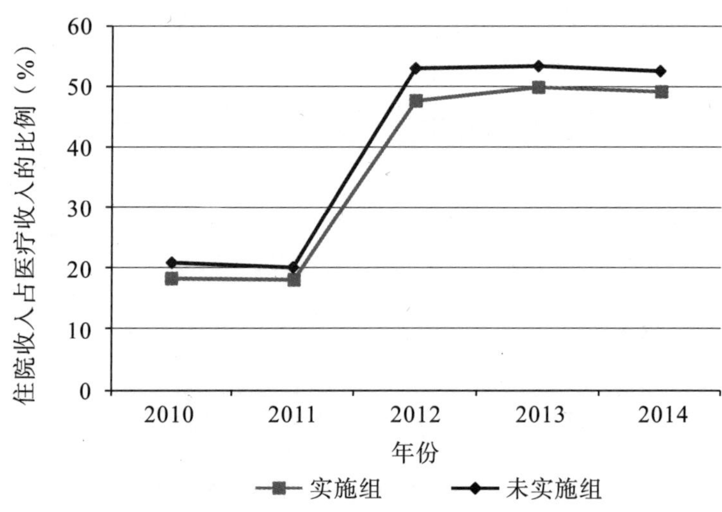

图 14－32　2010—2014 年两组县级医疗机构住院收入占医疗收入比例及其变化情况

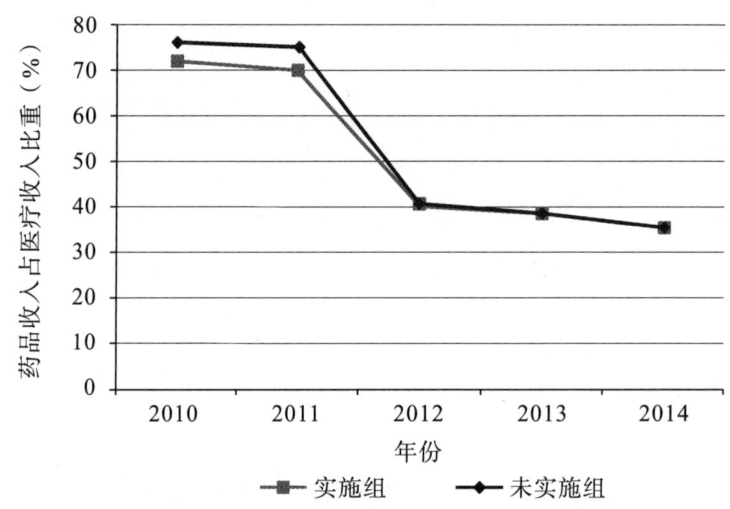

图 14－33　2010—2014 年两组县级医疗机构药品收入占医疗收入及其变化情况

图 14－34、图 14－35 及表 14－19 提示了 2010—2014 年县级医疗机构次均门诊及住院费用的情况。从表 14－19 数值看，目前两组县级医疗机构次均门诊费用约为 14 元，次均住院费用为 300～400 元。从变化趋势看，5 年间两组次均费用均有显著增长。两组比较，实施组的次均费用均低于未实施组；两组次均门诊费用及其变化趋势类似；自 2013 年开始，实施组的次均住院费用增长有所缓解，截至 2014 年末，实施组次均住院费用为 300 元，而未实施组约为 400 元。

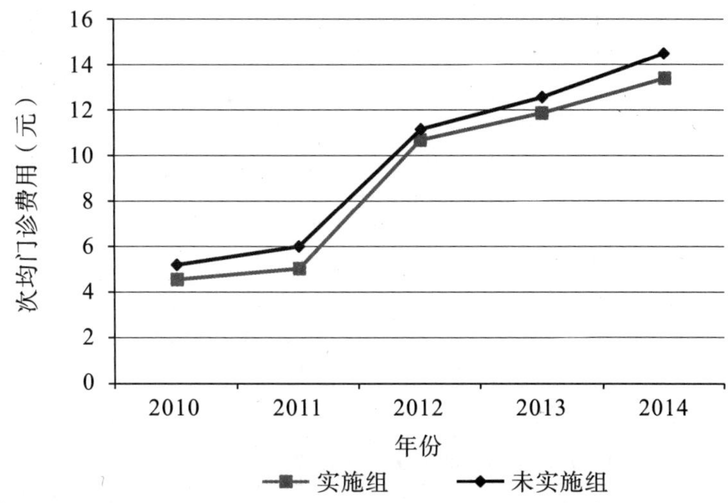

图 14－34　2010—2014 年两组县级医疗机构次均门诊费用及其变化情况

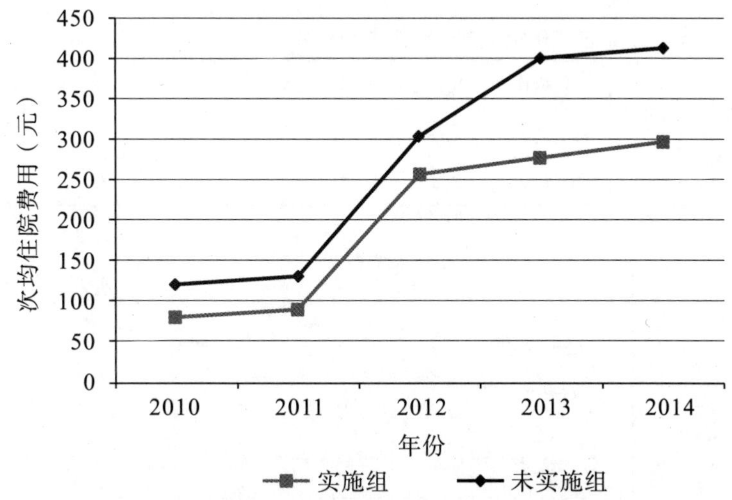

图 14－35　2010—2014 年两组县级医疗机构次均住院费用及其变化情况

4. 卫生服务

图 14－36 和表 14－20 提示了 2010—2014 年每百名门急诊入院人数的情况。从表 14－20 的数值看，2014 年两组县级医疗机构每百名门诊急诊人中有 7~8 人最终入院。从变化趋势看，5 年间两组每百名门急诊入院人数均呈增长趋势。两组比较中，实施组的每百名门急诊入院人数较高，自 2014 年增长减缓，而未实施组增长较显著。

表 14－20　2010—2014 年四川省民族地区实施组与未实施组县级医疗机构卫生服务情况

指标	组别	2010	2011	2012	2013	2014
每百名门急诊入院人数	未实施组	5.539	5.839	7.349	6.815	7.367
	实施组	6.714	7.014	7.525	7.967	8.030
每年平均就诊次数（次）	未实施组	0.421	0.447	0.517	0.532	0.560
	实施组	0.625	0.676	0.802	0.849	0.888
年住院率（%）	未实施组	2.267	2.496	3.708	3.551	3.999
	实施组	4.147	4.697	5.908	6.643	6.975
病床使用率（%）	未实施组	78.663	85.478	84.103	81.236	83.648
	实施组	80.203	83.576	87.396	85.761	82.673
平均住院日（天）	未实施组	7.962	8.236	6.652	7.695	7.735
	实施组	6.539	6.813	7.275	7.064	7.020
病床周转次数（次）	未实施组	34.842	37.215	42.804	37.016	38.402
	实施组	40.746	39.826	41.026	40.910	40.063
医师日均负担住院床位数（张）	未实施组	1.874	2.137	2.443	2.563	2.812
	实施组	2.171	2.521	2.795	2.963	2.932

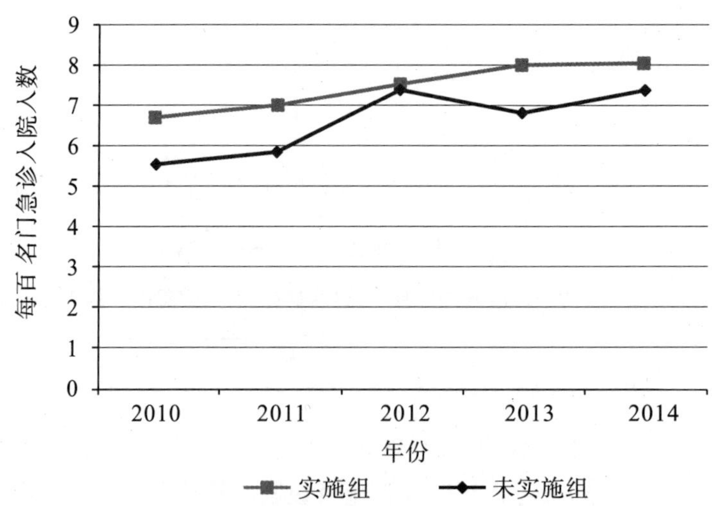

图 14－36　2010—2014 年两组县级医疗机构每百名门急诊入院人数及其变化情况

图 14－37 和表 14－20 提示了 2010—2014 年县级医疗机构常住人口每年平均就诊次数及其变化情况。从表 14－20 数值看，两组常住人口每年去县级

医疗机构就诊的次数均低于1次。从变化趋势看，5年间两组常住人口每年平均就诊次数均呈增长趋势。两组比较中，实施组所在县常住人口每年去县级医疗机构就诊的次数接近1次，高于未实施组，同时实施组常住人口每年平均就诊次数的增长趋势也较显著。

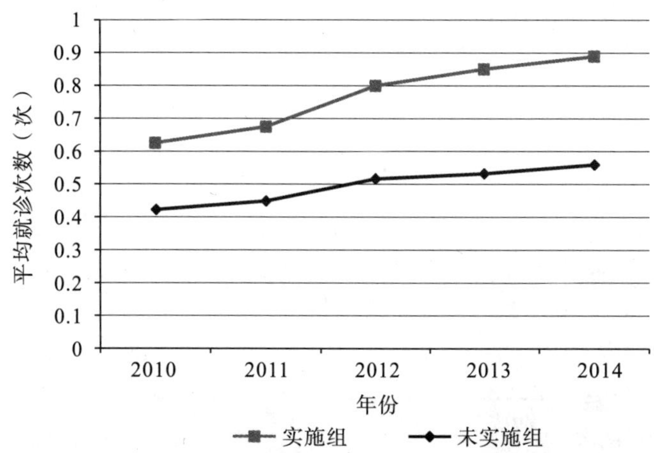

图14－37　2010—2014年两组县级医疗机构平均就诊次数及其变化情况

图14－38和表14－20提示了2010—2014年常住人口年住院率及其变化情况。从表14－20数值看，两组常住人口县级医疗机构年住院率均低于7％。从变化趋势看，5年间两组常住人口县级医疗机构年住院率均呈增长趋势。比较两组，实施组常住人口年住院率接近7％，而未实施组仅为4％，同时实施组年住院率的增长较显著。

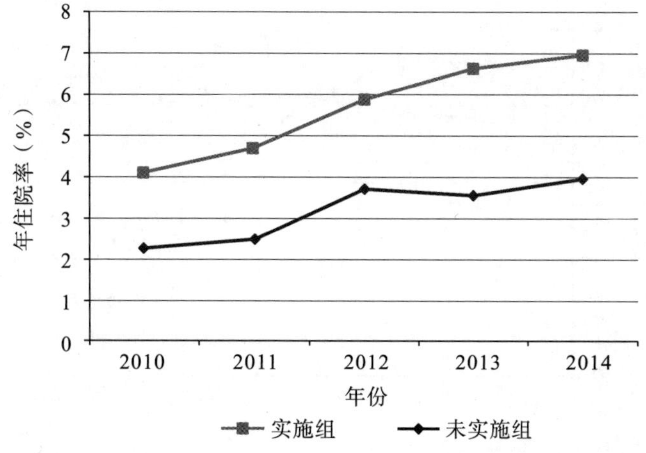

图14－38　2010—2014年两组县级医疗机构年住院率及其变化情况

图 14－39 和表 14－20 提示了 2010—2014 年县级医疗机构病床使用率及其变化情况。从表 14－20 中的数值看，两组县级医疗机构病床使用率为 83%～84%。从变化趋势看，5 年间两组县级医疗机构病床使用率波动较大，实施组于 2012 年末开始出现下降，2014 下降显著；未实施组于 2011 年末出现下降，但 2014 年出现增长。

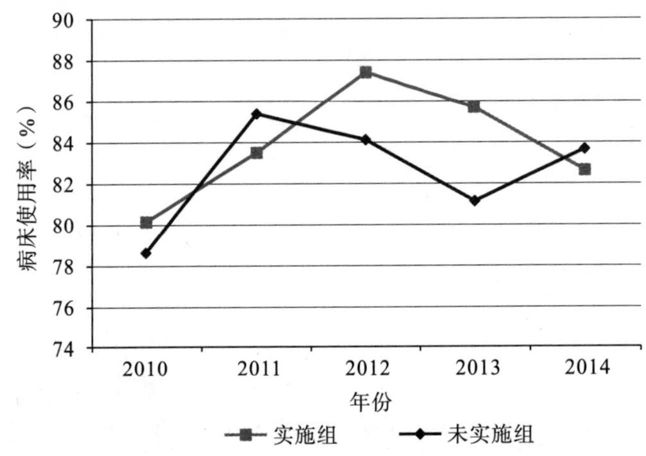

图 14－39　2010—2014 年两组县级医疗机构病床使用率及其变化情况

图 14－40 和表 14－20 提示了 2010—2014 年县级医疗机构平均住院日情况。从数值看，两组县级医疗机构患者平均住院日在 7～8 天；除 2012 年外未实施组的患者平均住院日高于实施组。从变化趋势看，5 年间实施组平均住院日略有增长，而未实施组略有下降。

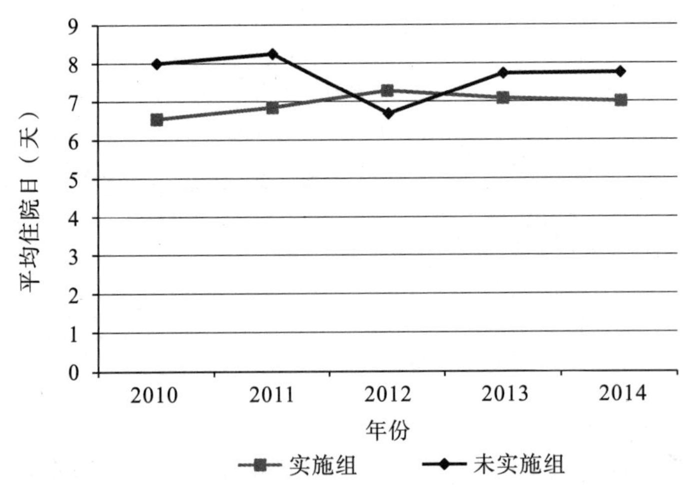

图 14－40　2010—2014 年两组县级医疗机构平均住院日及其变化情况

图 14－41 和表 14－20 提示了 2010—2014 年县级医疗机构病床周转次数情况。从表 14－20 中的数值看，目前两组县级医疗机构病床周转次数约为 40，实施组略高于未实施组。从变化趋势看，5 年间两组病床周转次数稳定，实施组略有下降，而未实施组 2012 年显著增长，2013 有所下降，但 2014 年后恢复上升。

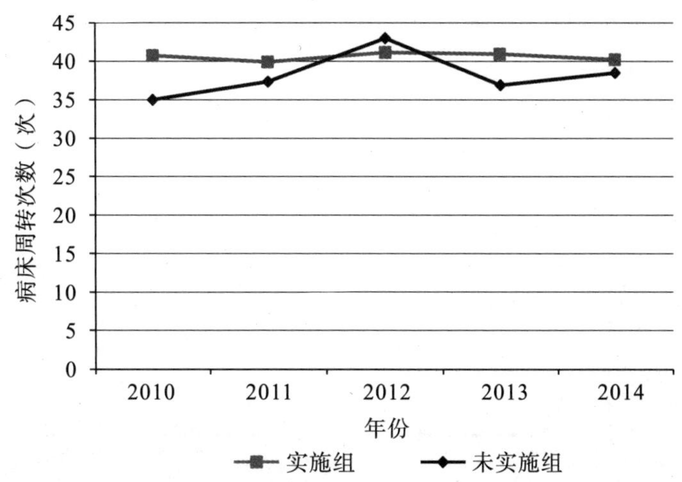

图 14－41　2010—2014 年两组县级医疗机构病床周转次数及其变化情况

图 14－42 和表 14－20 提示了 2010—2014 年县级医疗机构医师日均负担住院床位数的情况。从表 14－20 中的数值看，两组县级医疗机构医师日均负担住院床位数约为 3 张，实施组略高于未实施组。从变化趋势看，5 年间两组医师日均负担住院床位数均呈增长趋势，其中未实施组增长更为显著。两组比较，未实施组一直呈稳定增长趋势，而实施组于 2014 年略微有所下降。

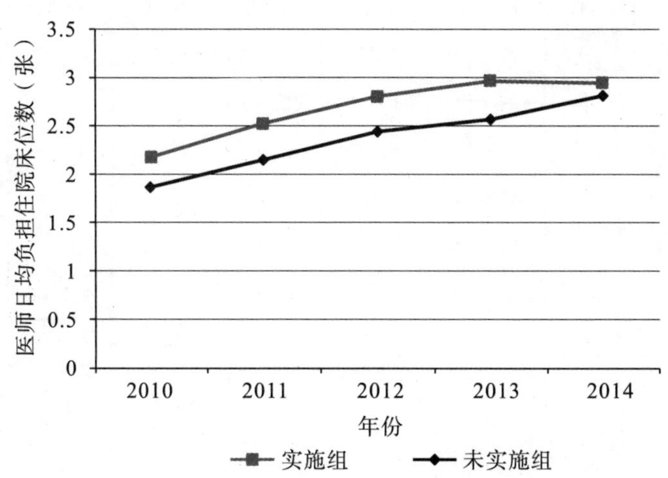

图 14－42　2010—2014 年两组县级医疗机构医师日均负担住院床位数及其变化情况

图 14-43 及表 14-21 提示了 2010—2014 年县级医疗机构转基层人数的情况，提示在 2013 年前，由县级医疗机构转到基层的人数实施组与未实施组基本均为零，2014 年两组都出现增长趋势，未实施组增长尤为显著。同时，从表 14-21 的标准差可以看出，实施组内不同县级医疗机构转诊人数的差异较未实施组小，实施组标准差为 18.88，而未实施组标准差为 470.85。

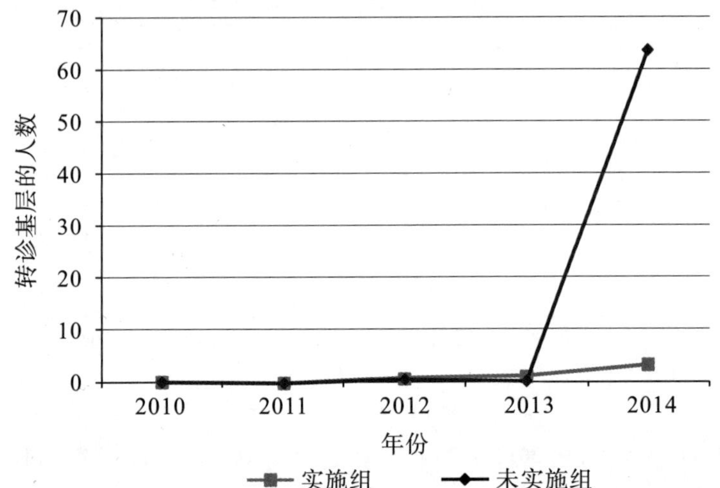

图 14-43　2010—2014 年两组县级医疗机构转基层转诊人数及其变化情况

表 14-21　2010—2014 年四川省民族地区实施组与未实施组县级医疗机构基层转诊情况

指标	组别	统计量	2010	2011	2012	2013	2014
转基层的人数	未实施组	均数	0.00	0.00	0.00	0.00	63.43
		标准差	0.00	0.00	0.00	0.00	470.85
		最小值	0.00	0.00	0.00	0.00	0.00
		最大值	0.00	0.00	0.00	0.00	3524.00
	实施组	均数	0.00	0.00	0.39	0.97	3.19
		标准差	0.00	0.00	3.63	9.52	18.88
		最小值	0.00	0.00	0.00	0.00	0.00
		最大值	0.00	0.00	38.00	101.00	181.00

（三）乡镇医疗机构

1. 基本情况

图 14－44 表 14－22 反映了 2010—2014 年四川省民族地区县乡村卫生服务一体化乡镇医疗机构数目情况。从数值看，实施组乡镇医疗机构数目一直高于未实施组；从变化趋势看，未实施组乡镇医疗机构数目在实施前后相对稳定，变化较小；而实施组乡镇医疗机构数目呈下降趋势，由 2010 年的 924 所下降为 2014 年的 903 所。

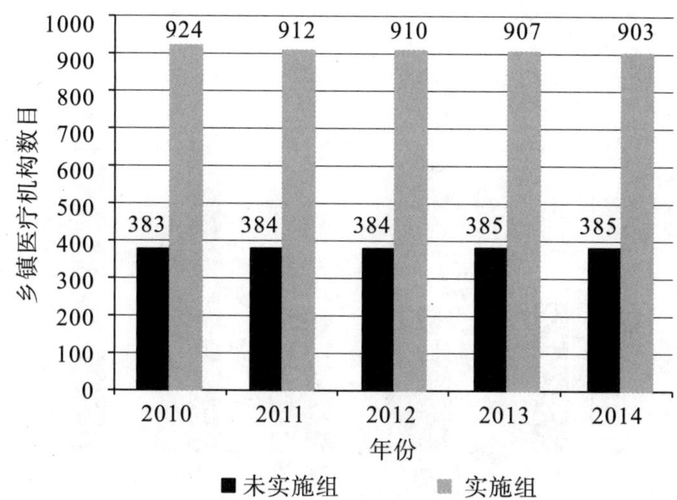

图 14－44　2010—2014 年两组乡镇医疗机构数目及其变化情况

表 14－22　2010—2014 年四川省民族地区实施组与未实施组乡镇医疗机构数目情况

组别	2010	2011	2012	2013	2014	合计
未实施组	383	384	384	385	385	1921
实施组	924	912	910	907	903	4556
合计	1307	1296	1294	1292	1288	6477

表 14－23 和图 14－25 反映了 2010—2014 年四川省民族地区县乡村卫生服务一体化实施组与未实施组医疗卫生机构建设达标率的变化情况。从数值看，未实施组医疗卫生机构建设达标率一直高于实施组；从变化趋势看，未实施组与实施组的医疗卫生机构建设达标率均呈上升趋势，其中实施组增长趋势

更为显著，自 2013 年后，实施组与未实施组医疗卫生机构建设达标率差距大大缩小，反映出县乡村卫生服务一体化的实施效果。

表 14－23　2010—2014 年四川省民族地区实施组与未实施组乡镇医疗机构建设达标基本情况

指标	组别	2010	2011	2012	2013	2014
医疗卫生机构建设达标率（%）	未实施组	48.3	48.18	43.75	99.48	99.48
	实施组	36.26	37.28	35.6	70.89	96.23
乡镇医疗机构所占比例（%）	未实施组	0.00	0.00	89.06	98.18	98.18
	实施组	0.00	0.00	80.55	86.33	86.38

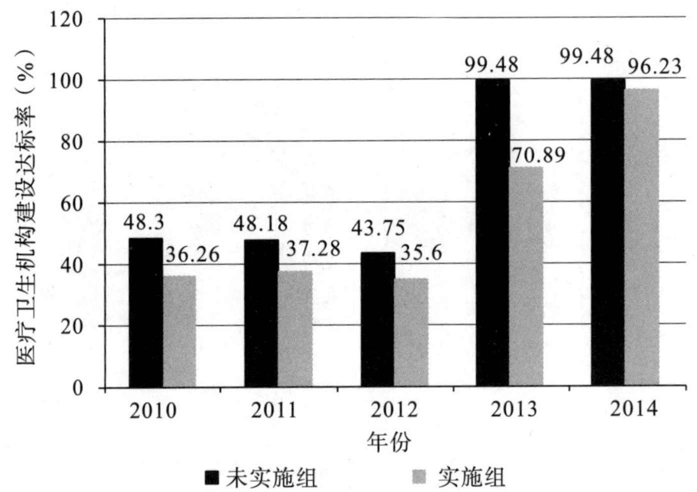

图 14－45　2010—2014 年两组乡镇医疗机构建设达标率及其变化情况

表 14－23 和图 14－46 反映了 2010—2014 年四川省民族地区县乡村卫生服务一体化实施组与未实施组乡镇医疗机构所占比例及其变化情况。从数值看，未实施组中乡镇医疗机构所占比例一直略高于实施组。从变化趋势看，在 2012 年之前，两组均没有乡镇实施乡村一体化，自 2012 年开始，未实施组与实施组的乡镇医疗机构所占比例均有所上升，未实施组从 2012 年的 89.06％上升到 2014 年的 98.18％，实施组从 2012 年的 80.55％上升到 2014 年的 86.38％。

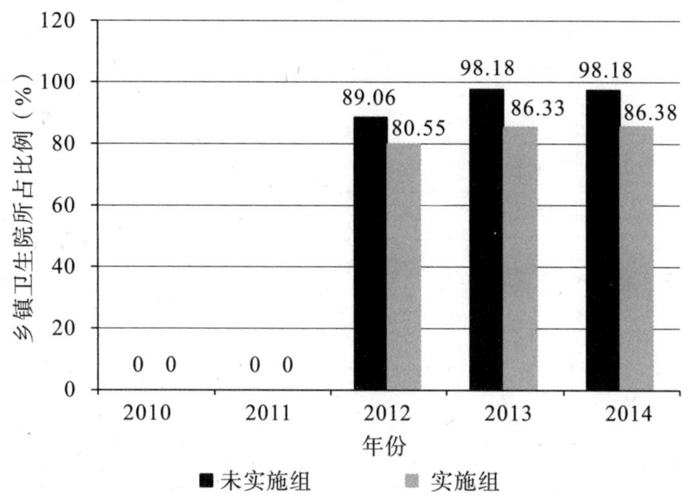

图 14－46　2010—2014 年乡镇医疗机构县乡村卫生服务一体化乡镇医疗机构所占比例及其变化情况

2. 卫生资源

(1) 卫生人才建设。

表 14－24 和图 14－47 反映了 2010—2014 年四川省民族地区乡镇医疗机构实施组与未实施组每千人口执业（助理）医师数变化情况。从数值可见，实施组的每千人口执业（助理）医师数一直高于未实施组。从变化趋势看，未实施组乡镇医疗机构每千人口执业（助理）医师数近年来呈上升趋势，而实施组呈下降趋势，实施组与未实施之间的差距逐渐缩小。到 2014 年，实施组每千人口执业（助理）医师数为 0.261，未实施组每千人口执业（助理）医师数为 0.230。

表 14－24　2010—2014 年四川省民族地区两组乡镇医疗机构卫生人才变化情况

指标	组别	2010	2011	2012	2013	2014
每千人口执业（助理）医师数	未实施组	0.186	0.192	0.215	0.232	0.230
	实施组	0.281	0.269	0.273	0.259	0.261
每千人口卫生技术人员数	未实施组	0.559	0.598	0.696	0.760	0.765
	实施组	0.651	0.676	0.717	0.761	0.789
每千人口注册护士数	未实施组	0.094	0.120	0.153	0.167	0.192
	实施组	0.123	0.138	0.161	0.182	0.206

续表14－24

指标	组别	2010	2011	2012	2013	2014
每万人口全科医生数	未实施组	0.000	0.000	0.080	0.057	0.037
	实施组	0.000	0.000	0.075	0.066	0.112
每千人口编制人数	未实施组	0.709	0.862	0.887	0.953	0.950
	实施组	0.956	1.093	1.156	1.174	1.196

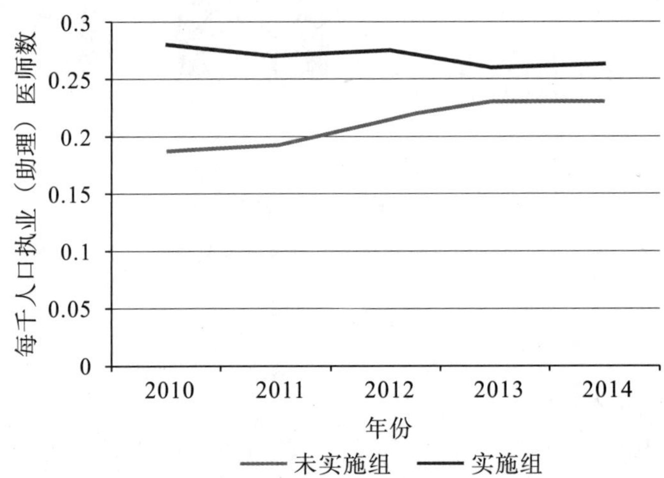

图 14－47　2010—2014 年两组乡镇医疗机构每千人口执业（助理）医师数变化情况

表 14－24 和图 14－48 反映了 2010—2014 年四川省民族地区乡镇医疗机构实施组与未实施组每千人口卫生技术人员数变化情况。从数值可见，实施组一直略高于未实施组；从变化趋势看，实施组与未实施组乡镇医疗机构每千人口卫生技术人员数近年来均呈上升趋势，未实施组增长更为显著，实施组与未实施组之间的差距逐渐缩小，趋于一致，到 2014 年，实施组每千人口卫生技术人员数为 0.789，未实施组每千人口卫生技术人才数为 0.765。

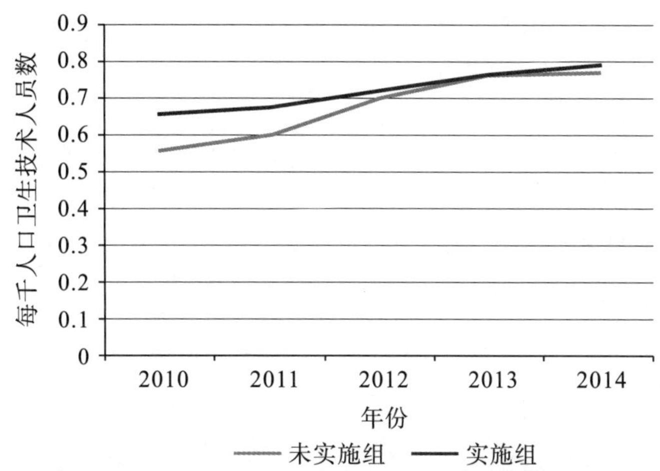

图 14－48　2010—2014 年两组乡镇医疗机构每千人口卫生技术人员数变化情况

表 14－24 和图 14－49 反映了 2010—2014 年四川省民族地区乡镇医疗机构实施组与未实施组每千人口注册护士数及其变化情况。从数值可见，实施组每千人口注册护士数一直高于未实施组；从变化趋势看，实施组与未实施组乡镇医疗机构每千人口注册护士数 5 年来均呈上升趋势。到 2014 年实施组每千人口注册护士数为 0.206，未实施组的每千人口注册护士数为 0.192。

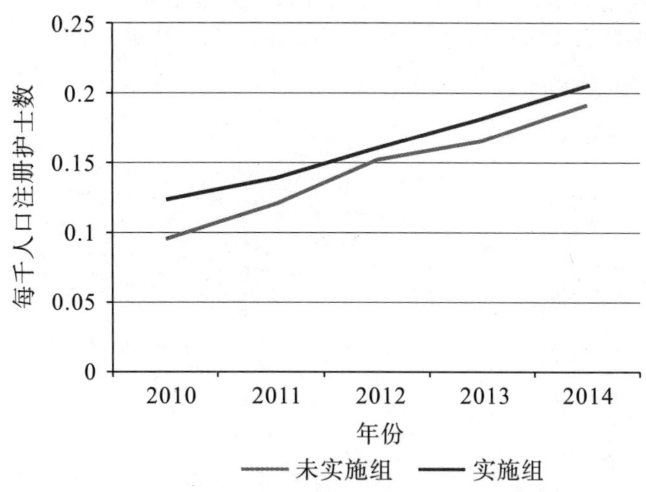

图 14－49　2010—2014 年两组乡镇医疗机构每千人口注册护士数变化情况

表 14－24 和图 14－50 反映了 2010—2014 年四川省民族地区乡镇医疗机构实施组与未实施组每千人口全科医生数及其变化情况。从数值可见，实施组略高于未实施组；从变化趋势看，实施组与未实施组乡镇医疗机构每千人口全科医生数近 5 年来波动较大，实施组呈先升后降再升趋势；而未实施组呈先升

后降趋势，其中未实施组在 2012 年时每千人口全科医生数达到 5 年最高，为 0.080。

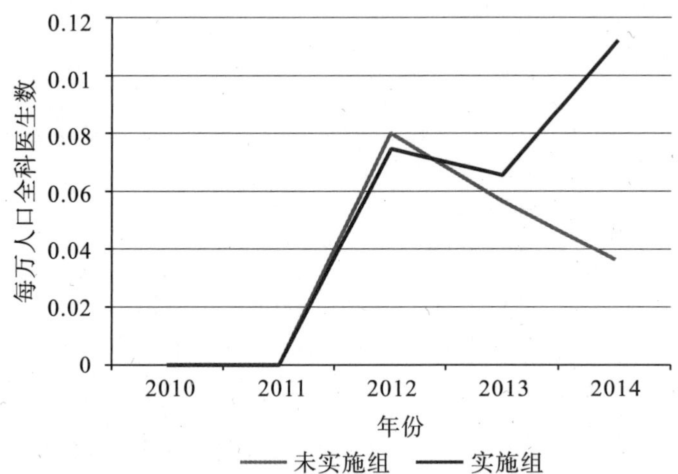

图 14－50　2010—2014 年两组乡镇医疗机构每千人口全科医生数及其变化情况

表 14－24 和图 14－51 反映了 2010—2014 年四川省民族地区乡镇医疗机构实施组与未实施组每千人口编制数的变化情况。从数值可见，实施组每千人口编制数一直高于未实施组，从变化趋势看，实施组与未实施组乡镇医疗机构每千人口编制数 5 年来均呈增长趋势，到 2014 年，实施组每千人口编制数为 1.196，未实施组每千人口编制数为 0.950。

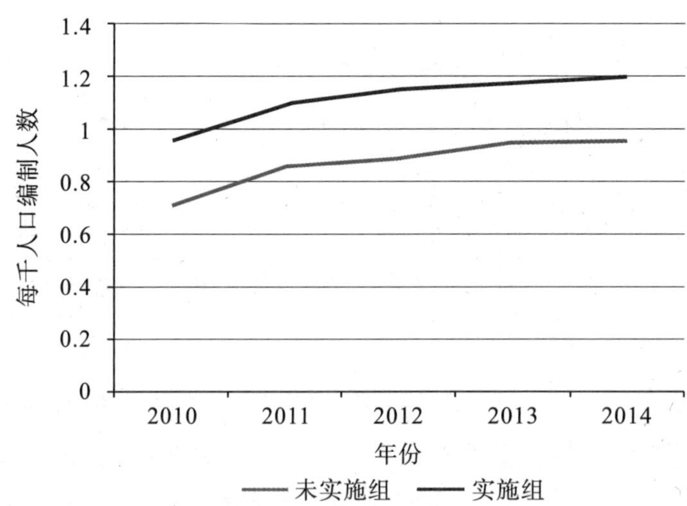

图 14－51　2010—2014 年两组乡镇医疗机构每千人口编制数及其变化情况

表 14－25 和图 14－52 反映了 2010—2014 年四川省民族地区乡镇医疗机

构实施组与未实施组医护比及其变化情况。从数值可见，未实施组医护比一直略高于实施组；从变化趋势看，实施组与未实施组医护比近年来均呈缓慢增长趋势，到 2014 年，实施组医护比为 1∶0.658，未实施组为 1∶0.744。

表 14－25　2010—2014 年四川省民族地区两组乡镇医疗机构卫生人才变化情况

指标	组别	2010	2011	2012	2013	2014
医护比	未实施组	1∶0.432	1∶0.511	1∶0.575	1∶0.606	1∶0.744
	实施组	1∶0.421	1∶0.469	1∶0.513	1∶0.584	1∶0.658
中医比	未实施组	0.550	0.546	0.556	0.561	0.563
	实施组	0.521	0.520	0.553	0.551	0.550
中药比	未实施组	0.276	0.266	0.319	0.348	0.331
	实施组	0.388	0.350	0.252	0.250	0.236

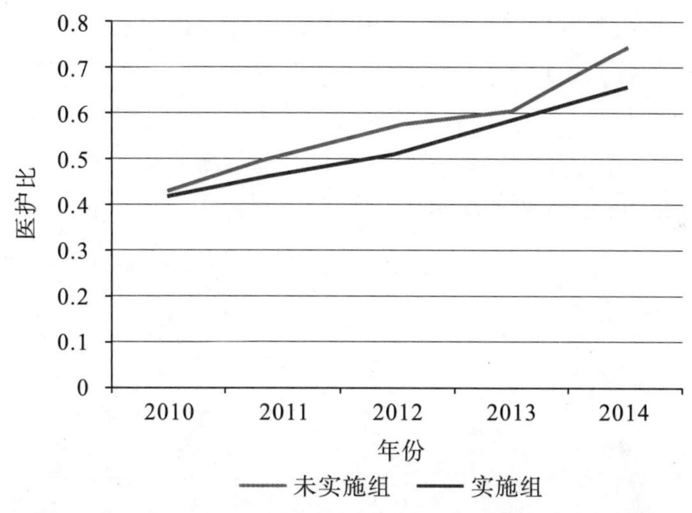

图 14－52　2010—2014 年两组乡镇医疗机构医护比及其变化情况

表 14－25 和图 14－53 反映了 2010—2014 年四川省民族地区乡镇医疗机构实施组与未实施组中医比及其变化情况。从数值可见，未实施组中医比一直高于实施组；从变化趋势看，实施组在县乡村一体化实施前后变化较大，尤其是在 2011—2012 年；而未实施组在实施前后中医比变化较小。总体而言，两组均呈增长趋势，到 2014 年，实施组中医比为 0.550，未实施组为 0.563。

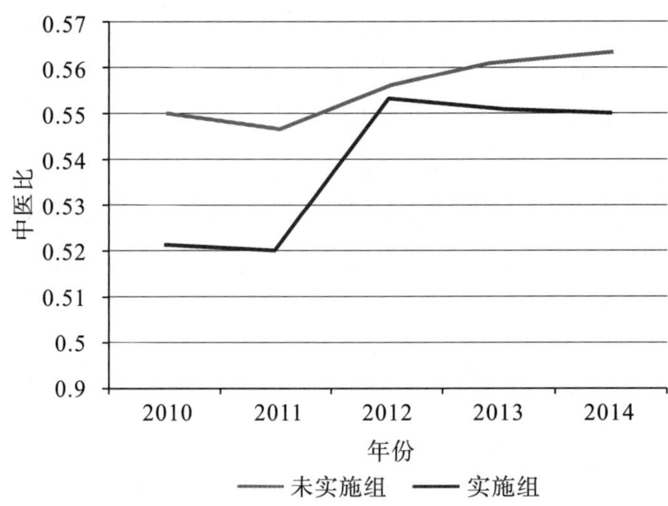

图 14－53　2010—2014 年两组乡镇医疗机构中医比的变化情况

表 14－25 和图 14－54 反映了 2010—2014 年四川省民族地区乡镇医疗机构实施组与未实施组中药比的变化情况。从数值可见，2012 年前，实施组中药比高于未实施组，2012 年后实施组中药比低于未实施组；从变化趋势看，实施组中药比一直呈下降趋势，在 2012 年之前下降较快，2012 年后下降较缓慢；而未实施组在近年来中药比有小幅度上升趋势。

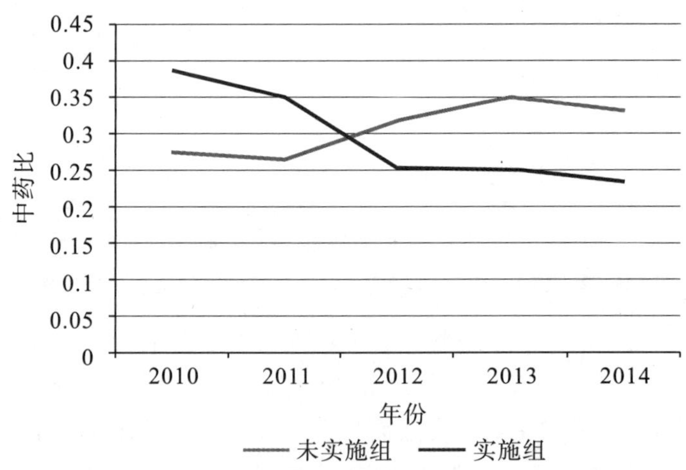

图 14－54　2010—2014 年两组乡镇医疗机构中药比的变化情况

从表 14－26 中，我们可以得到以下几点信息：关于参加政府举办的岗位培训人次数，实施组与未实施组均呈上升趋势，并且实施组的人次数略高于未实施组的人次数；关于接受继续医学教育人数，实施组与未实施组均呈上升趋势，且未实施组的人数一直高于实施组，提示实施组卫生人员接受继续医学教育有待进一步完善；关于进修半年以上人数，实施组与未实施组均呈先升后降趋势，并且未实施组的人数略高于实施组，提示县乡村卫生服务一体化实施中，实施效果存在持续性的问题。

表 14－26　2010—2014 年四川省民族地区两组乡镇医疗机构人员培训情况

指标	组别	统计量	2010	2011	2012	2013	2014
参加政府举办的岗位培训人次数	未实施组	均数	0.00	2.47	2.84	3.01	3.06
		标准差	0.00	17.61	8.50	9.05	9.07
		最小值	0.00	0.00	0.00	0.00	0.00
		最大值	0.00	326.00	58.00	62.00	62.00
	实施组	均数	0.00	2.04	3.02	3.54	3.91
		标准差	0.00	8.03	8.65	10.52	11.40
		最小值	0.00	0.00	0.00	0.00	0.00
		最大值	0.00	140.00	102.00	153.00	186.00
领导干部参加培训人次数	未实施组	均数	0.00	0.00	0.33	0.54	0.66
		标准差	0.00	0.00	2.93	3.31	3.00
		最小值	0.00	0.00	0.00	0.00	0.00
		最大值	0.00	0.00	55.00	54.00	37.00
	实施组	均数	0.00	0.00	0.61	0.79	1.01
		标准差	0.00	0.00	3.06	3.40	3.96
		最小值	0.00	0.00	0.00	0.00	0.00
		最大值	0.00	0.00	50.00	60.00	52.00
中层干部参加培训人次数	未实施组	均数	0.00	0.00	0.24	0.49	0.56
		标准差	0.00	0.00	1.26	2.59	2.16
		最小值	0.00	0.00	0.00	0.00	0.00
		最大值	0.00	0.00	11.00	38.00	18.00
	实施组	均数	0.00	0.00	0.36	0.44	0.61
		标准差	0.00	0.00	2.00	2.42	3.22
		最小值	0.00	0.00	0.00	0.00	0.00
		最大值	0.00	0.00	25.00	30.00	71.00

续表14－26

指标	组别	统计量	2010	2011	2012	2013	2014
人事干部参加培训人次数	未实施组	均数	0.00	0.00	0.24	0.49	0.56
		标准差	0.00	0.00	1.26	2.59	2.16
		最小值	0.00	0.00	0.00	0.00	0.00
		最大值	0.00	0.00	11.00	38.00	18.00
	实施组	均数	0.00	0.00	0.36	0.44	0.61
		标准差	0.00	0.00	2.00	2.42	3.22
		最小值	0.00	0.00	0.00	0.00	0.00
		最大值	0.00	0.00	25.00	30.00	71.00
接受继续医学教育人数	未实施组	均数	0.00	0.00	7.93	8.94	9.07
		标准差	0.00	0.00	12.22	13.32	13.80
		最小值	0.00	0.00	0.00	0.00	0.00
		最大值	0.00	0.00	108.00	110.00	109.00
	实施组	均数	0.00	0.00	3.09	3.33	3.98
		标准差	0.00	0.00	8.07	7.39	7.91
		最小值	0.00	0.00	0.00	0.00	0.00
		最大值	0.00	0.00	86.00	61.00	61.00
进修半年以上人数	未实施组	均数	0.00	0.49	0.71	0.65	0.46
		标准差	0.00	1.14	1.15	1.21	1.17
		最小值	0.00	0.00	0.00	0.00	0.00
		最大值	0.00	10.00	8.00	8.00	9.00
	实施组	均数	0.00	0.24	0.36	0.32	0.29
		标准差	0.00	0.80	0.75	0.79	0.67
		最小值	0.00	0.00	0.00	0.00	0.00
		最大值	0.00	12.00	7.00	8.00	6.00

（2）卫生设备。

表 14－27 和图 14－55 反映了 2010—2014 年四川省民族地区乡镇医疗机构实施组与未实施组百万以上设备所占比例及其变化情况。可见未实施组呈下降趋势，在 2011 年前下降较快，在 2011 年后几乎没有百万以上设备；实施组

在2013年前百万以上设备所占比例呈下降趋势，而2013年后百万以上设备所占比例开始上升，到2014年，实施组百万以上设备所占比例为0.076，而未实施组百万以上设备所占比例为0。

表14-27 2010—2014年四川省民族地区两组乡镇医疗机构医疗设备的变化情况

指标	组别	2010	2011	2012	2013	2014
百万以上设备所占比例	未实施组	0.119	0.00	0.00	0.00	0.00
	实施组	0.088	0.048	0.043	0.00	0.076
五十万以上设备所占比例	未实施组	0.239	0.199	0.191	0.275	0.236
	实施组	0.352	0.24	0.172	0.206	0.382
每床占用业务用房面积（平方米）	未实施组	—	72.396	60.385	61.624	62.701
	实施组	—	73.407	72.193	70.525	71.596
危房所占比例	未实施组	—	5.561	6.44	6.156	4.288
	实施组	—	2.898	3.09	3.936	2.925
医师与床位比	未实施组	1∶0.36	1∶0.368	1∶0.355	1∶0.357	1∶0.307
	实施组	1∶0.349	1∶0.347	1∶0.352	1∶0.347	1∶0.325
护士与床位比	未实施组	1∶0.156	1∶0.188	1∶0.204	1∶0.217	1∶0.228
	实施组	1∶0.147	1∶0.163	1∶0.181	1∶0.203	1∶0.214
每千人口床位数	未实施组	0.606	0.637	0.749	0.771	0.841
	实施组	0.839	0.850	0.891	0.896	0.961

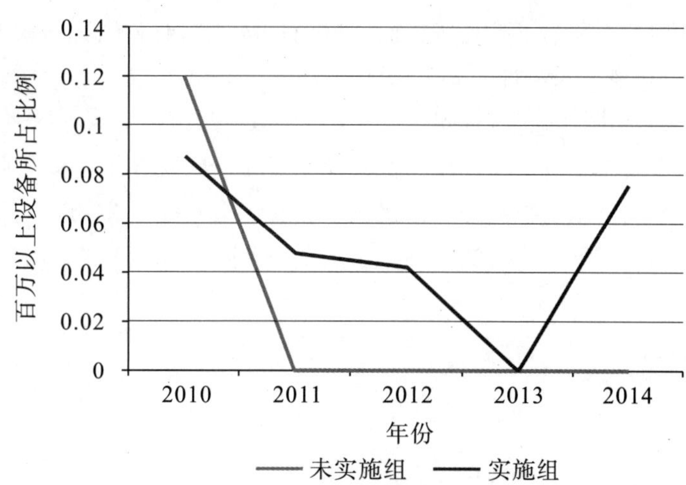

图14-55 2010—2014年两组乡镇医疗机构百万以上设备所占比例及其变化情况

表 14－27 和图 14－56 反映了 2010—2014 年四川省民族地区乡镇医疗机构实施组与未实施组五十万以上设备所占比例及其变化情况。未实施组五十万以上设备所占比例一直处于 0.25 左右，而实施组在 2012 年前五十万以上设备所占比例呈下降趋势，而在 2012 年后五十万以上设备所占比例呈上升趋势，到 2014 年实施组五十万以上设备所占比例为 0.382，而未实施组五十万以上设备所占比例为 0.236。

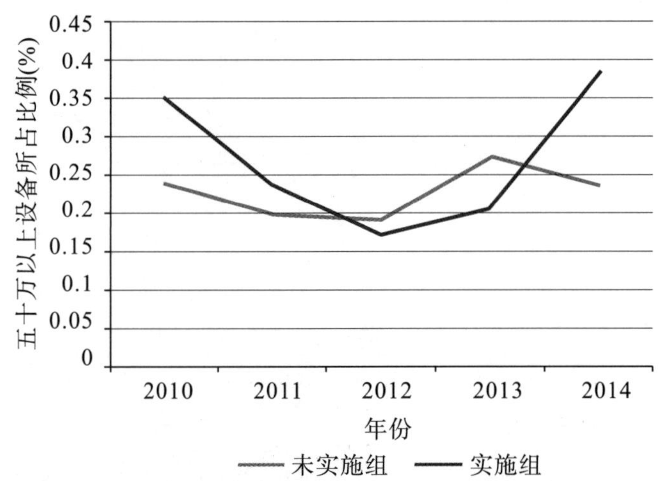

图 14－56　2010—2014 年两组乡镇医疗机构五十万以上设备所占比例及其变化情况

表 14－27 和图 14－57 反映了四川省民族地区乡镇医疗机构实施组与未实施组 2011—2014 年每床占用业务用房面积及其变化情况。从数值看可见，实施组每床占用业务用房面积一直略高于未实施组；从变化趋势看，未实施组每床占用业务用房面积呈下降趋势，而实施组每床占用业务用房面积变化较小，基本稳定在 70 平方米左右。

表 14－27 和图 14－58 反映了 2010—2014 年四川省民族地区乡镇医疗机构实施组与未实施组危房所占比例及其变化情况。从数值看，未实施组的危房所占比例一直高于实施组危房所占比例；从变化趋势看，未实施组与实施组危房所占比例均呈先升后降趋势，并且未实施组升降幅度均较实施组显著。

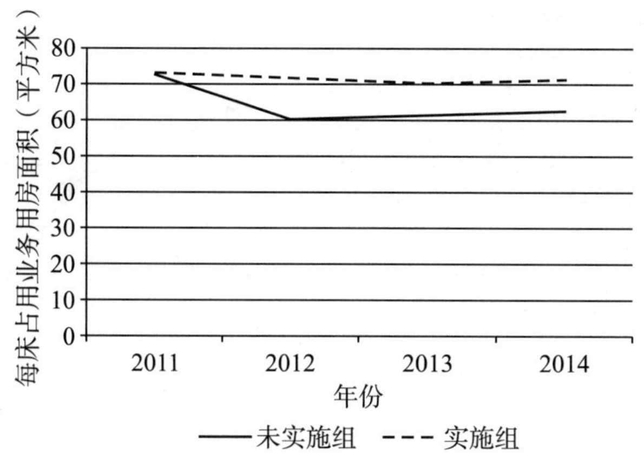

图 14－57　2010—2014 年两组乡镇医疗机构每床占用业务用房面积的变化情况

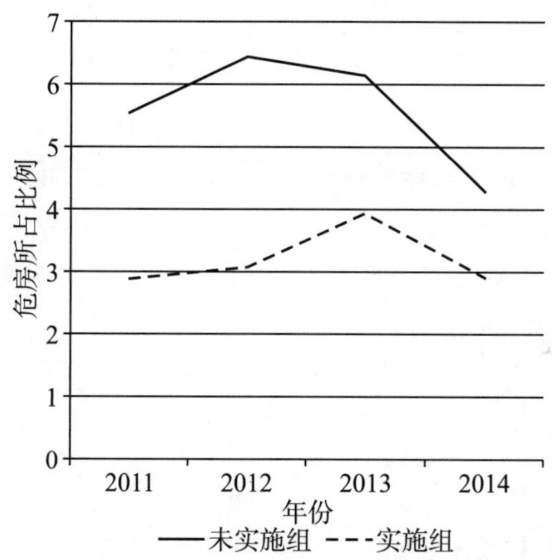

图 14－58　2010—2014 年两组乡镇医疗机构危房所占比例及其变化情况

表 14－27 和图 14－59 反映了 2010—2014 年四川省民族地区乡镇医疗机构实施组与未实施组医师与床位比及其变化情况。从数值可见，在 2014 年以前，实施组医师与床位比低于未实施组，2014 实施组略高于未实施组；从变化趋势看，未实施组与实施组医师与床位比均呈缓慢下降趋势。

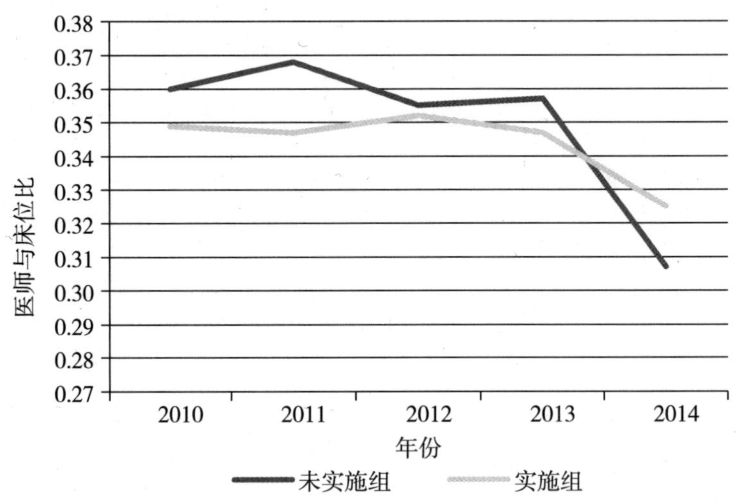

图 14－59　2010—2014 年两组乡镇医疗机构医师与床位比及其变化情况

表 14－27 和图 14－60 反映了 2010—2014 年四川省民族地区乡镇医疗机构实施组与未实施组护士与床位比的变化情况。从数值可以见，未实施组的护士与床位比一直略高于实施组护士与床位比；从变化趋势看，未实施组与实施组的护士与床位比均呈缓慢上升趋势，到 2014 年未实施组护士与床位比为 1∶0.228，实施组为 1∶0.214。

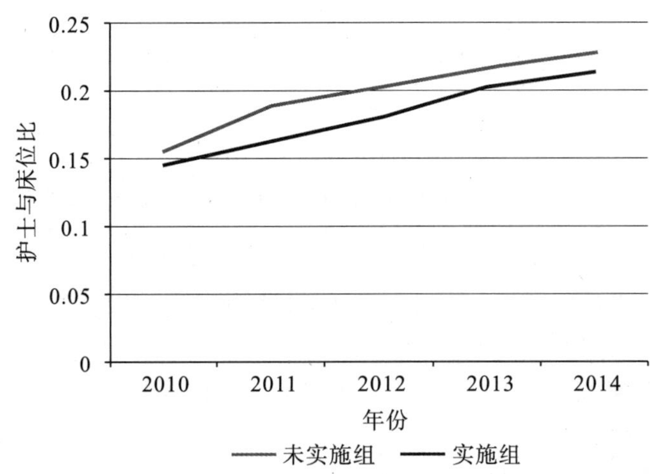

图 14－60　2010—2014 年两组乡镇医疗机构护士与床位比及其变化情况

表 14－27 和图 14－61 反映了 2010—2014 年四川省民族地区乡镇医疗机构实施组与未实施组每千人口床位数及其变化情况。从数值可见，实施组每千人口床位数一直略高于未实施组每千人口床位数；从变化趋势看，实施组与未

实组乡镇医疗机构每千人口床位数近年来均呈缓慢增长趋势，到 2014 年，实施组每千人口床位数为 0.961，未实施组为 0.841。

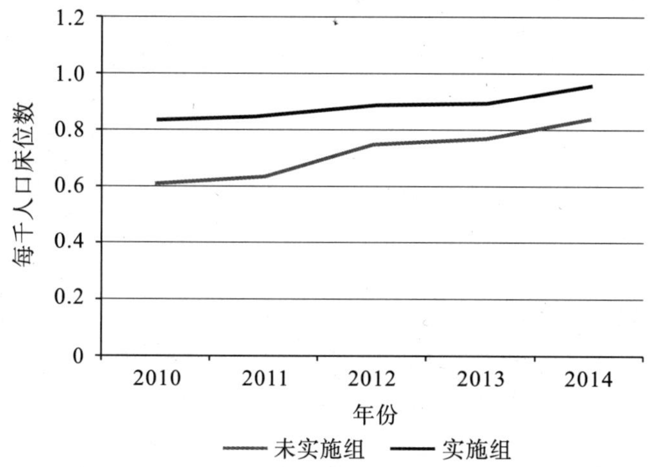

图 14－61　2010—2014 年两组乡镇医疗机构每千人口床位数变化情况

3. 卫生投入和支出及医药费用

（1）卫生投入和支出。

表 14－28 和图 14－62 反映了 2010—2014 年四川省民族地区乡镇医疗机构实施组与未实施组人均基本公共卫生服务经费补助标准及其变化情况。从数值可见，实施组的人均基本公共卫生服务经费补助标准一直高于未实施组。从变化趋势看，未实施组与实施组的人均基本公共卫生服务经费补助标准均呈上升趋势，且实施组增长更为显著。

表 14－28　2010—2014 年四川省民族地区两组乡镇医疗机构卫生投入与支出情况

指标	组别	2010	2011	2012	2013	2014
人均基本公共卫生服务经费补助标准（元）	未实施组	0.000	0.000	0.043	0.053	0.056
	实施组	0.000	0.000	0.059	0.065	0.076
财政补助收入占总支出的比例（%）	未实施组	—	0.000	38.653	43.169	42.935
	实施组	—	0.000	57.459	58.032	60.359
门诊医疗收入所占比例（%）	未实施组	33.589	34.990	32.095	34.157	39.467
	实施组	39.011	47.643	49.523	51.309	54.610

续表14－28

指标	组别	2010	2011	2012	2013	2014
住院医疗收入所占比例（%）	未实施组	0.000	55.054	67.905	65.843	60.533
	实施组	0.000	55.631	50.477	48.691	45.390
人员经费成本构成（%）	未实施组	—	74.614	38.519	44.068	49.487
	实施组	—	67.769	50.855	52.158	54.001
药品费用成本构成（%）	未实施组	—	52.328	29.473	26.966	26.940
	实施组	—	34.589	24.293	25.450	25.087
卫生材料费用成本构成（%）	未实施组	—	0.000	6.324	5.932	6.247
	实施组	—	0.000	2.641	2.698	2.442
医疗收入成本率（%）	未实施组	—	53.228	63.533	58.845	59.333
	实施组	—	30.333	46.736	47.353	47.014
在岗职工年平均工资（千元）	未实施组	0.000	31.848	40.818	47.731	50.967
	实施组	0.000	37.053	47.026	49.721	53.710
药品收入占医疗收入比例（%）	未实施组	—	93.282	18.882	20.103	22.023
	实施组	—	112.184	30.800	32.447	33.897

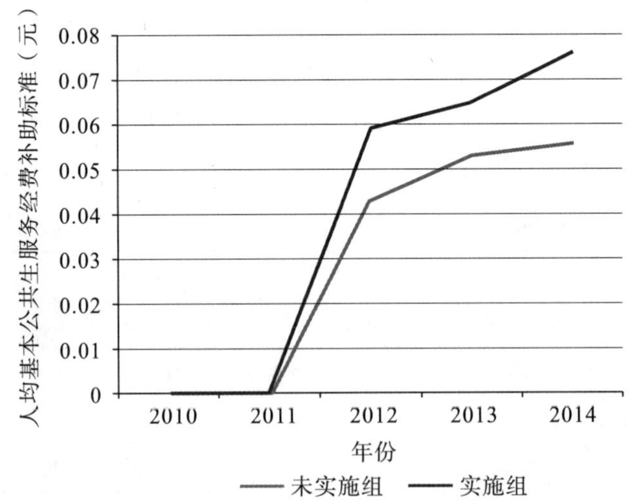

图 14－62　2010—2014 年两组乡镇医疗机构人均基本公共卫生服务经费补助标准及其变化情况

表 14－28 和图 14－63 反映了 2010—2014 年四川省民族地区乡镇医疗机构实施组与未实施组财政补助收入占总支出的比例及其变化情况。从数值可见，自

2012 年后实施组的财政补助收入占总支出的比例一直高于未实施组财政补助收入占总支出的比例；从变化趋势看，实施组财政补助收入占总支出的比例处于缓慢上升趋势，未实施组 2013 年有所上升，但 2014 年出现下降趋势。

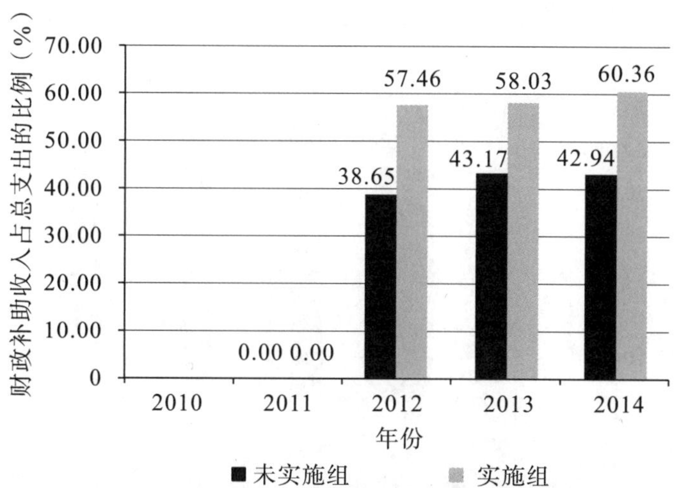

图 14－63　2010—2014 年两组乡镇医疗机构财政补助收入占总支出的比例的变化情况

表 14－28 和图 14－64 反映了 2010—2014 年四川省民族地区乡镇医疗机构实施组与未实施组门诊医疗收入所占比例及其变化情况。从数值可见，实施组的门诊医疗收入所占比例一直高于未实施组门诊医疗收入所占比例；从变化趋势看，未实施组与实施组门诊医疗收入所占比例比总体均呈缓慢上升趋势，但实施组增长更为显著，实施组从 2010 年的 39.01％增长为 2014 年的 54.61％，而未实施组从 2010 年的 33.59％增长为 2014 年的 39.47％。

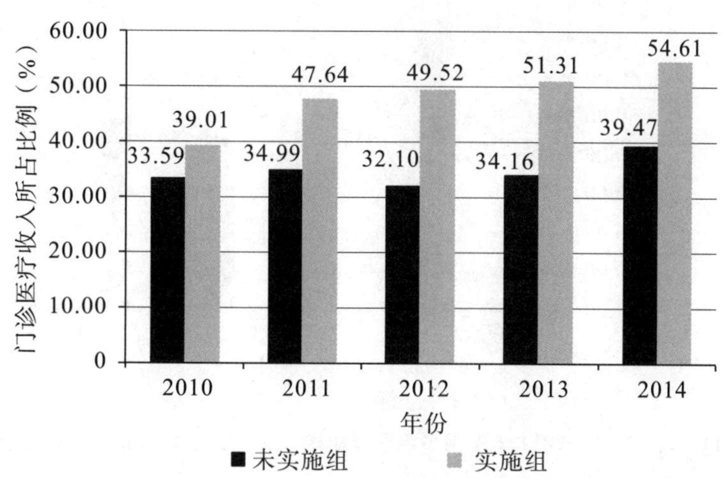

图 14－64　2010—2014 年两组乡镇医疗机构门诊医疗收入所占比例的及其化情况

表 14－28 和图 14－65 反映了 2010—2014 年四川省民族地区乡镇医疗机构实施组与未实施组住院医疗收入所占比例的变化情况。从数值可见，未实施组自 2012 年开始一直高于实施组，从变化趋势看，未实施组住院医疗收入所占比例呈先升后降趋势；实施组的住院医疗收入所占比例呈逐渐下降趋势。

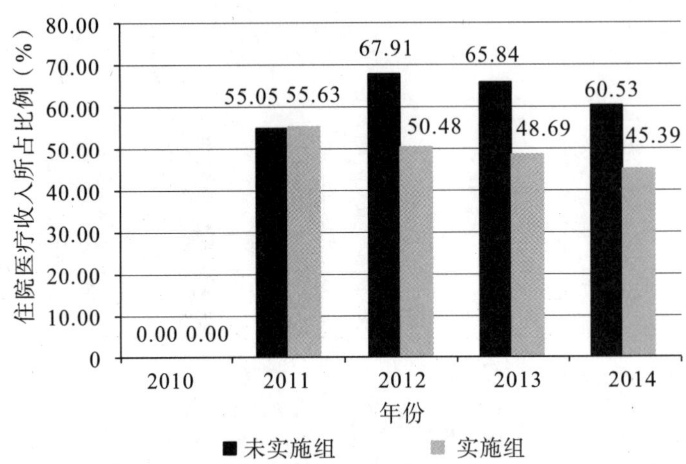

图 14－65　2010—2014 年两组乡镇医疗机构住院医疗收入所占比例及其变化情况

表 14－28 和图 14－66 反映了 2010—2014 年四川省民族地区乡镇医疗机构实施组与未实施组人员经费成本构成及其变化情况。从数值可见，在 2011 年实施组的人员经费成本构成低于未实施组，自 2012 年起，实施组的人员经费成本构成均略高于未实施组；从变化趋势看，5 年间两组人员经费成本构成均呈先降后升的趋势，其中，未实施组的变化幅度大于实施组。

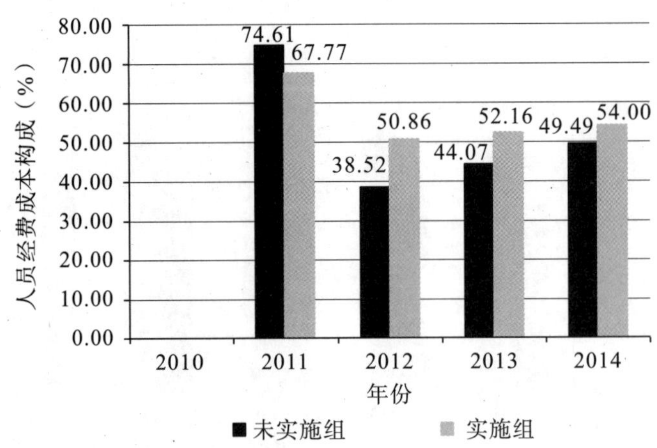

图 14－66　2010—2014 年两组乡镇医疗机构人员经费成本构成及其变化情况

表 14－28 和图 14－67 反映了 2010—2014 年四川省民族地区乡镇医疗机

构实施组与未实施组药品费用成本构成及其变化情况。从数值可见，实施组的药品费用成本构成一直略低于未实施组；从变化趋势看，两组的药品费用成本构成均呈下降趋势，且未实施组下降更为显著，从 2011 年的 52.33%下降为 2014 年的 26.94%。

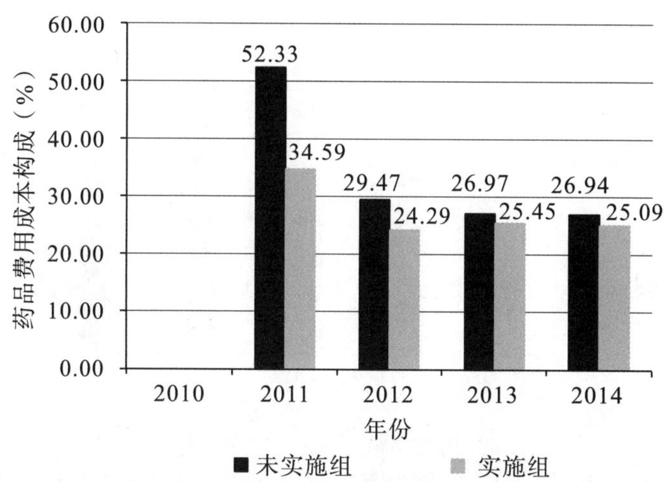

图 14－67　2010—2014 年两组乡镇医疗机构药品费用成本构成及其变化情况

表 14－28 和图 14－68 反映了 2010—2014 年四川省民族地区乡镇医疗机构实施组与未实施组卫生材料费用成本构成及其变化情况。从数值可见，未实施组的卫生材料费用成本构成一直高于实施组；从变化趋势看，两组的卫生材料费用成本构成均呈上升趋势，其中未实施组增长更为显著。

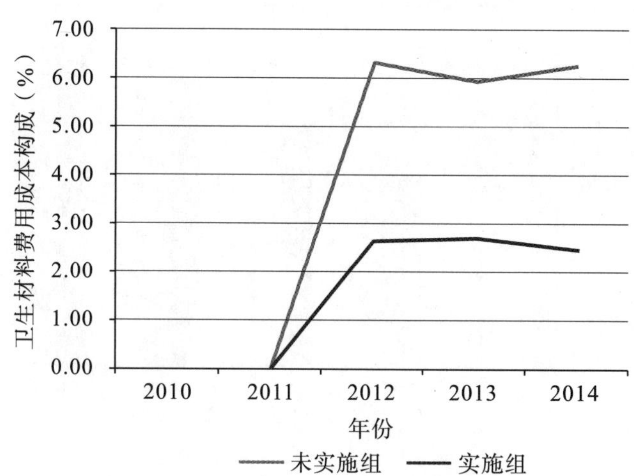

图 14－68　2010—2014 年两组乡镇医疗机构卫生材料费用成本构成及其变化情况

表14－28和图14－69反映了2010—2014年四川省民族地区乡镇医疗机构实施组与未实施组医疗收入成本率及其变化情况。从数值看，未实施组一直均高于实施组；从变化趋势看，未实施组的医疗收入成本率呈先升后降趋势；实施组的医疗收入成本率呈缓慢上升趋势，实施组与未实施组之间的差距逐渐缩小。

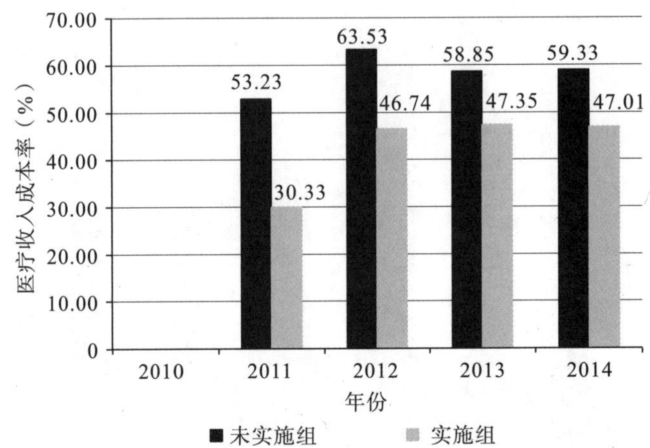

图14－69　2010—2014年两组乡镇医疗机构医疗收入成本率及其变化情况

表14－28和图14－70反映了2010—2014年四川省民族地区乡镇医疗机构实施组与未实施组乡镇医疗机构在岗职工年平均工资及其变化情况。从数值可见，实施组的在岗职工年平均工资一直略高于未实施组；从变化趋势看，自2011年以来，两组的在岗职工年平均工资均呈缓慢上升趋势。

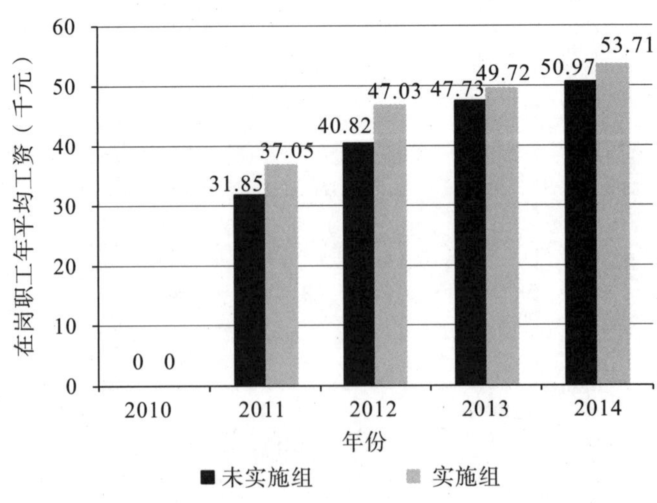

图14－70　2010—2014年两组乡镇医疗机构在岗职工年均工资及其变化情况

表 14－28 和图 14－71 反映了 2010—2014 年四川省民族地区乡镇医疗机构实施组与未实施组药品收入占医疗收入比重及其变化情况。从数值可见，实施组的药品收入占医疗收入比重一直略高于未实施组；从变化趋势看，自 2011 年以来，两组的药品收入占医疗收入比重均呈下降趋势。

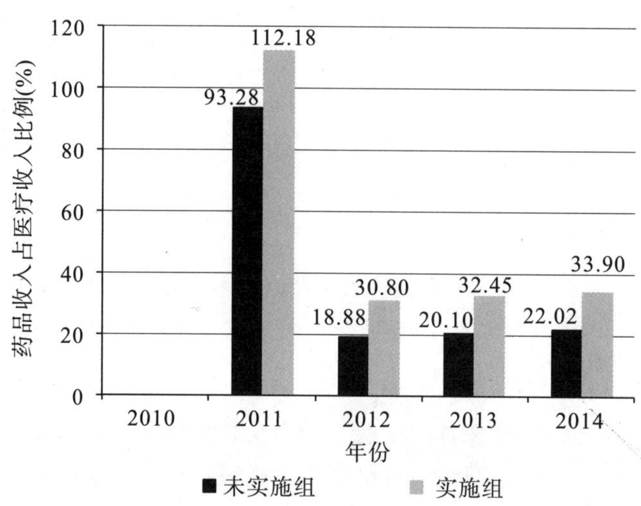

图 14－71 2010—2014 年两组乡镇医疗机构药品收入占医疗收入比例及其变化情况

（2）医药费用。

表 14－29 和图 14－72 反映了 2010—2014 年四川省民族地区乡镇医疗机构实施组与未实施组门诊患者次均医药费用及其变化情况。从数值可见，未实施组的门诊患者次均医药费用一直略高于实施组；从变化趋势看，未实施组与实施组的门诊患者次均医药费用均呈上升趋势，未实施组的增长更为显著，未实施组从 2010 年的 0.015 元增长为 2014 年的 0.051 元，实施组从 2010 年的 0.009 元增长为 2014 年的 0.044 元。

表 14－29 2010—2014 年四川省民族地区两组乡镇医疗机构医药费用及其变化情况

指标	组别	2010	2011	2012	2013	2014
门诊患者次均医药费用（元）	未实施组	0.015	0.017	0.042	0.049	0.051
	实施组	0.009	0.014	0.036	0.039	0.044
住院患者次均医药费用（元）	未实施组	0.000	44.628	112.202	124.630	128.427
	实施组	0.000	22.619	46.440	51.680	58.023
住院患者日均医药费用（元）	未实施组	0.000	0.078	0.220	0.219	0.217
	实施组	0.000	0.061	0.127	0.129	0.132

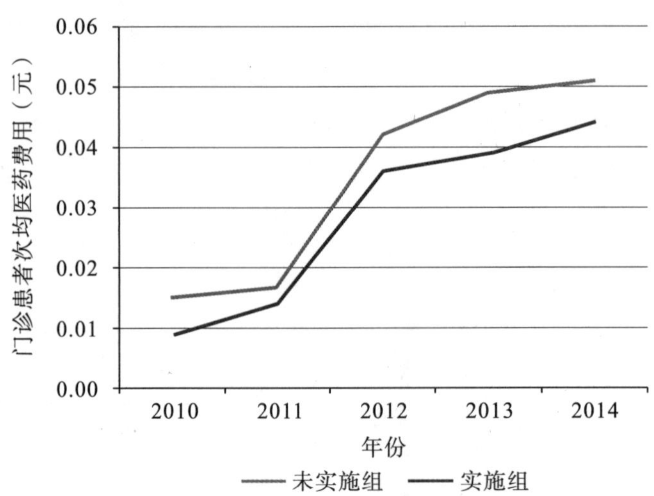

图 14－72　2010—2014 年两组乡镇医疗机构门诊患者次均医药费用及其变化情况

表 14－29 和图 14－73 反映了 2010—2014 年四川省民族地区乡镇医疗机构实施组与未实施组住院患者次均医药费用及其变化情况。从数值可见，未实施组的住院患者次均医药费用一直略高于实施组；从变化趋势看，未实施组与实施组的住院患者次均医药费用均呈上升趋势，且未实施组增长更为显著。

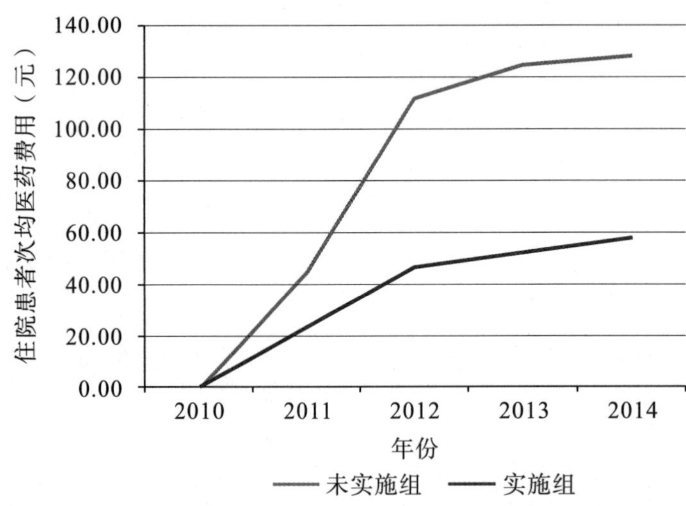

图 14－73　2010—2014 年两组乡镇医疗机构住院患者次均医药费用及其变化情况

表 14－29 和图 14－74 反映了 2010—2014 年四川省民族地区乡镇医疗机构实施组与未实施组住院患者日均医药费用及其变化情况。未实施组与实施组的住院患者日均医药费用均呈上升趋势，且未实施组的住院患者日均医药费用一直略高于实施组。

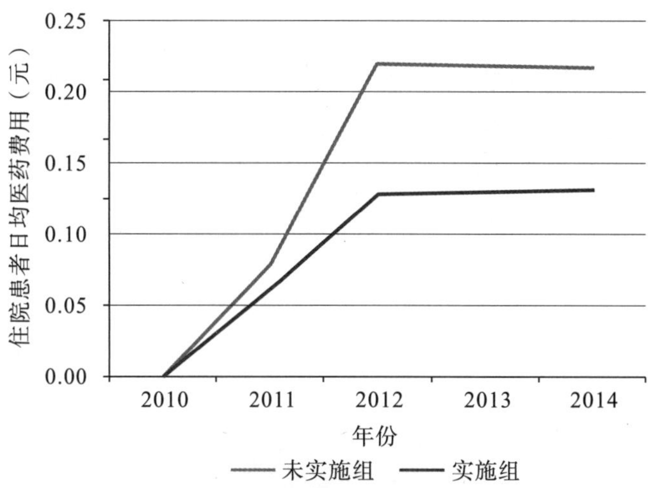

图 14－74　2010—2014 年两组乡镇医疗机构住院患者日均医药费用的变化情况

4. 卫生服务

(1) 卫生服务水平。

表 14－30 和图 14－75 反映了 2010—2014 年四川省民族地区乡镇医疗机构实施组与未实施组乡镇医疗机构每百门急诊入院人数及其变化情况。从数值可见，实施组的每百门急诊入院人数一直高于未实施组每百门急诊入院人数，其中实施组的每百门急诊入院人数在 8～10 人，未实施组实施组的每百门急诊入院人数在 6～8 人；从变化趋势看，未实施组与实施组的每百门急诊入院人数均呈缓慢上升再缓慢下降趋势。

表 14－30　2010—2014 年四川省民族地区两组乡镇医疗机构卫生服务水平的变化情况

指标	组别	2010	2011	2012	2013	2014
每百门急诊入院人数	未实施组	6.639	6.726	8.894	8.339	6.664
	实施组	10.136	9.740	10.750	10.163	8.685
平均就诊次数	未实施组	0.417	0.389	0.472	0.440	0.465
	实施组	0.562	0.518	0.574	0.594	0.606
年住院率（%）	未实施组	2.504	2.326	3.769	3.288	2.874
	实施组	4.556	3.806	4.490	4.268	3.857
平均住院日	未实施组	5.188	5.752	5.101	5.697	5.917
	实施组	3.298	3.691	3.644	3.994	4.380

续表

指标	组别	2010	2011	2012	2013	2014
病床使用率（%）	未实施组	60.439	61.171	74.770	69.314	57.975
	实施组	54.528	49.793	56.050	62.387	55.586
病床周转次数	未实施组	41.543	36.458	49.860	43.085	33.949
	实施组	54.258	44.602	50.361	47.615	39.945
医师日均担负住院床日	未实施组	1.690	1.597	2.081	1.930	1.874
	实施组	1.508	1.397	1.539	1.689	1.601

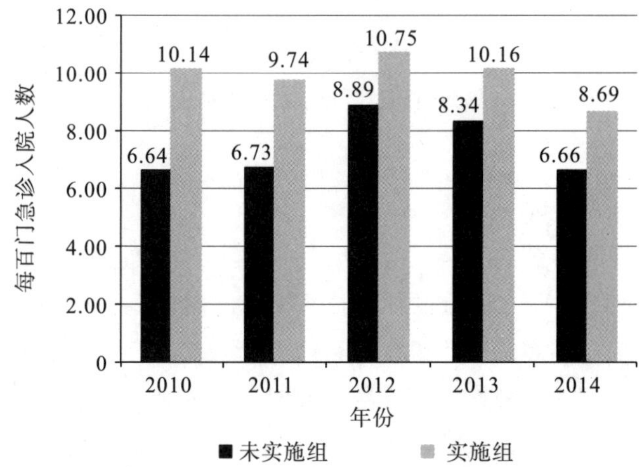

图 14－75　2010—2014 年两组乡镇医疗机构每百门急诊入院人数及其变化情况

表 14－30 和图 14－76 反映了 2010—2014 年四川省民族地区乡镇医疗机构实施组与未实施组平均就诊次数及其变化情况。从数值可见，实施组的平均就诊次数略高于未实施组，其中，实施组的平均就诊次数在 0.5～0.6 人次，未实施组的平均就诊次数在 0.4～0.5 人次；从变化趋势可见，实施组与未实施组均呈缓慢上升趋势。

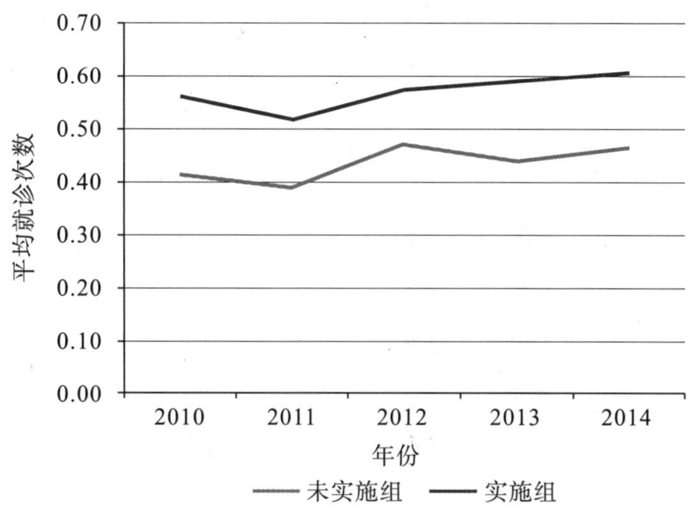

图 14－76　2010—2014 年两组乡镇医疗机构平均就诊次数及其变化情况

表 14－30 和图 14－77 反映了 2010—2014 年四川省民族地区乡镇医疗机构实施组与未实施组年住院率的变化情况。从数值可见，实施组的年住院率略高于未实施组，其中实施组的年住院率在 3%～5%，未实施组的年住院率在 2%～4%；从变化趋势看，实施组呈缓慢下降趋势，未实施组呈先升后降趋势。

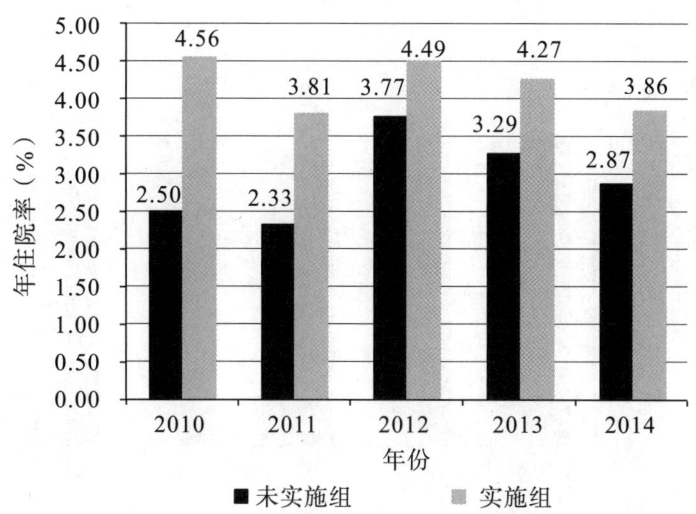

图 14－77　2010—2014 年两组乡镇医疗机构年住院率及其变化情况

表 14－30 和图 14－78 反映了 2010—2014 年四川省民族地区乡镇医疗机构实施组与未实施组平均住院日及其变化情况。从数值可见，未实施组的平均

住院日一直高于实施组；从变化趋势看，未实施组与实施组的平均住院日均较稳定，变化较小。

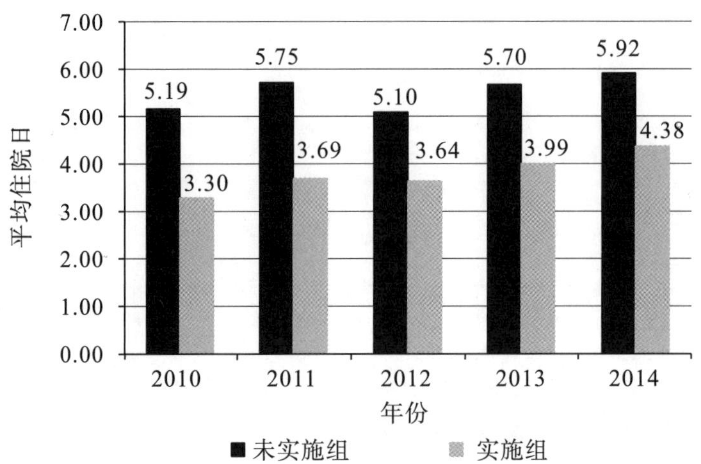

图 14－78　2010—2014 年两组乡镇医疗机构平均住院日及其变化情况

表 14－30 和图 14－79 反映了 2010—2014 年四川省民族地区乡镇医疗机构实施组与未实施组病床使用率及其变化情况。从数值可见，未实施组的病床使用率一直均高于实施组；从变化趋势看，未实施组与实施组的病床使用率均较稳定，呈缓慢上升后再缓慢下降的趋势。

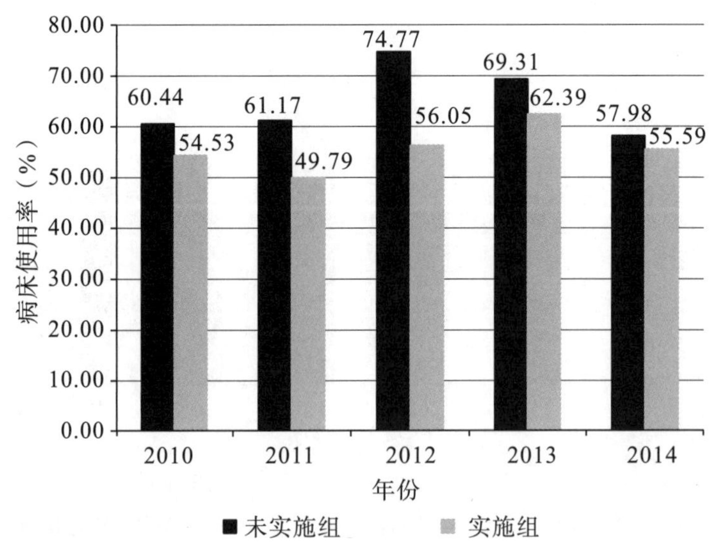

图 14－79　2010—2014 年两组乡镇医疗机构病床使用率及其变化情况

表 14－30 和图 14－80 反映了 2010—2014 年四川省民族地区乡镇医疗机

构实施组与未实施组病床周转次数及其变化情况。从数值看，实施组的病床周转次数一直略高于未实施组；从变化趋势看，实施组呈缓慢下降趋势，未实施组呈先升后降趋势。

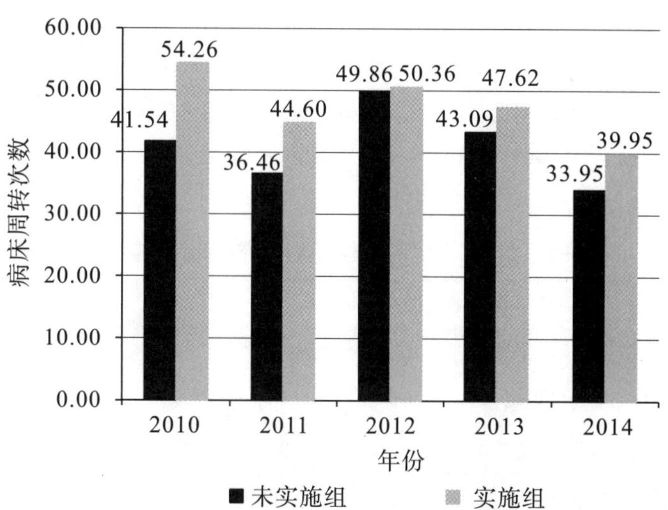

图 14－80　2010—2014 年两组乡镇医疗机构病床周转次数及其变化情况

表 14－30 和图 14－81 反映了 2010—2014 年四川省民族地区乡镇医疗机构实施组与未实施组医师日均担负住院床日及其变化情况。从数值看，实施组的医师日均担负住院床日一直略低于未实施组；从变化趋势看，未实施组与实施组的医师日均担负住院床日总体均呈缓慢上升趋势。

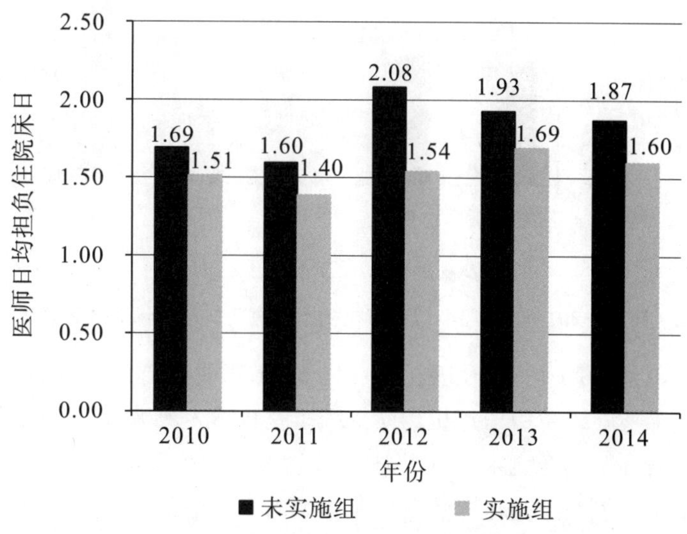

图 14－81　2010—2014 年两组乡镇医疗机构医师日均担负住院床日及其变化情况

（2）双向转诊。

表 14－31 和图 14－82 反映了 2010—2014 年四川省民族地区乡镇医疗机构实施组与未实施组乡镇医疗机构上级医院向下转诊人次数及其变化情况。未实施组上级医院向下转诊人次数呈先降后升的趋势，而实施组上级医院向下转诊人次数呈先升后降的趋势。除 2014 年外，实施组上级医院向下转诊人次数均高于未实施组，其中在 2011 年上级医院向下转诊人次数最多，然而 2011 年后，实施组的上级医院向下转诊人次数总体呈下降趋势，反应县乡村一体化措施实施效果的不稳定性或非长期性。

表 14－31　2010—2014 年四川省民族地区两组乡镇医疗机构双向转诊的变化情况

指标	组别	2010	2011	2012	2013	2014
上级医院向下转诊人次数	未实施组	523	546	138	373	1088
	实施组	950	1366	629	797	398
向上级医院转诊人次数	未实施组	7130	9502	9696	12650	12208
	实施组	13131	17285	14934	13166	10083

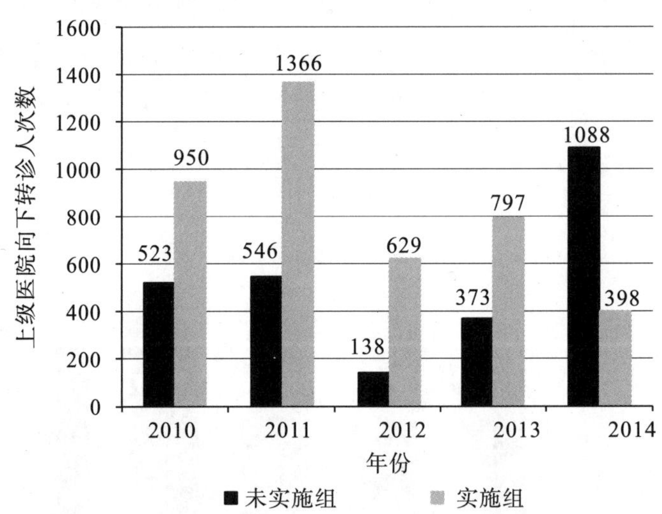

图 14－82　2010—2014 年两组乡镇医疗机构上级医院向下转诊人次数及其变化情况

表 14－31 和图 14－83 反映了 2010—2014 年四川省民族地区乡镇医疗机构实施组与未实施组乡镇医疗机构向上级医院转诊人次数及其变化情况。从数值看，2014 年前，未实施组向上级医院转诊人次数少于实施组，但 2014 年未实施组高于实施组。从变化趋势看，实施组向上级医院转诊人次数呈先升后降趋势，其中在 2011 年向上级医院转诊人次数最多，而未实施组呈缓慢上升趋

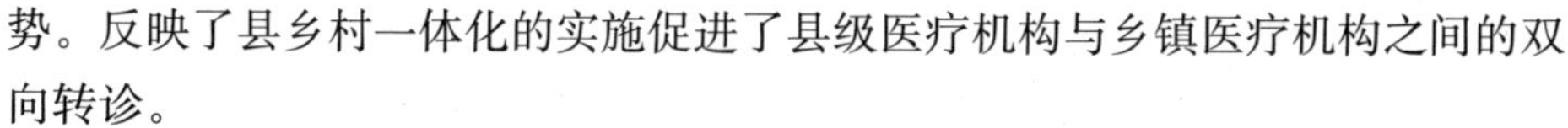

势。反映了县乡村一体化的实施促进了县级医疗机构与乡镇医疗机构之间的双向转诊。

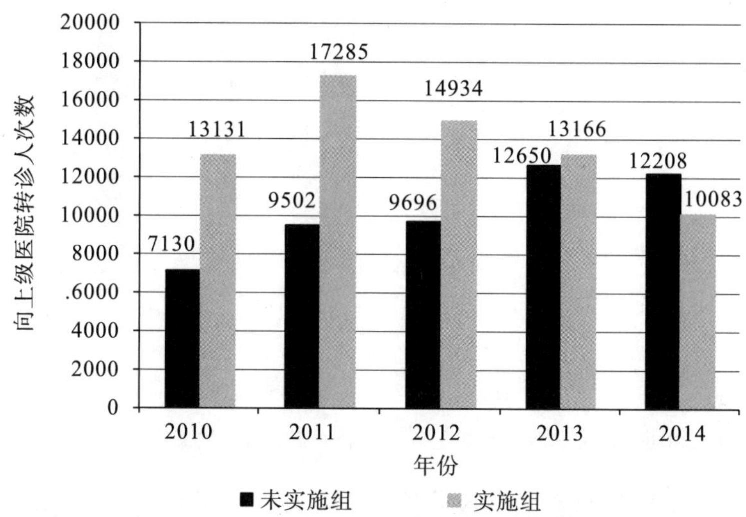

图 14－83　2010—2014 年两组乡镇医疗机构向上级医院转诊人次数及其变化情况

5. 基本公共卫生服务

表 14－32 和图 14－84 反映了 2010—2014 年四川省民族地区乡镇医疗机构实施组与未实施组公共卫生支出占总支出比例及其变化情况。自 2012 年以来，未实施组与实施组的公共卫生支出占总支出比例均有所上升，其中实施组的公共卫生支出占总支出比例处于 12%～13.35%，未实施组的公共卫生支出占总支出比例处于 11%～13%，实施组略高于未实施组。

表 14－32　2010—2014 年四川省民族地区两组乡镇医疗机构公共卫生服务的变化情况

指标	组别	2010	2011	2012	2013	2014
公共卫生支出占总支出比例（%）	未实施组	—	0.000	12.306	11.746	12.910
	实施组	—	0.000	13.348	12.774	12.862
健康档案电子建档率（%）	未实施组	3.931	5.588	41.607	44.683	46.149
	实施组	4.975	6.311	51.714	59.405	60.255
6 岁以下儿童系统管理率（%）	未实施组	79.950	56.414	88.521	89.234	88.970
	实施组	72.238	64.639	76.958	82.318	84.779

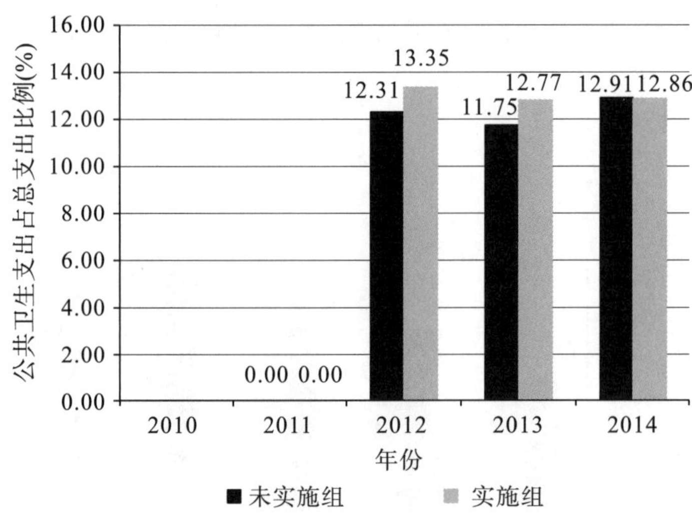

图 14-84　2010—2014 年两组乡镇医疗机构公共卫生支出占总支出比例及其变化情况

表 14-32 和图 14-85 反映了 2010—2014 年四川省民族地区县乡村一体化实施组与未实施组健康档案电子建档率及其变化情况。未实施组与实施组的健康档案电子建档率均呈上升趋势，且实施组的健康档案电子建档率一直高于未实施组，反映了县乡村一体化的实施促进了实施组健康档案电子建档。

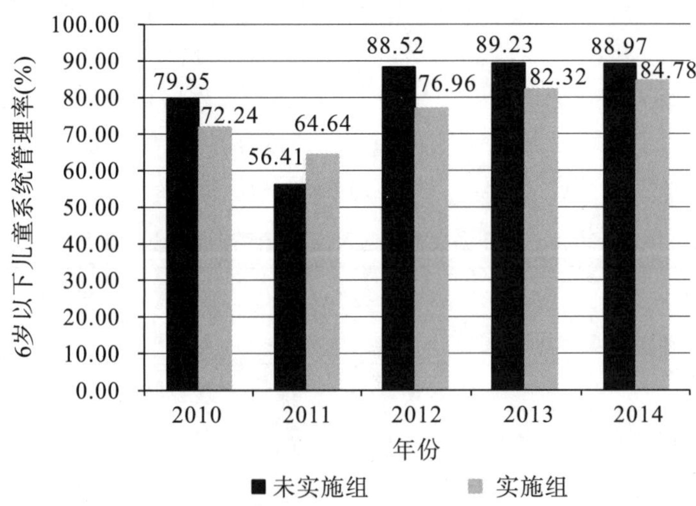

图 14-85　2010—2014 年两组乡镇医疗机构健康档案电子建档率及其变化情况

表 14-32 和图 14-86 反映了 2010—2014 年四川省民族地区乡镇医疗机构实施组与未实施组 6 岁以下儿童系统管理率及其变化情况。未实施组与实施组的 6 岁以下儿童系统管理率总体均呈缓慢上升趋势，其中，除 2011 年外，

未实施组的 6 岁以下儿童系统管理率均略高于实施组，提示应当加强乡镇医疗机构县乡村卫生服务一体化中 6 岁以下儿童的系统管理。

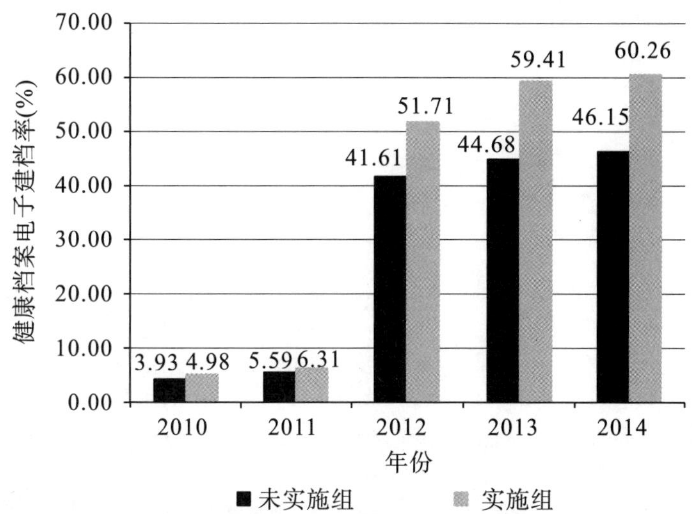

图 14−86　2010—2014 年两组乡镇医疗机构 6 岁以下儿童系统管理率及其变化情况

（四）村卫生室

1. 基本情况

图 14−87 和表 14−33 为两组村卫生室数及变化情况。从数量看，5 年间实施组 38 个县村卫生室的数量远高于未实施组 18 个县村卫生室的数量，实施组每个县平均有村卫室 173 所，而未实施组每个县平均有村卫室 174 所；从变化趋势看，两组村卫生室数均呈增长趋势，其中实施组增长显著，但自 2013 后增长较缓，处于稳定状态。

表 14−33　2010—2014 年四川省民族地区实施组与未实施组村卫生室数

组别	2010	2011	2012	2013	2014	合计
未实施组	2829	2908	3259	3283	3345	15624
实施组	6192	6331	6740	6758	6767	32788
合计	9021	9239	9999	10041	10112	48412

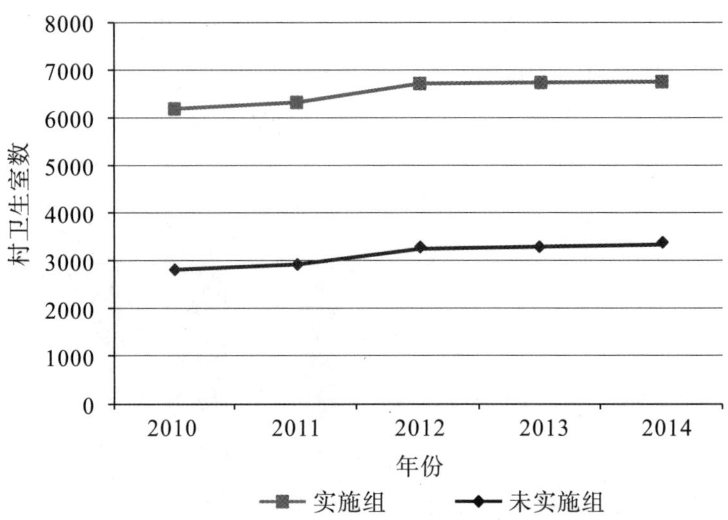

图 14－87　2010—2014 年两组村卫生室数及其变化情况

图 14－88 和表 14－34 为两组村卫生室主办单位构成及变化情况。从数目看，两组村办、私人办和其他所占比例较大，联合办比例最低。实施组中私人办比例最大，约为 40％；村办其次，约为 30％；乡卫生院设点约为 9％。未实施组其他占比例最大，约为 35％；村办次之，约为 30％；私人办也占较大比例，约为 25％。从变化趋势看，未实施组仅有其他比例有增长，其余比例均有不同程度的下降；实施组村办的比例有所下降，私人办的比例在 2013 年前呈增长趋势，后为下降，乡卫生院设点比例有增长趋势，其余比例相对稳定。

表 14－34　2010—2014 年四川省民族地区实施组与未实施组村卫生室主办单位构成情况［例（％）］

组别	指标	2010	2011	2012	2013	2014
未实施组	村办	891(32.32)	890(30.42)	964(29.42)	988(29.93)	961(28.58)
	乡卫生院设点	168(6.09)	240(8.20)	193(5.89)	204(6.18)	89(2.65)
	联合办	158(5.73)	169(5.78)	166(5.07)	166(5.03)	21(0.62)
	私人办	919(33.33)	827(28.26)	865(26.40)	840(25.45)	740(22.00)
	其他	621(22.52)	800(27.34)	1089(33.23)	1103(33.41)	1552(46.15)

续表14－34

组别	指标	2010	2011	2012	2013	2014
实施组	村办	2157(35.71)	2319(36.41)	2189(32.30)	2164(31.84)	2158(31.71)
	乡卫生院设点	393(6.51)	521(8.18)	529(7.80)	608(8.95)	601(8.83)
	联合办	44(0.73)	46(0.72)	37(0.55)	36(0.53)	39(0.57)
	私人办	2410(39.90)	2496(39.19)	2755(40.65)	2724(40.08)	2715(39.90)
	其他	1036(17.15)	987(15.50)	1268(18.71)	1264(18.60)	1292(18.99)

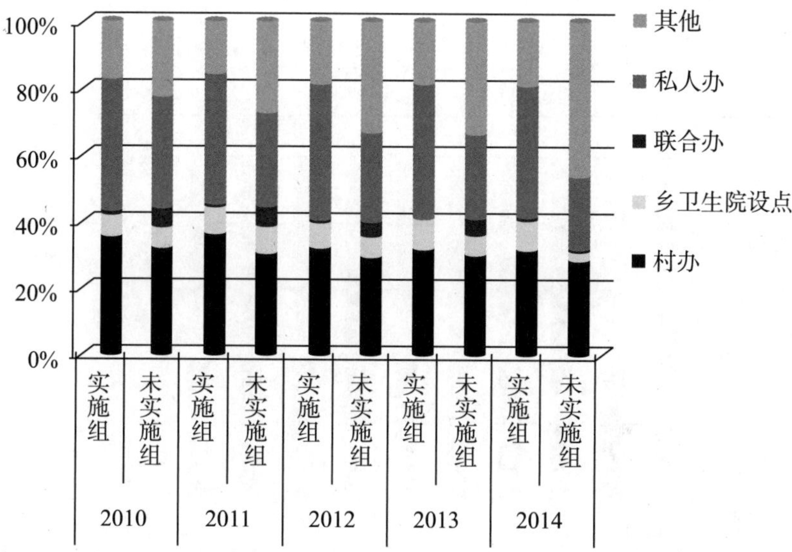

图 14－88　2010—2014 年两组村卫生室主办单位构成及其变化情况

图 14－89 和表 14－35 为两组村卫生室行医方式构成及变化情况。从数目看，两组差异较大。实施组以西医为主，约为 70％；中西医结合次之，约为 26％；民族医比例最低。未实施组以中西医结合和西医为主，合计约为 88％；中西医结合比例最大，约为 47％；中医为主约为 10％；民族医比例最低。从变化趋势看，实施组西医为主和中医为主的比例有所下降，中西医结合和民族医略有增长；未实施组中医为主比例有下降趋势，其余比例均有增长趋势。

表 14-35　2010—2014 年四川省民族地区实施组与未实施组村卫生室行医方式［例（%）］

组别	指标	2010	2011	2012	2013	2014
未实施组	西医为主	1112(40.33)	1167(39.88)	1374(41.93)	1383(41.90)	1440(42.82)
	中医为主	355(12.88)	385(13.16)	395(12.05)	395(11.97)	338(10.05)
	中西医结合	1290(46.79)	1374(46.96)	1508(46.02)	1523(46.14)	1571(46.71)
	民族医	0(0.00)	0(0.00)	0(0.00)	0(0.00)	14(0.42)
实施组	西医为主	4257(70.48)	4463(70.07)	4737(69.89)	4737(69.70)	4751(69.82)
	中医为主	263(4.35)	263(4.13)	298(4.40)	288(4.24)	282(4.14)
	中西医结合	1520(25.17)	1643(25.80)	1743(25.72)	1770(26.04)	1770(26.01)
	民族医	0(0.00)	0(0.00)	0(0.00)	1(0.01)	2(0.03)

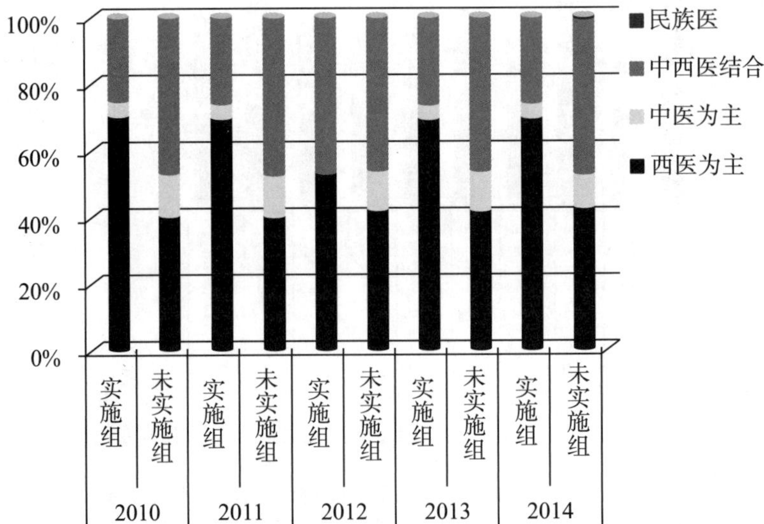

图 14-89　2010—2014 年两组村卫生室村行医方式构成及其变化情况

图 14-90 和表 14-36 反映了 2010—2014 年两组村卫生室县乡村卫生服务一体化实施情况。从数目看，两组差异较大。未实施组县乡村卫生服务一体化的实施率远高于实施组，约为实施组的一倍，截至 2014 年末，未实施组县乡村卫生服务一体化实施率为 94.23%，而实施组为 50.71%。从变化趋势看，二者均呈增长趋势，但未实施组增长更为显著。

表 14－36　2010—2014 年四川省民族地区实施组与未实施组村卫生室县乡村卫生服务一体化实施情况［例（%）］

组别	指标	2010	2011	2012	2013	2014
未实施组	未实施乡村一体化	1660（60.21）	1083（37.01）	427（13.03）	239（7.24）	194（5.77）
	实施乡村一体化	1097（39.79）	1843（62.99）	2850（86.97）	3062（92.76）	3169（94.23）
实施组	未实施乡村一体化	5333（88.29）	5371（84.33）	4551（67.14）	3383（49.78）	3354（49.29）
	实施乡村一体化	707（11.71）	998（15.67）	2227（32.86）	3413（50.22）	3451（50.71）

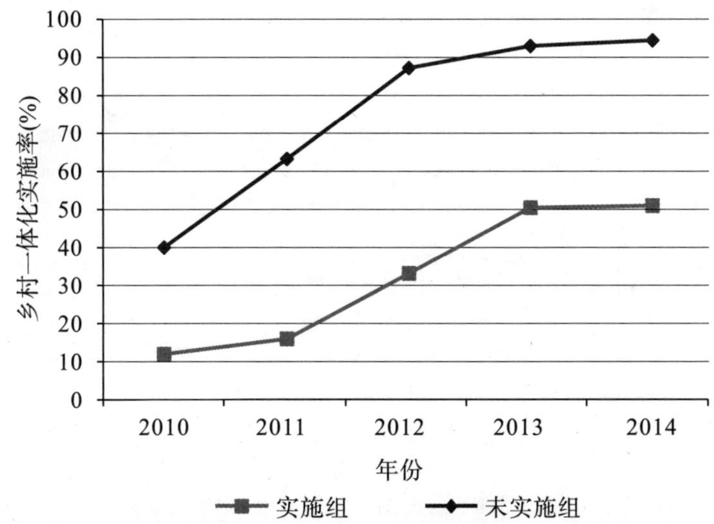

图 14－90　2010—2014 年两组村卫生室县乡村卫生服务一体化实施率及其变化情况

图 14－91 和表 14－37 为 2010—2014 年两组村卫生室达标情况。从数据看，两组村卫生室达标率差异较大。未实施组村卫生室达标率在 2013 年及之前远高于实施组，2013 年达标率相差更是超过 30%；而截至 2014 年末，两组差异缩小，未实施组达标率为 98.36%，实施组为 96.08%。从变化趋势看，二者均为增长趋势，5 年间增长显著，尤其是实施组，需要注意的是 2013 年开始实施组村卫生室达标率有显著增长。

表 14－37　2010—2014 年四川省民族地区实施组与未实施组村卫生室达标情况［例（%）］

组别	指标	2010	2011	2012	2013	2014
未实施组	未达标	1082 (39.25)	1191 (40.70)	1633 (49.83)	494 (14.97)	55 (1.64)
	达标	1675 (60.75)	1735 (59.30)	1644 (50.17)	2807 (85.03)	3308 (98.36)
实施组	未达标	3997 (66.18)	3956 (62.11)	4631 (68.32)	3106 (45.70)	267 (3.92)
	达标	2043 (33.82)	2413 (37.89)	2147 (31.68)	3690 (54.30)	6538 (96.08)

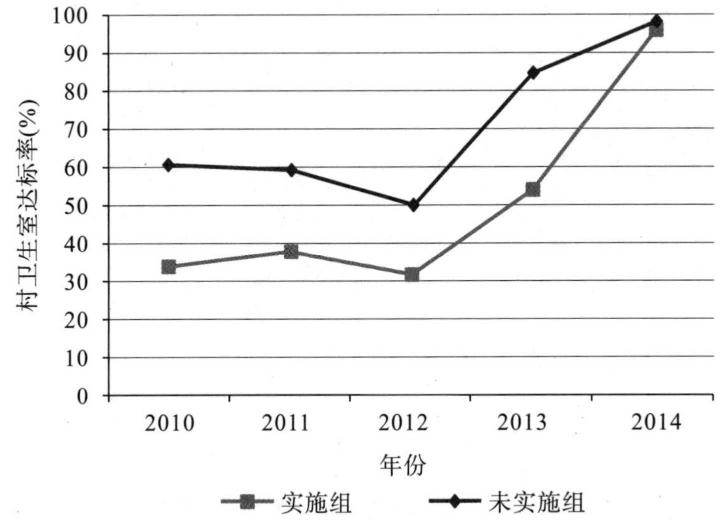

图 14－91　2010—2014 年四川省民族地区两组村卫生室达标率及其变化情况

图 14－92、图 14－93 和表 14－38 为 2010—2014 年两组村卫生室服务人口情况。从数据看，医疗服务覆盖人口数高于公共卫生服务人口数。实施组医疗服务覆盖人口数自 2013 年后才逐渐高于未实施组，而公共卫生服务人口数，实施组始终高于未实施组。从变化趋势看，5 年间两组的公共卫生服务人口数和医疗服务覆盖人口数均呈增长趋势，变化趋势类似。其中实施组呈稳定增长趋势，增长较显著；未实施组医疗服务覆盖人口数 2013 年后呈下降趋势，下降显著。

表 14-38　2010—2014 年四川省民族地区实施组与未实施组村卫生室服务人口基本情况

指标	组别	统计量	2010	2011	2012	2013	2014
公共卫生服务人口数	未实施组	均数	0.00	0.00	1008.63	1006.59	964.39
		标准差	0.00	0.00	1169.90	1253.77	964.63
		最小值	0.00	0.00	0.00	0.00	0.00
		最大值	0.00	0.00	34556.00	34556.00	17312.00
	实施组	均数	0.00	0.00	1105.55	1122.07	1122.30
		标准差	0.00	0.00	2808.80	2805.36	2751.57
		最小值	0.00	0.00	0.00	0.00	0.00
		最大值	0.00	0.00	46020.00	46020.00	46020.00
医疗服务覆盖人口数	未实施组	均数	0.00	0.00	1312.09	1076.18	1044.65
		标准差	0.00	0.00	3107.74	1344.88	1106.25
		最小值	0.00	0.00	0.00	0.00	0.00
		最大值	0.00	0.00	38623.00	35000.00	15870.00
	实施组	均数	0.00	0.00	1193.98	1209.21	1214.31
		标准差	0.00	0.00	2895.30	2891.53	2866.34
		最小值	0.00	0.00	0.00	0.00	0.00
		最大值	0.00	0.00	46020.00	46020.00	46020.00
实际占地面积（平方米）	未实施组	均数	0.00	60.00	61.14	62.48	65.08
		标准差	0.00	43.20	41.14	39.53	34.21
		最小值	0.00	0.00	0.00	0.00	0.00
		最大值	0.00	977.00	977.00	977.00	400.00
	实施组	均数	0.00	41.27	54.30	55.63	62.28
		标准差	0.00	58.53	62.63	61.62	57.24
		最小值	0.00	0.00	0.00	0.00	0.00
		最大值	0.00	1200.00	3000.00	3000.00	3000.00

续表14－38

指标	组别	统计量	2010	2011	2012	2013	2014
房屋建筑面积（平方米）	未实施组	均数	0.00	0.00	0.00	0.00	62.88
		标准差	0.00	0.00	0.00	0.00	38.58
		最小值	0.00	0.00	0.00	0.00	0.00
		最大值	0.00	0.00	0.00	0.00	501.00
	实施组	均数	0.00	0.00	0.00	0.00	51.18
		标准差	0.00	0.00	0.00	0.00	38.51
		最小值	0.00	0.00	0.00	0.00	0.00
		最大值	0.00	0.00	0.00	0.00	1200.00
租房面积（平方米）	未实施组	均数	0.00	0.00	0.00	0.11	3.72
		标准差	0.00	0.00	0.00	2.45	17.02
		最小值	0.00	0.00	0.00	0.00	0.00
		最大值	0.00	0.00	0.00	70.00	200.00
	实施组	均数	0.00	0.00	0.00	0.37	9.04
		标准差	0.00	0.00	0.00	4.37	24.23
		最小值	0.00	0.00	0.00	0.00	0.00
		最大值	0.00	0.00	0.00	110.00	400.00

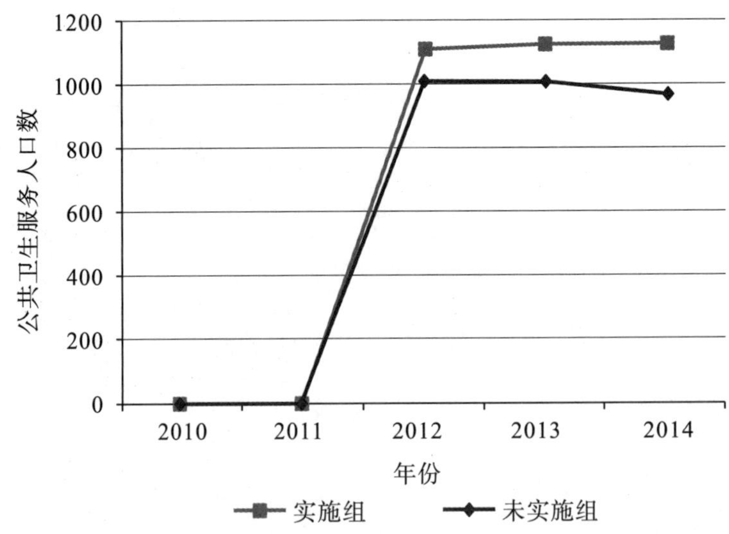

图 14－92　2010—2014 年两组村卫生室公共卫生服务人口数及其变化情况

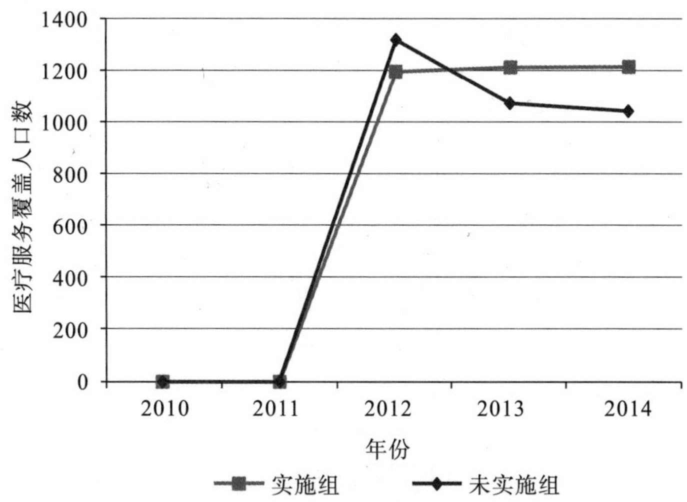

图 14−93　2010—2014 年两组村卫生室医疗服务覆盖人口数及其变化情况

图 14−94 和表 14−38 反映了 2010—2014 年两组村卫生室占地面积情况。从均数看，未实施组实际占地面积高于实施组，其中房屋建筑面积未实施组高于实施组，但租房面积实施组高于未实施组。从标准差看，实施组的村卫生室实际占地面积之间差异较大。从变化趋势看，5 年间两组村卫生室占地面积均为增长趋势，其中实施组增长较未实施组缓，但 2014 年实施组出现显著增长，截至 2014 年底，两组的差异显著缩小，实施组和未实施组村卫生室实际占地面积分别为 62.28 平方米、65.08 平方米。

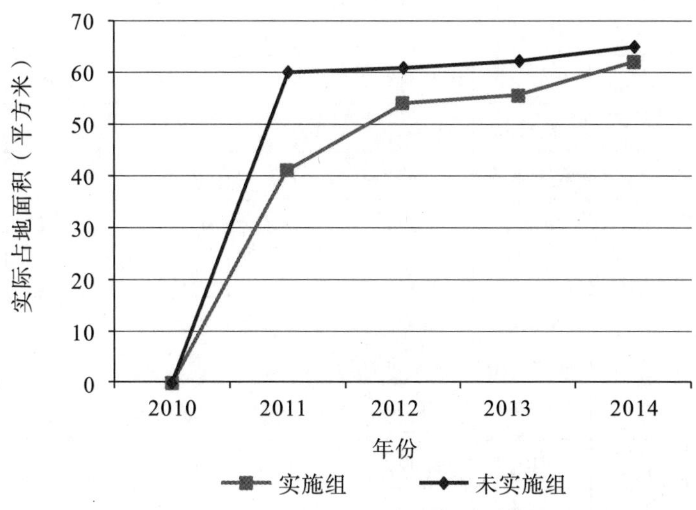

图 14−94　2010—2014 年两组村卫生室实际占地面积及其变化情况

2. 卫生资源

(1) 卫生人才建设。

图 14－95 至图 14－98 和表 14－39 反映了 2010—2014 年两组村卫生室卫生人员情况。从数据看，两组卫生人员差异较大。每千人口执业（助理）医师数、每千人口注册护士数、每万人口乡村医生数和每万人口卫生员数实施组约为未实施组的 2 倍。从变化趋势看，5 年间两组每千人口执业（助理）医师数、每千人口注册护士数、每万人口乡村医生数和每万人口卫生员数整体均呈增长趋势，其中实施组增长更为显著。每千人口执业（助理）医师数实施组呈持续增长趋势，2014 年出现显著增长，而未实施组自 2011 年起出现下降趋势；每千人口注册护士数实施组呈稳定增长趋势，未实施组 2011 年后出现显著下降趋势，于 2014 年又出现增长趋势；每万人口乡村医生数两组均呈稳定缓慢增长，实施组于 2014 年出现显著增长；每万人口卫生员数两组均于 2013 年出现下降趋势。

表 14－39　2010—2014 年四川省民族地区实施组与未实施组村卫生室卫生人员情况

指标	组别	2010	2011	2012	2013	2014
每千人口执业（助理）医师数	未实施组	0.022	0.035	0.030	0.030	0.029
	实施组	0.032	0.038	0.052	0.054	0.058
每千人口注册护士数	未实施组	0.001	0.012	0.004	0.002	0.003
	实施组	0.003	0.003	0.003	0.005	0.005
每万人口乡村医生数	未实施组	3.642	3.986	4.204	4.274	4.331
	实施组	6.376	6.889	7.213	7.125	7.287
每万人口卫生员数	未实施组	0.334	0.393	0.663	0.534	0.469
	实施组	0.555	0.484	1.050	0.925	0.858
村医考核合格率（%）	未实施组	52.241	61.006	72.908	74.568	83.394
	实施组	40.761	47.828	55.713	67.783	70.350
医护比	未实施组	1∶0.057	1∶0.324	1∶0.120	1∶0.076	1∶0.110
	实施组	1∶0.081	1∶0.085	1∶0.053	1∶0.084	1∶0.084
中医比（%）	未实施组	0.000	0.000	24.712	32.782	36.328
	实施组	0.000	0.000	8.808	10.134	10.940

续表14－39

指标	组别	2010	2011	2012	2013	2014
中药比（%）	未实施组	0.000	0.000	22.603	31.250	38.095
	实施组	0.000	0.000	14.501	22.894	24.570

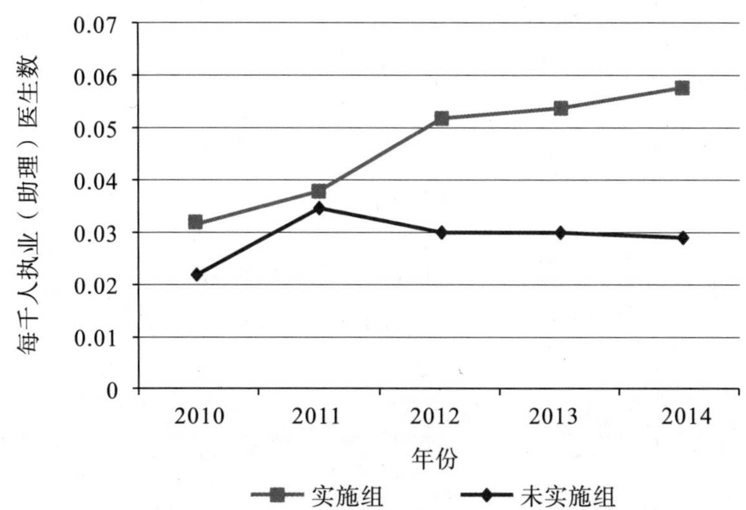

图 14－95　2010—2014 年两组村卫生室每千人口执业（助理）医师数及其变化情况

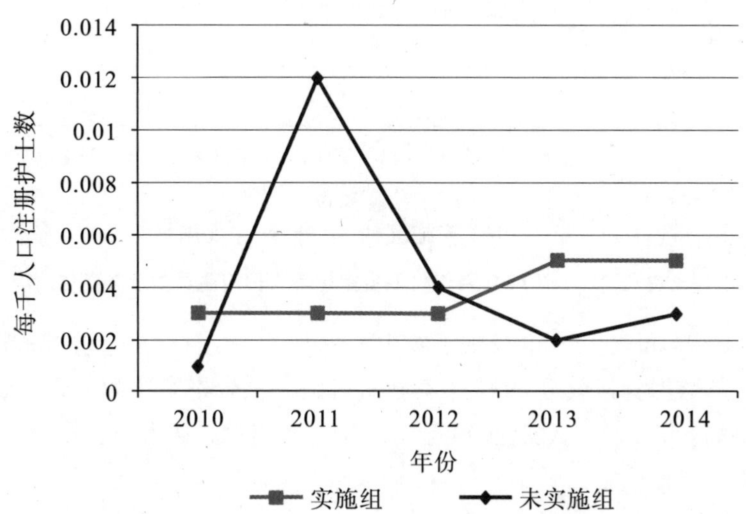

图 14－96　2010—2014 年两组村卫生室每千人口注册护士数及其变化情况

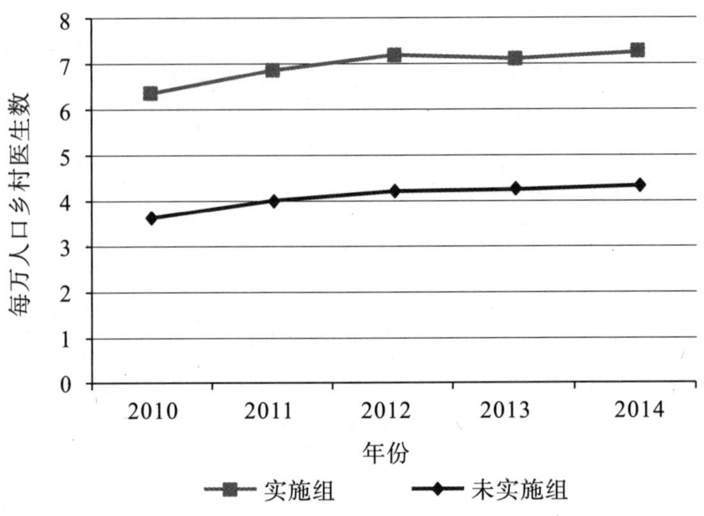

图 14－97　2010—2014 年两组村卫生室每万人口乡村医生数及其变化情况

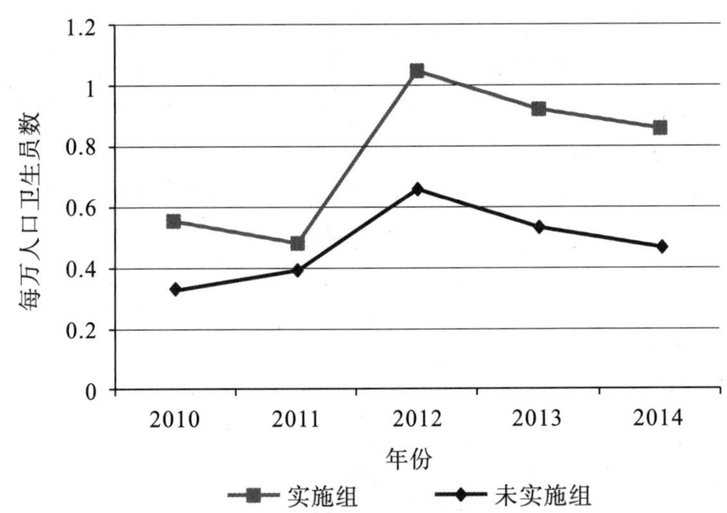

图 14－98　2010—2014 年两组村卫生室每万人口卫生员数及其变化情况

图 14－99 和表 14－39 反映了 2010—2014 年两组村卫生室村医考核合格率情况。从数据看，截至 2014 年实施组村医考核合格率约为 70.35％，低于未实施组的 83.39％。从变化趋势看，5 年间两组的村医考核合格率均呈稳定增长趋势。

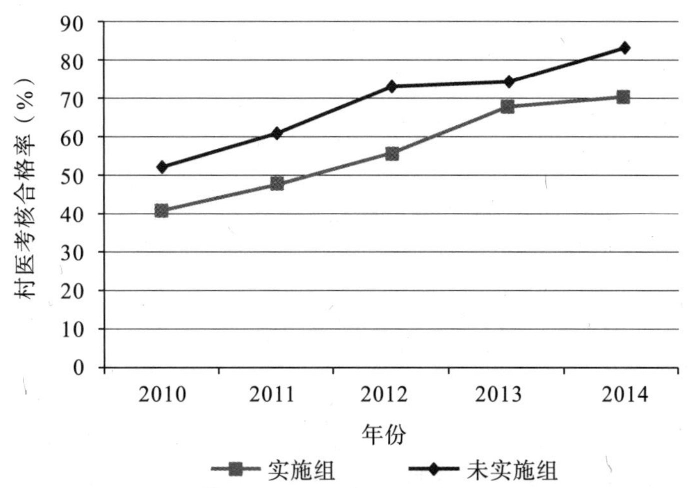

图 14－99　2010—2014 年两组村卫生室村医考核合格率及其变化情况

图 14－100 和表 14－39 反映了 2010—2014 年两组村卫生室医护比情况。从数据看，两组医护比约为 1∶0.1，实施组的医护比低于未实施组。从变化趋势看，5 年间未实施组医护比整体呈增长趋势，实施组相对稳定，截至 2014 年，未实施组的医护比为 1∶0.110，实施组为 1∶0.084。

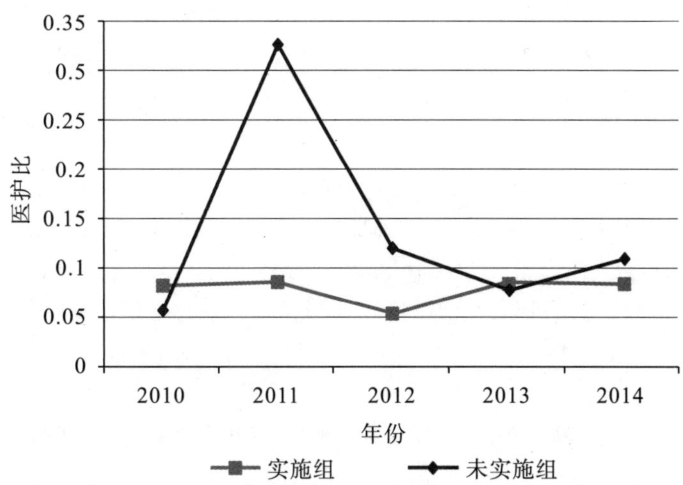

图 14－100　2010—2014 年两组村卫生室医护比及其变化情况

图 14－101 和图 14－102 以及表 14－39 反映了 2010—2014 年两组村卫生室中医及中药使用情况。从数据看，两组中医比和中药比差异较大，未实施组均高于实施组。从变化趋势看，5 年两组中医比和中药比均呈增长趋势，未实施组增长显著，截至 2014 年中医比未实施组为 36.328%，实施组为

10.940%；中药比未实施组为38.095%，实施组为24.570%。

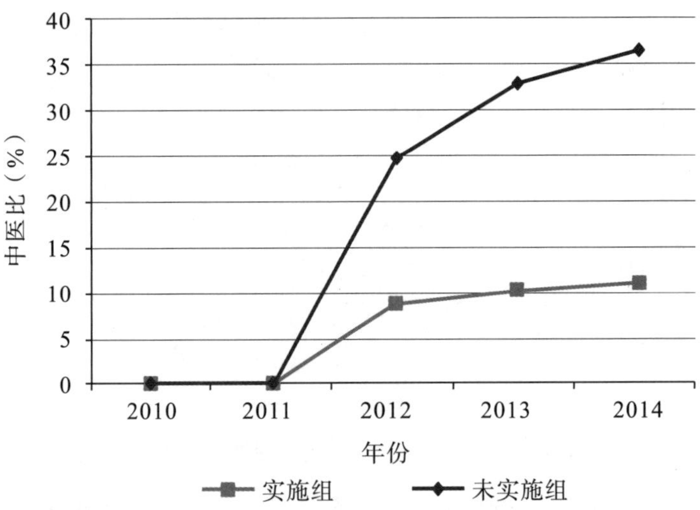

图14－101　2010—2014年两组村卫生室中医比及其变化情况

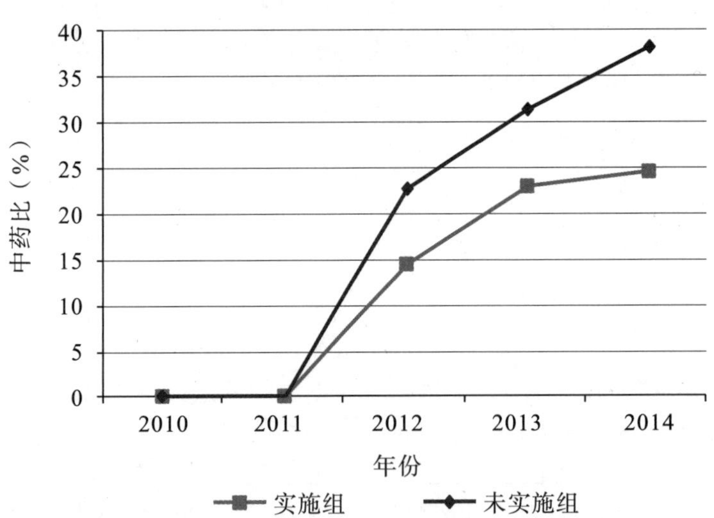

图14－102　2010—2014年两组村卫生室中药比及其变化情况

图14－103及表14－40为2010—2014年两组村卫生室人员培训情况。从均数看，2014年实施组平均每个村卫生室年内参加培训人次数为4.91，未实施组为5.58。从标准差看，实施组内村卫室之间年内参加培训人次数的差异较大。从变化趋势看，5年间实施组村卫生室年内参加培训人次数相对不稳定，于2014年末实施组出现显著下降；未实施组年内参加培训人次数呈稳定增长趋势。

表 14－40　2010—2014 年四川省民族地区实施组与未实施组村卫生室人员培训及招聘情况

指标	组别	统计量	2010	2011	2012	2013	2014
年内参加培训人次数	未实施组	均数	3.39	5.00	4.82	4.64	5.58
		标准差	23.43	49.89	10.01	9.46	7.90
		最小值	0.00	0.00	0.00	0.00	0.00
		最大值	1100.00	1500.00	310.00	295.00	84.00
	实施组	均数	4.48	2.96	9.62	8.53	4.91
		标准差	43.03	26.52	140.09	91.82	31.50
		最小值	0.00	0.00	0.00	0.00	0.00
		最大值	801.00	867.00	7044.00	4256.00	1500.00
“乡招村用”的人员数	未实施组	均数	0.00	0.00	0.31	0.20	0.10
		标准差	0.00	0.00	1.39	0.77	0.45
		最小值	0.00	0.00	0.00	0.00	0.00
		最大值	0.00	0.00	38.00	24.00	5.00
	实施组	均数	0.00	0.00	0.45	1.69	0.33
		标准差	0.00	0.00	0.77	104.32	0.63
		最小值	0.00	0.00	0.00	0.00	0.00
		最大值	0.00	0.00	20.00	8600.00	14.00

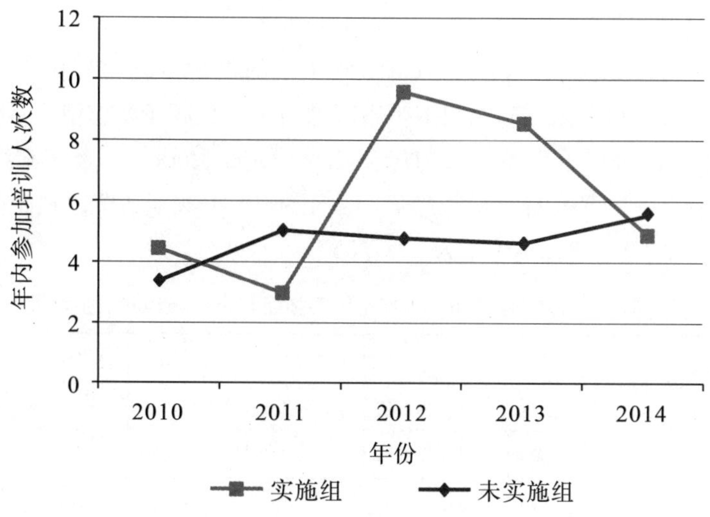

图 14－103　2010—2014 年两组村卫生室年内参加培训人次数及其变化情况

图 14－104 以及表 14－40 为 2010—2014 年两组村卫生室“乡招村用”的人员数情况。从均数看，2014 年实施组平均每个村卫生室“乡招村用”的人员数为 0.33，未实施组为 0.1。从标准差看，实施组内村卫室之间“乡招村用”人员数的差异较大。从变化趋势看，5 年间实施组村卫生室“乡招村用”的人员数相对不稳定，于 2013 年出现显著增长，后于 2014 年显著下降；未实施组于 2011 年后出现增长，2013 后出现下降趋势。

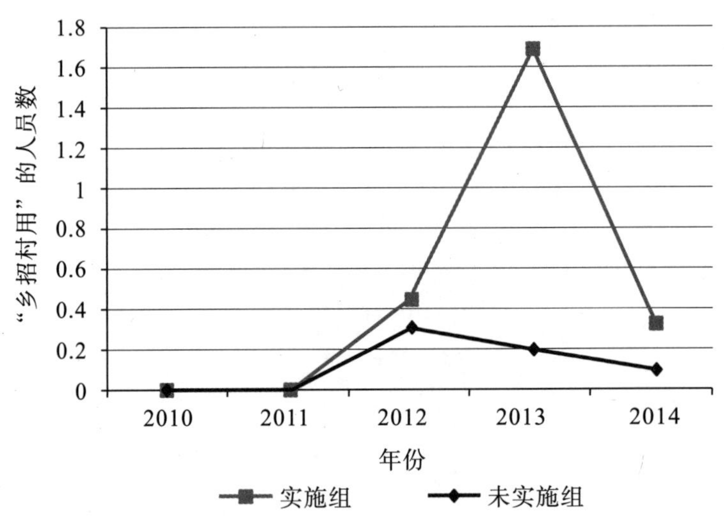

图 14－104　2010—2014 年两组村卫生室“乡招村用”的人员数及其变化情况

（2）卫生设备。

图 14－105 及表 14－41 为 2010—2014 年两组村卫生室医师与床位比情况。从数据看，目前未实施组村卫生室医师与床位比高于实施组。从变化趋势看，5 年间实施组村卫生室医师与床位比呈稳定下降趋势，未实施组于 2011 年出现显著下降后又呈持续增长趋势，截至 2014 年，未实施组村卫生室医师与床位比为 1∶9.388，实施组为 1∶7.857。

表 14－41　2010—2014 年四川省民族地区实施组与未实施组村卫生室设备情况

指标	组别	2010	2011	2012	2013	2014
医师与床位比	未实施组	1∶8.873	1∶6.389	1∶8.370	1∶8.809	1∶9.388
	实施组	1∶8.819	1∶8.258	1∶8.045	1∶7.896	1∶7.857

续表14－41

指标	组别	2010	2011	2012	2013	2014
护士与床位比	未实施组	1∶155.615	1∶19.728	1∶69.829	1∶115.318	1∶85.433
	实施组	1∶108.885	1∶97.091	1∶152.571	1∶93.717	1∶93.327
每床占用业务用房面积（平方米）	未实施组	0.000	78.060	81.982	81.291	85.391
	实施组	0.000	82.046	86.147	87.689	92.680

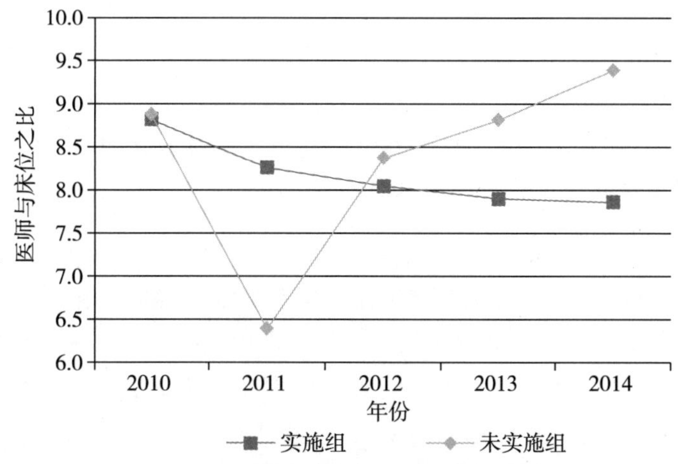

图14－105　2010—2014年两组村卫生室医师与床位比及其变化情况

图14－106及表14－41为2010—2014年两组村卫生室护士与床位比情况。从数据看，两组村卫生室护士与床位比差异较大，实施组护士与床位比略高于未实施组。从变化趋势看，5年间两组村卫生室护士与床位比整体呈下降趋势。2013年实施组村卫生室护士与床位比出现下降，而未实施组呈增长趋势；2014年未实施组出现下降趋势，实施组则呈缓慢增长。截至2014年，实施组村卫生室护士与床位比为1∶93.327，未实施组为1∶85.433。

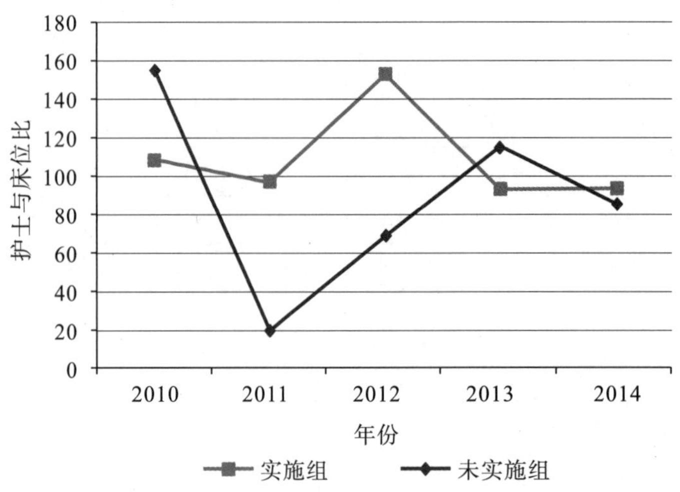

图 14－106　2010—2014 年两组村卫生室护士与床位比及其变化情况

图 14－107 及表 14－41 为 2010—2014 年两组村卫生室每床占用业务用房面积情况。从数据看，5 年间实施组村卫生室每床占用业务用房面积均高于未实施组。从变化趋势看，两组村卫生室每床占用业务用房面积均呈增长趋势，实施组 2014 年村卫生室每床占用业务用房面积出现显著增长。截至 2014 年底，实施组村卫生室每床占用业务用房面积为 92.68 平方米，未实施组为 85.391 平方米。

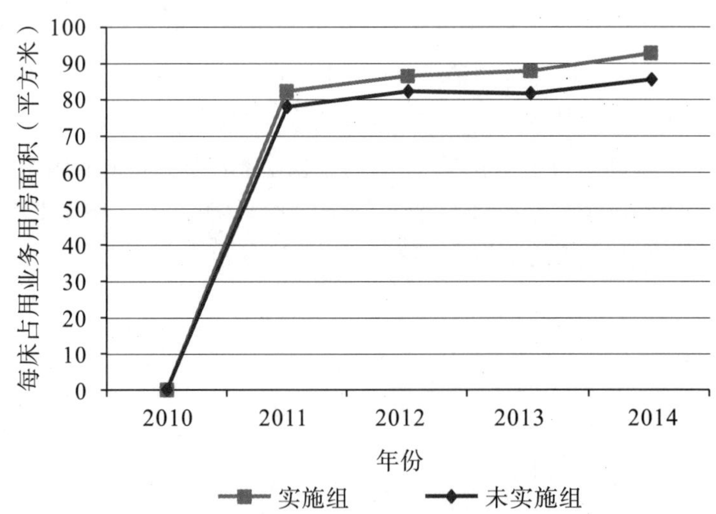

图 14－107　2010—2014 年两组村卫生室每床占用业务用房面积及其变化情况

3. 卫生投入和支出

图 14－108 及表 14－42 反映了 2010—2014 年两组村卫生室人均基本公共卫生服务经费补助情况。从数据看，5 年间实施组村卫生室人均基本公共卫生服务经费补助均高于未实施组。从变化趋势看，5 年间两组村卫生室人均基本公共卫生服务经费补助均呈增长趋势，实施组的增长较未实施组显著，截至 2014 年，实施组村卫生室人均基本公共卫生服务经费补助为 2.411 元，未实施组为 2.276 元。

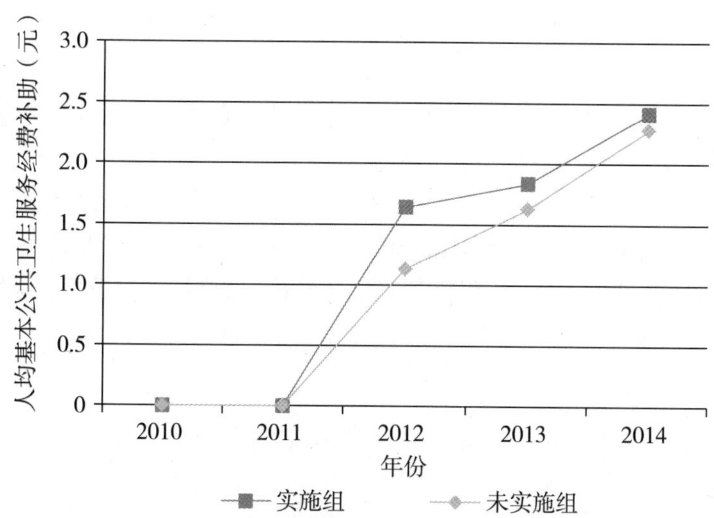

图 14－108　2010—2014 年两组村卫生室人均公共卫生服务经费补助及其变化情况

表 14－42　2010—2014 年四川省民族地区实施组与未实施组村卫生室卫生投入与支出情况

指标	组别	2010	2011	2012	2013	2014
人均基本公共卫生服务经费补助（元）	未实施组	0.000	0.000	1.128	1.626	2.276
	实施组	0.000	0.000	1.640	1.834	2.411
上级补助收入占总支出的比例（%）	未实施组	14.174	9.103	37.461	42.066	48.612
	实施组	8.352	19.858	41.520	35.734	40.812
上级补助收入占总收入的比例（%）	未实施组	12.263	8.449	32.773	37.776	42.801
	实施组	7.594	18.009	36.232	32.768	36.526
医疗收入占总收入的比例（%）	未实施组	33.937	36.057	64.081	59.248	54.146
	实施组	33.056	27.059	57.541	64.555	59.981

续表14－42

指标	组别	2010	2011	2012	2013	2014
药品收入占医疗收入比例（%）	未实施组	154.517	150.486	74.678	74.494	74.331
	实施组	176.002	195.813	75.213	76.694	76.398
人员经费成本所占比例（%）	未实施组	47.633	44.998	38.525	44.988	49.318
	实施组	41.128	43.040	42.114	41.590	43.341
药物成本所占的比例（%）	未实施组	49.764	52.366	54.330	48.014	44.446
	实施组	54.401	53.243	50.503	54.471	51.414

注：2011年及以前，医疗收入不包含药品收入；2012年开始医疗收入才包括药品收入。

图14－109及表14－42反映了2010—2014年两组村卫生室上级补助收入占总支出比例情况。从数据看，未实施组村卫生室上级补助收入占总支出比例高于实施组。从变化趋势看，5年间两组村卫生室上级补助收入占总支出比例总体均呈增长趋势，其中实施组于2013年出现下降趋势，后于2014年出现显著增长；未实施组自2011年起呈稳定增长趋势。截至2014年底实施组村卫生室上级补助收入占总支出比例为40.812%，未实施组为48.612%。

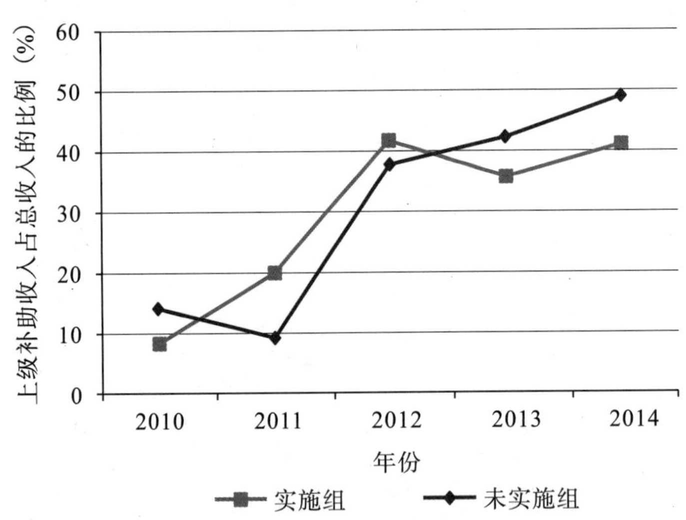

图14－109　2010—2014年两组村卫生室上级补助收入占总支出比例及其变化情况

图14－110及表14－42反映了2010—2014年两组村卫生室上级补助收入占总收入比例情况。从数据看，未实施组村卫生室上级补助收入占总收入比例高于实施组。从变化趋势看，5年间两组村卫生室上级补助收入占总收入比例

均呈增长趋势，其中实施组于 2013 年出现下降趋势，后于 2014 年出现显著增长趋势；未实施组自 2011 年起呈稳定增长趋势。截至 2014 年底，实施组村卫生室上级补助收入占总收入比例为 36.526%，未实施组为 42.801%。

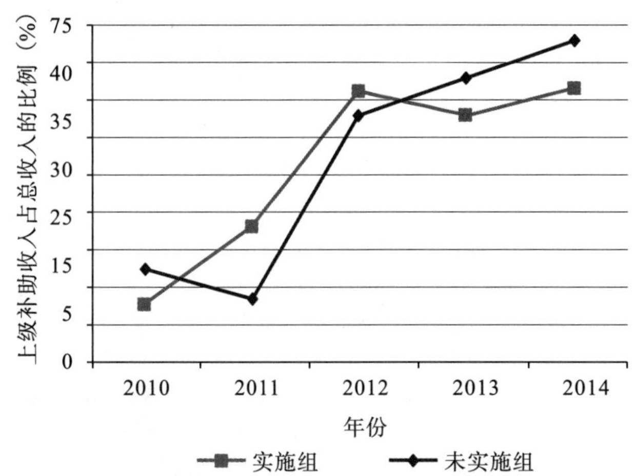

图 14－110　2010—2014 年两组村卫生室上级补助收入占总收入比例及其变化情况

图 14－111 及表 14－42 反映了 2010—2014 年两组村卫生室医疗收入占总收入比例情况。从数据看，实施组村卫生室医疗收入占总收入比例略高于未实施组。从变化趋势看，5 年间两组村卫生室医疗收入占总收入比例总体均呈增长趋势，其中实施组于 2011 年出现增长趋势，后于 2014 年出现下降趋势；未实施组于 2012 年呈下降趋势。截至 2014 年底，实施组村卫生室医疗收入占总收入比例为 59.981%，未实施组为 54.146%。

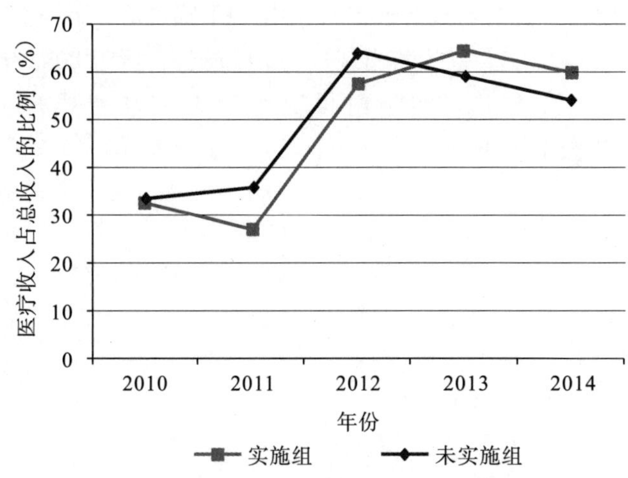

图 14－111　2010—2014 年两组村卫生室医疗收入占总收入比例及其变化情况

图 14－112 及表 14－42 反映了 2010—2014 年两组村卫生室药品收入占医疗收入比例情况。从数据看，实施组村卫生室药品收入占医疗收入比例稍高于未实施组。从变化趋势看，5 年间两组村卫生室药品收入占医疗收入比例整体均呈下降趋势，其中两组均于 2011 年后开始出现显著下降趋势，于 2013 年趋于稳定。截至 2014 年底，实施组村卫生室药品收入占医疗收入比例为 76.398％，未实施组为 74.331％。

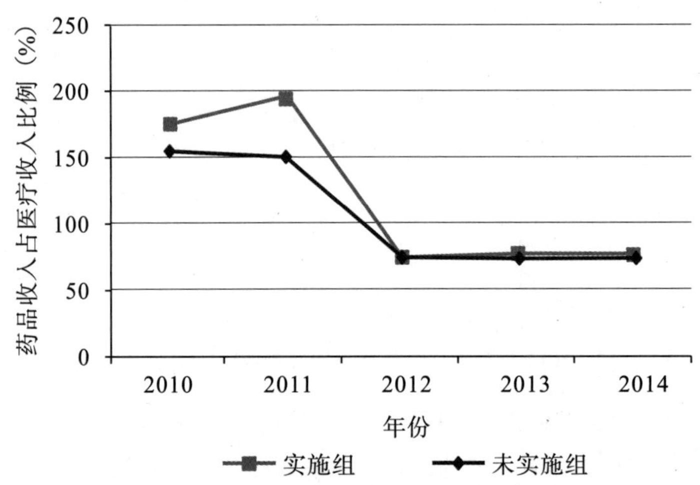

图 14－112　2010—2014 年两组村卫生室药品收入占医疗收入比例及其变化情况

图 14－113 以及表 14－42 反映了 2010—2014 年两组村卫生室人员经费成本所占比例情况。从数据看，除 2012 年外，未实施组村卫生室人员经费成本所占比例均高于实施组。从变化趋势看，5 年间两组村卫生室人员经费成本所占比例均略有增长，其中实施组于 2012 年出现下降趋势，后于 2014 年出现显著增长趋势；未实施组自 2011 年出现显著下降趋势，后于 2013 年出现显著增长趋势。截至 2014 年底，实施组村卫生室人员经费成本所占比例为 43.341％，未实施组为 49.318％。

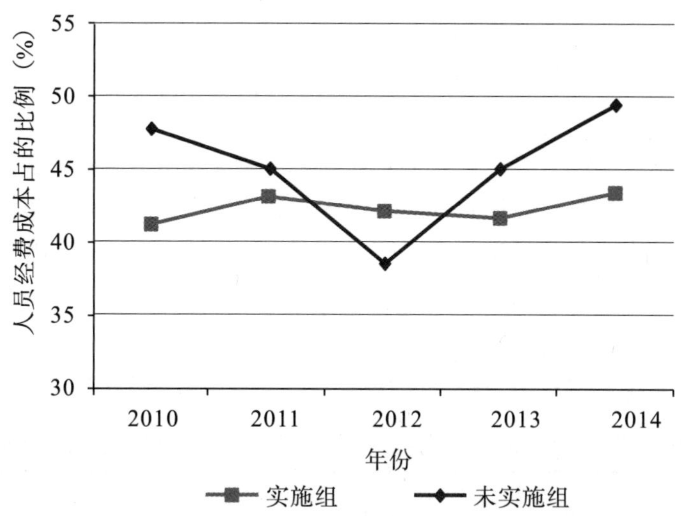

图 14－113　2010—2014 年两组村卫生室人员经费成本所占比例及其变化情况

图 14－114 及表 14－42 反映了 2010—2014 年两组村卫生室药物成本所占比例情况。从数据看，除 2012 年外，实施组村卫生室药物成本所占比例均高于未实施组。从变化趋势看，5 年间两组村卫生室药物成本所占比例均略有下降趋势，其中实施组于 2013 年出现增长趋势，后于 2014 年出现显著下降；未实施组于 2013 年出现显著下降。截至 2014 年底，实施组村卫生室药物成本所占比例为 51.414％，未实施组为 44.446％。

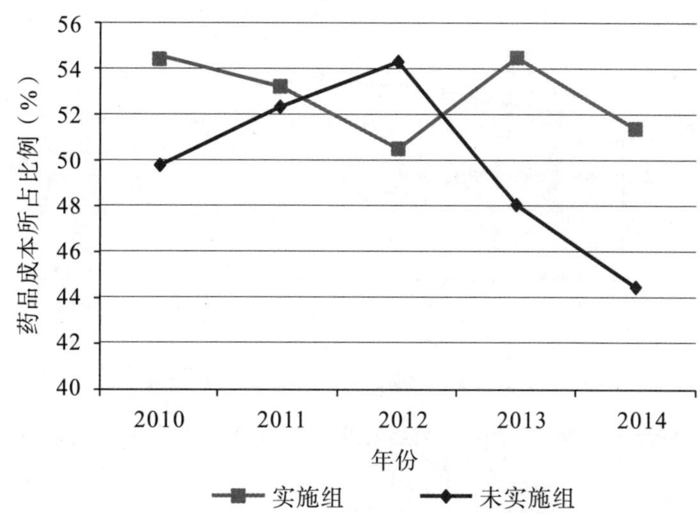

图 14－114　2010—2014 年两组村卫生室药物成本所占比例及其变化情况

4. 卫生服务

图 14－115、图 14－116 及表 14－43 反映了 2010—2014 年四川省民族地区实施组和未实施组村卫生室卫生服务情况。图表提示两组卫生服务的数量和方式存在较大差异。从数值看，实施组平均就诊次数显著高于未实施组，但出诊人次所占的比重显著低于未实施组。从变化趋势看，5 年间两组平均就诊次数变化趋势相反，以 2013 年为分界线，2010—2012 年实施组平均就诊次数呈下降趋势，2013 年后呈增长趋势，整体 5 年间有所下降，未实施组与其相反；出诊人次所占比重实施组呈稳定下降趋势，而未实施组略有增长趋势。

表 14－43　2010—2014 年四川省民族地区实施组与未实施组村卫生室卫生服务情况

指标	组别	2010	2011	2012	2013	2014
平均就诊次数	未实施组	0.320	0.356	0.385	0.355	0.323
	实施组	0.590	0.575	0.534	0.555	0.563
出诊人次所占比例（%）	未实施组	10.031	12.127	10.171	12.790	11.038
	实施组	3.356	3.932	3.226	2.699	2.315

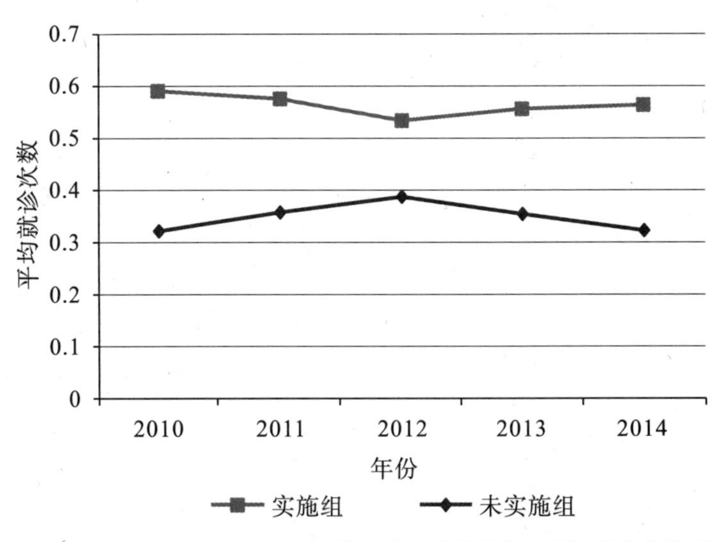

图 14－115　2010—2014 年两组村卫生室平均就诊次数及其变化情况

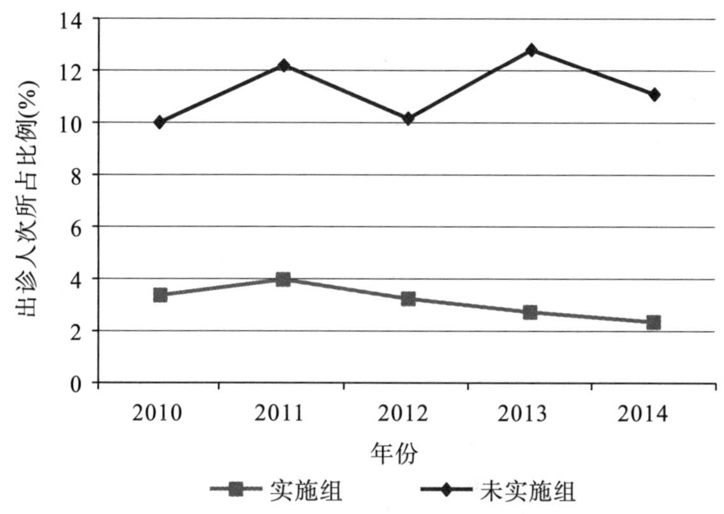

图 14－116　2010—2014 年两组村卫生室出诊人次所占比例及其变化情况

表 14－44 和图 14－117 反映了 2010—2014 年四川省民族地区实施组和未实施组村卫生室健康教育人次的情况。从表中的数值看，2014 年未实施组村卫室每年的健康教育人次平均约为 500，实施组约为 400；从标准差看，两组村卫室每年健康教育人次均存在较大差异，未实施组较实施组差异更为显著。结合图 14－117 从变化趋势看，5 年间两组健康教育人次整体均呈增长趋势，其中 2011 年到 2012 年间未实施组增长较显著；2013 年两组均出现下降趋势，实施组下降较缓。

表 14－44　2010—2014 年四川省民族地区实施组与未实施组村卫生室健康教育情况

指标	组别	统计量	2010	2011	2012	2013	2014
健康教育人次	未实施组	均数	0.00	0.00	578.34	530.79	486.06
		标准差	0.00	0.00	1054.35	950.13	1094.43
		最小值	0.00	0.00	0.00	0.00	0.00
		最大值	0.00	0.00	16213.00	14336.00	42165.00
	实施组	均数	0.00	0.00	406.69	407.07	395.75
		标准差	0.00	0.00	710.29	1148.67	669.36
		最小值	0.00	0.00	0.00	0.00	0.00
		最大值	0.00	0.00	9846.00	66340.00	10072.00

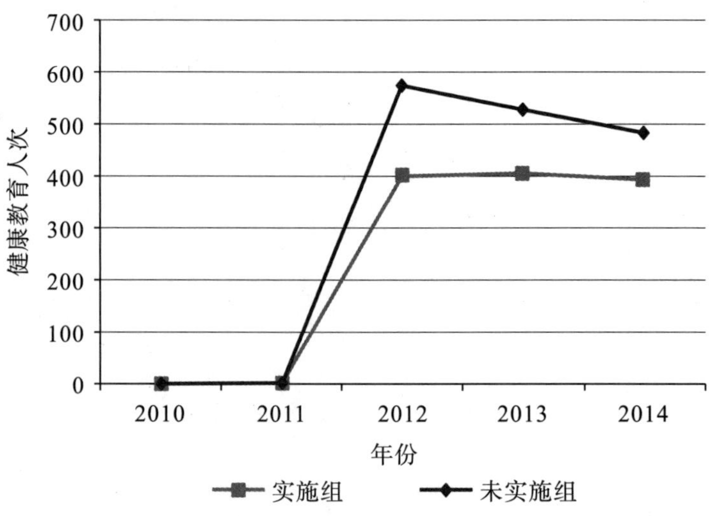

图 14－117　2010—2014 年两组村卫生室健康教育人次及其变化情况

第十五章　研究结论和讨论

一、主要成绩

（一）推动综合服务能力提升

县乡村一体化的实施推动了三级医疗服务体系综合服务能力的提升。首先，从妇幼工作看，实施组婴儿死亡率、新生儿死亡率以及孕产妇死亡率均低于未实施组。截至2014年底，实施组上述三项指标分别为9.77‰、5.42‰、35.57/10万；未实施组分别为13.64‰、8.21‰、61.41/10万。其次，实施组县级医疗机构在实施后由丙级上升为乙级的可能性更高。最后，实施组基层医疗卫生机构达标率增长显著。从村卫生室主办单位看，私人设立的比例有下降趋势，而乡卫生院设点比例有增长趋势；从行医方式看，实施组中医和中西结合的比例有增长趋势；从村卫生室实际占地面积看，自2014年实施组出现显著增长，截至2014年末两组的差异显著缩小，实施组为62.28平方米，未实施组为65.08平方米。

（二）夯实基层医疗卫生建设

在卫生人才建设方面：从数量看，县乡村一体化实施以来，三级医疗机构各类卫生人员总数均有不同程度的增长；从素质看，村医考核合格率也于实施年（2013年）出现显著增长，从2012年的55.713%升到2014年的70.350%；从分布看，县级医疗机构医护比、中医比有显著增长；乡镇医疗机构全科医生增长显著，中医比和中药比均有下降；村卫生室执业（助理）医师数和护士数增长显著，中医比和中药比均呈缓慢增长。

在床位和设备方面：从床位数看，实施组县乡两级医疗机构每千人床位数均呈显著增长趋势；从设备看，实施组百万元以上设备增长显著，乡镇级五十万元以上和百万元以上设备均呈显著增长；同时，从三级医疗机构的每床占用业务用房面积看，房屋面积处于较高水平，危房占业务用房比例有显著下降。结合县乡村一体化实施以来医师与床位数之比和护士与床位数之比可知，实施后三级医疗机构护士增长均较床位数增长快；县级医师增长速度较床位数快；而基层医疗卫生机构医师增长速度较床位数增长缓慢。

（三）促进技术帮扶人员培训

自实施以来，实施组在县级医疗机构的培训人员数量有显著增长，接受继续教育的人数也呈稳定增长，进修力度也有所加强，可见县乡村一体化的实施加强了县级医疗机构对基层医疗卫生机构的培训指导能力。

（四）加大投入，降低就医费用

在卫生投入方面，县乡村一体化的实施促进了医疗卫生的投入。从县级看，由财政补助收入占总收入比例的变化（从22.490%增加到23.540%）可见2014年加大了对实施组的财政投入，并且实施组门诊收入和住院收入占医疗收入的比例有增长趋势，而药品收入的比重无明显变化。从乡镇级医疗机构看，公共卫生补贴、门诊收入比例和药品收入均略有增长，并且人员经费比例和平均工资也呈增长趋势。从村级医疗机构看，自2014年村卫生室人均基本公共卫生服务经费补助出现显著增长，上级补贴、人员经费也出现显著增长。

在医疗费用方面，县乡两级医疗机构自实施以来，实施组次均门诊费用和住院费用控制较好，均低于未实施组的增长水平，同时也低于实施前的增长水平。

（五）建立健全双向转诊制度

县乡村三级医疗机构实现功能互补双向转诊，较实施前，县级医疗机构虽然上转的人次远高于下转人次数，但整体转诊有所改善；乡镇级医疗机构向上级转诊人次数有显著下降，可能与乡镇医疗机构实施后的能力提高有关。同时，自实施以来，县级医疗机构平均就诊次数、年住院率较未实施组有显著增长，后者尤为突出，患者平均住院日也有下降趋势。乡镇医疗机构平均就诊次数有所增长，而年住院率有下降；平均住院日有增长趋势。村卫生室平均就诊次数呈增长趋势；出诊人次所占比例无明显变化，同实施前仍为下降趋势；同时基层公共卫生服务也有增长趋势，可见分级诊疗提高了工作效率。此外，自实施后，县、乡级医疗机构医师日均负担住院床日数均呈先增长后下降的趋势，而同期未实施组呈显著增长趋势，可见县乡村一体化的实施有效促进了工作人员的减负。

二、存在的问题

（一）医务人员政策认识有待加强

此次定性访谈发现，众多地区对于县乡村卫生服务一体化这一概念认识不足，主要表现在：①与乡村一体化混淆，统称为“一体化”；②虽从相关的政策和具体的措施可以看出该地区确实有实施一体化，但基层人员却不知道“县乡村卫生服务一体化”这一概念，甚至不能及时确定相关负责人，这也就解释了数据显示的67个民族（待遇）县中有11个县不知道是否实施了县乡村卫生服务一体化的现象。这在一定程度上必然对政策的实施和执行带来影响。

（二）各级医疗机构功能定位尚不明确

此次调研发现，各级医疗机构虽然名义上有功能定位，但实际上没有，不同级医疗机构之间无序竞争、争抢病源现象比较严重。县、乡镇、村等各级医疗机构的医疗工作均以常见病为主，功能定位同质化；各级医疗机构对“预防为主，防治结合”认识存在不足。同时，受到经济、交通、专业素质以及利益驱使等因素的影响，基层医疗卫生机构普遍存在“重医轻防”现象，对公共卫生工作不够重视。造成这一现状的原因主要有以下两个方面。

1. 县级医疗机构“龙头”作用不明显

县级医院作为县域内的医疗卫生中心，主要负责基本医疗服务及危重急症患者的抢救，并承担对乡镇卫生院、村（牧民定居点）卫生室的业务技术指导和卫生人员的进修培训。但是，本次调研发现县级医疗机构“龙头”作用不明显，诊疗疾病种类与乡镇卫生院没有明显差别，与乡镇卫生院存在无序竞争。县级医疗机构卫生人员技术能力有限，难以对乡、村（牧民定居点）两级医疗机构开展高水平、有针对性的业务指导工作。部分县级医疗机构自身人员缺口较大，面对群众增长较快的医疗服务需求不堪重负，从时间和精力上无法对基层进行很好的指导。

2. 乡镇医疗机构枢纽和卫生室网底作用尚未充分发挥

乡镇卫生院是我国农村三级医疗保障体系的重要组成部分，集医疗、预防和管理等多种职能于一身。从医疗服务的职能上看，乡镇卫生院应该提供常见病、多发病的诊疗等综合服务，保证农村居民基本医疗和基本卫生服务的需要；同时，乡镇卫生院还应负责提供公共卫生服务，尤其是一体化的实施还需要乡镇卫生院承担对村（牧民定居点）卫生室的业务管理和技术指导。但调研发现，民族地区乡镇卫生院存在诸多问题。第一，部分卫生院医疗设备、设施短缺，严重影响医疗服务能力，不能有效地开展对农村居民主要就诊疾病的诊疗；第二，部分卫生院存在入不敷出（收支结余为负）的现象，生存困难，主要是公共卫生工作收不抵支、亏本运行，严重影响工作人员积极性，进而影响公共卫生服务的质量；第三，一些卫生院人员数量严重不足，人员技术水平较低，影响医疗服务的数量和质量；第四，乡镇卫生院和村卫生室布点设置受行政区域限制，加上民族地区地理特征的影响，分布的合理性和均衡性较差。村（牧民定居点）和乡镇两级医疗机构在很多地区是相互孤立的点，缺乏有机联系，从村（牧民定居点）卫生室到达乡镇医疗机构的时间较长，乡镇医疗机构无法为村民（牧民）提供快捷的医疗服务。

村（牧民定居点）卫生室是农村卫生服务体系的“网底”，县乡村一体化管理实施后，对村（牧民定居点）卫生室医疗服务能力有一定的改善，管理也逐步做到规范化。但是，民族地区村（牧民定居点）卫生室仍存在许多问题。第一，卫生室总量严重不足，尤其是对于地广人稀、交通不便的民族地区，以行政区域限制设定村卫生室，村卫生室的数目不能满足需求，使得居民达到医疗机构的时间过长，这与世界卫生组织提出的初级卫生保健要求“能在 15 分钟内到达医疗机构”的标准存在较大差距。第二，部分地区村卫生室人员数量严重匮乏，并伴有乡村医生素质偏低、年龄老化等现象，导致这些地区村卫生室不能充分发挥其三级医疗网络的“网底”功能，居民就医可及性差，卫生服务利用低下。虽然县乡村卫生服务一体化实施后，加大了对村（牧民定居点）卫生室的投入和规范化管理，开展了对乡村医生的培训，但受其专业文化素质和年龄的影响，医疗服务能力仍然不足，上级配备的部分设备尤其是计算机设备存在闲置现象，在实现卫生信息化方面难度较大。第三，乡村医生整体对自身职责的认识不足，存在严重的重医疗轻预防的现象。总之，这些村级医疗机构在机构数量、人员数量和技术能力等方面的缺陷，导致其无法良好地完成三级医疗网络的“网底”功能。

（三）县级医疗机构业务能力有待全面提升

在县乡村卫生服务一体化中，县级医疗机构的作用举足轻重，县级医疗机构应具备相当的卫生服务水平和管理能力，即在卫生人员的质量和数量方面都有较高要求。然而，就目前四川省民族地区的实际情况看，县人民医院多在卫生人员方面存在“引不进、留不住”的现象，人员缺乏较显著且流动性大，具备较高业务素养和职业技能的卫生人员甚少，部分科室人员尚处于自顾不暇的状态。此外，调研表明在县乡村一体化的实施过程中，普遍存在负责指导乡镇卫生院的专家为县级医院的业务骨干的状况，其工作量本身就大，若要求其下派指导，无形中增加了工作量，存在一定消极因素。因此，现阶段县级医疗机构在卫生人员数量和质量方面的问题阻碍了县级医疗机构在县乡村一体化改革实施中发挥更大作用。

（四）双向转诊可持续发展存在挑战

一方面，由于下转需要患者的同意，鉴于基层医疗卫生机构的医疗能力，患者更愿意留在上级医疗机构；另一方面，县级医疗机构医生担心患者出院后出现病情反复而造成医疗纠纷；加之县级医疗机构有“创收”趋向，主观上希望多收患者等原因，双向转诊存在较大的挑战，“上转容易，下转难”的现象明显。

（五）机构间分工协作管理问题突出

县乡村一体化实施“三统一”原则，即人员统一管理、财务统一管理和业务统一管理。虽然“三统一”一定程度上有助于基层卫生事业在人、财和业务三方面的发展，但是也对机构间分工协作管理提出较高要求。此次调研发现县乡村一体化的实施整体受到地区条件的限制，各级卫生人员的认识和基层人员业务素养和职业技能水平参差不齐，上级人员在指导管理下级人员中存在很大的压力，进而引起消极的态度，给管理带来较大的难度。在财务方面，县乡两级财务独立核算，统一由县集中支付，必然对县级财务的整体要求提高，人员的工作量和（或）相应的人员支出加大；财务统一会影响部分基层卫生人员的收入，受利益驱使的影响，基层配合力度削弱。

（六）公共卫生工作落实存在挑战

调研数据显示，目前公共卫生工作有所进展，但由于受到以下因素的限制，公共卫生能力还有较大的提升空间。第一，受到地理条件的限制，外加民族地区人口居住分散，交通问题为公共卫生工作带来了众多不便；其次，基层信息化建设尚处于硬件建设阶段，影响公共卫生的发展。最后，值得注意的是，基层卫生人员对自己的职责认识有一定的偏误，存在明显的“重医疗，轻预防”的认识误区，这无疑会严重阻碍基层公共卫生事业发展。

三、政策建议

（一）加强政策宣传，强化制度建设

针对概念政策认识不清的现象，各地应该根据具体的情况，因地制宜地采取措施，加强工作人员内部的宣传教育工作并制定具有可操作性的制度文件，明确相关的规章制度，比如建立公共卫生考核机制、人员聘任制度、目标责任制度、定期培训制度、定点对口帮扶制度、医疗质量控制和明确的绩效和激励制度等。同时，为保证一体化实施，应该设立相应的县乡村卫生服务一体化医疗模式改革办公室，责任到人，在实际工作中不断地考察完善制度并督导落实，将督导工作延伸到农村，努力做到政策透明，提高工作人员的积极性和百姓的信任度，进一步明确县级医疗机构帮扶的责任和权力，促进乡镇卫生院对村卫生室的监督管理，并建立纵向合作的保障措施和激励机制。

（二）加强民族地区三级医疗体系建设

县乡村三级医疗网络是县乡村卫生服务一体化的骨架，所有的政策措施都依附于这一网络体系，同时二者又是相辅相成的，只有拥有完整的三级医疗网络体系才能保证县乡村一体化医疗模式顺利开展，而县乡村卫生服务一体化医疗模式又可促进三级医疗网络体系的进一步完善。为了顺利实施县乡村卫生服务一体化管理，应该建立较为完善的三级医疗网络体系，以下为针对三级医疗网络体系建设的具体建议。

1. 抓龙头，重点加强县级医疗机构的建设

县级医疗机构作为县域内的医疗卫生中心，有对乡镇、村的辐射和龙头作用，承担着对乡镇卫生院、村（牧民定居点）卫生室的业务技术指导和卫生人员的进修培训。但是受自身卫生技术人员数量、学历、职称的限制，目前县级

医疗机构“龙头”作用不明显。针对上述情况，首先，应加大人员经费投入，提高卫生人员的待遇，注重从年轻、未入编人员中选拔优秀人才，一方面他们愿意长期留下工作，能创造更多价值；另一方面，他们有潜力可挖，有时间可供培养。其次，采用多元化方式，强化人员培训，并建立良好的激励机制。最后，在提供较好待遇、较多机会培训学习等优惠措施的前提下，可以通过公开招聘，吸引更多的卫生人才，同时对应聘者应当签署合同，以保证人才队伍的稳定性。

2. 强网络，改善卫生院枢纽和卫生室网底功能

四川省民族地区医疗机构数量2014年都较2010年有一定程度的上升，尤其是村级卫生机构的数量。2014年相比2010年，村卫生室数量增长率民族地区为12.81%，民族待遇县为12.95%，均高于四川省平均水平6.20%。同时乡镇卫生院的综合能力也有了不同程度的改善，但硬件方面仍然存在设备短缺的问题，在软件方面，卫生人员数目和专业素质都尚待提高，并且还伴有业务支出超过业务收入现象，严重影响了卫生人员工作积极性。因此，乡镇卫生院不论是硬件还是软件方面都仍然不能满足其提供公共卫生服务和常见病、多发病的诊疗等综合服务的需求，以及承担对村（牧民定居点）卫生室的业务管理和技术指导的职能。针对上述问题，首先，应该加大乡镇和村级医疗机构硬件方面的财政投入，因地制宜地投入设备，并派专人就设备技术进行培训，使乡镇卫生院能提供常见病、多发病的诊疗。其次，公共卫生方面应加大财政投入，配备必要的设施设备，如车辆等，建立和实施明确的绩效考核制度，并就其落实情况展开抽查。最后，结合县乡村卫生服务一体化制度，加强对卫生人员有针对性的培训。医疗卫生方面，由县级医疗机构实施对口片区帮带，责任到人，并与绩效挂钩；公共卫生方面，由县级、州（市）级甚至省级的疾病预防控制中心人员和妇幼保健人员进行定期的讲座培训，可以考虑下基层，分层次展开宣讲，在开展针对卫生人员的培训的同时，也应该鼓励居民参与，对常见的预防保健知识进行宣教。

3. 广覆盖，因地制宜设置医疗机构

受本身地理特征的影响，以行政区域限制设定乡镇卫生院和村卫生室，将使村（牧民定居点）和乡镇两级医疗机构在很多地区变成孤立的点，缺乏有机联系，并不同程度影响到居民就医可及性，降低服务效能。由于四川省民族地区人少地广、交通不便，建议坚持小规模、广覆盖和因地制宜原则，打破行政

区域限制，根据居民需求，结合交通、文化习俗等因素，允许一乡有多个卫生院（或分院）、一村有多个卫生室。这有利于缩小居民到医疗机构的距离，提高卫生服务的可及性。

4. 促可及，积极发展流动医院和远程医疗

四川省民族地区地广人稀、交通不便，不论是从村卫生室到乡镇卫生院，还是从乡镇卫生院到县级医疗机构都存在距离远、用时长的问题，农村居民就医可及性差，这抑制了农村居民的卫生服务需求。对于村卫生室和一般乡镇卫生院比较棘手的疾病，居民往往采取延期或放弃治疗。解决此类情况，医疗机构应当更多地采取主动服务模式，积极发展流动医院，为它们配置流动医疗车、救护车、摩托车、便携式心电图机等机动设备，主动深入基层开展医疗卫生各项服务；同时加强通信设施和互联网络设施的配备，可以大力开展远程医疗和远程继续医学教育，充分发挥网络的优势，快速、经济地提高基层卫生人员专业素质，也方便偏远地区群众看病就医。

（三）促进纵向联合，完善分级诊疗

提高基层医疗卫生服务能力，建立上下级医疗机构间的分工协作机制和转诊机制，有利于提高医疗资源的配置效率和有效缓解“看病难、看病贵”问题，使群众在基层就诊觉得放心和满意。建议从以下几个方面入手。

1. 促进优质资源有序纵向流动

进行医联体建设、县乡村医疗机构的纵向联合及一体化管理，目的是促进优质医疗资源下沉，提高基层医疗服务能力和建立便利的转诊渠道，发挥上级医疗机构优质医疗资源的辐射和带头作用。通过县乡村卫生服务一体化管理，便于规范农村医疗秩序，保证居民能得到安全、及时、方便的医疗卫生服务。

2. 提高基层医疗卫生机构服务能力

提升基层医疗卫生机构服务能力，大力培养基层卫生人才。首先，需要提高基层医疗卫生机构人员的职业发展空间和保障队伍的稳定性，并适当提高他们的待遇，定期组织下级医生到上级医疗机构进修学习；农村医生的养老和收入保障问题也需要尽快解决。其次，从体制上解放医生的生产力，大力培养以全科医生为核心的基层卫生队伍。落实医生多点执业政策，使其成为独立的自由行医主体，使医院与医生之间形成竞争性双向选择关系。在竞争机制和政策

的引导下，医生将努力提高自身素质，选择在最适合的地方行医，或成为基层机构的全科医生，或虽然是城市医院医生但有部分时间在基层服务。目前，也可以采取安排大医院医生定期去社区坐诊，或者选拔愿意为基层群众服务、经卫生行政部门认可和全科医学培训的临床医生作为社区医生（或家庭医生），并建立三级医院专科医生与社区医院全科医生之间的互助网络，在基层全科医生遇见棘手问题时可以及时寻求上级医院专科医生的支持或快速转诊，社区医生根据与社区卫生机构和群众签订的协议，承担常见病、多发病的诊治，疑难杂症的鉴别和转诊。此外，基层医疗卫生机构在可使用药品数量、硬件设施等方面也存在一定的问题，影响了服务能力的改善。

3. 完善医疗机构分工协作机制

目前出现了大医院人满为患，基层医院门可罗雀的现象，即使有转诊，也往往是患者转上不转下。原因主要如下：医疗机构间的利益关系未理顺，仍以竞争为主，缺乏分工协作，导致对医疗机构的功能定位难以落实到位；对患者缺乏有效的医保激励约束机制；缺乏明确可操作的转诊规范。基于此，需要进一步明确不同医疗机构的功能定位并建立相应的协作机制，控制上级医院床位数量，通过与基层医院建立托管或医联体模式，将部分渡过急危重时期以及处于手术术后恢复期的患者转诊到其对接医院，加快自身周转率，从而达到提高自身床位使用率且基层医院也有患者的目的，上级医院可通过远程医疗和移动查房等信息化手段进行后期跟踪指导；通过加强宣传提高相关人员对各级医疗机构功能定位的认识，使政策落实到位；建立、完善转诊标准和转诊程序并加强监管。

4. 逐步提升群众对基层卫生服务能力的信任度和满意度

目前，无论农村还是城市，患者对基层医疗卫生机构认可度还不够高。提高群众对基层医疗卫生机构和医生的认可度还需要基层医生多宣传成功的分级诊疗试点经验，让群众逐步转变不合理的惯性思维。

（四）提高基本公共卫生服务认识

面对公共卫生问题，首先，应在观念上纠正“重医疗、轻预防”的认识，充分利用各种宣传媒体，加大对基本公共卫生服务的宣传力度，提高各级领导和广大群众对基本公共卫生服务项目重要性的认识。不断强化城乡居民的健康意识，引导和鼓励城乡居民群众及时、就近接受疾病预防健康保健服务，充分发挥社区、农村卫生服务在城乡医疗卫生体系中的作用。其次，注重建立、完善公共卫生相关的重要工作机制，特别是公共卫生服务内容的遴选机制、考核和绩效评价机制。不断调整基本公共卫生服务项目中的不合理内容，不能单纯套用国家重大公共卫生服务项目，而要建立完善的公共卫生服务包的遴选机制，根据各地实际确定基本公共卫生服务项目，使服务内容能更高效、更适合于基层群众。最后，要注重完善对公共卫生服务的考核指标体系和考核机制，明确考核主体，完善公共卫生人员薪酬体系，提高公共卫生人员基础性工资在绩效工资中的比重，提高其工作积极性。

（五）增加财政投入，力抓卫生人才建设

针对四川省民族地区的财政投入和卫生人才建设问题，更不可疏忽，需要动态观测，提出针对性的建议。

1. 加大投入，适当“补血”；完善机制，提升“自身造血”

首先，各级政府应调整投入再分配政策，根据各地的特征进行适当“补血”，对卫生投入实行更大的倾斜政策，加大投入比例，使其占有更多的财政预算份额，改善其“贫血”的现状。其次，必须不断完善相关管理和运行机制，提升基层医疗卫生机构自身“造血功能”。一是筹资补偿机制。合理界定政府直接提供的办医职责，通过补供方的形式落实基层医疗卫生服务机构的基本保障；同时，按照政府购买服务的形式，以医保基金和公共财政为主要筹资来源，对提供的基本医疗和公共卫生服务进行合理补偿。二是完善政府治理机制。按照管办分开的原则，加大基层医疗卫生机构自主管理权，深化编制和人事改革，变固定用人为合同用人，变身份管理为岗位管理，随着社保和养老保险制度改革，逐步淡化编制管理，强化基层医疗卫生机构负责人任期目标责任制。三是完善绩效考核机制。按照分级分层的考核制度，强化结果导向，进一步完善基层医疗卫生机构的绩效考核办法，将服务质量和数量、服务对象满意度、任务完成情况和城乡居民健康状况等作为主要考核内容，根据考核结果拨付补助经费或购买经费。四是完善内部分配机制。基层医疗卫生机构细化内部考核办法，突出效率、兼顾公平，收入分配重点向关键岗位、业务骨干和做出突出贡献的工作人员倾斜，建立以岗定酬、按绩取酬的激励性分配机制，充分发挥医务人员工作积极性。

2. 科学核定编制，提高基层卫生人才素质

（1）科学核定人员编制，完善岗位设置。

综合考虑民族地区服务人口数量变化、服务内容（尤其是公共卫生服务）以及地广人稀等特征，应科学核定和管理编制，需将卫生服务面积、卫生服务量和地理交通环境等因素作为编制核定卫生人力的重要依据。尽量避免“缺编”“空编”及编外人员过多等现象。

（2）加大定向培养力度，调整机构招聘方式，留住本地人员。

考虑到四川省民族地区经济、语言风俗文化、环境等的特殊性，应重视本地卫生人员的培养，就地取材。首先，加大定向培养力度。由于民族地区的特殊情况，待遇和工作条件较差，难以引进外来人才，必须充分利用省内外医学教育资源，尤其是加快三州医学教育的发展，扩大它们面向民族地区定向招生数量，在定向招生时可以适当实行倾斜政策。其次，卫生事业单位公开招聘既要保障用人单位意愿，又要在考核中体现公正，加强公开招聘考试的科学性。增加卫生事业单位用人的自主性，缩短招聘周期。适当降低基层医疗卫生机构和部分特殊紧缺专业招聘标准，使公开招聘能招到更多适应岗位需求的紧缺人才。

（3）创办农村医学专业，培养适宜人才。

面对当前我省基层农村卫生人员缺少、素质不高的现状，应该加强教育改革，创办农村医学专业。根据农村卫生服务需求进行课程设置，为农村地区培养适宜的、留得住的、高质量的本科或专科卫生人才。同时，逐步完善与农村医学相配套的执业认证和职称晋升制度。

（4）加强医学继续教育，提升人员素质。

对现有基层卫生人员开展学历教育和继续教育，不断提升他们的服务能力。特别是要注重他们的继续教育，保证基层卫生人员每年必须接受一定时间的继续教育，并给予时间和经费安排。改变基层卫生人员继续教育以理论知识为基础、以讲授方式为主的形式，加强实用性操作技能的培训，如通过病例讨论、床旁教学、带教指导等多种形式，真正提高基层卫生人员的临床实践能力。既要坚持以往有效的培训方式，如农村卫生协会利用自身优势组织的农村医生学习培训，还应利用现代信息技术，大力构建远程教育网络，开展远程继续医学教育，让基层卫生人员方便、廉价地获取新知识和新方法。

（5）加大人力资源投入，改善人员待遇。

政府投入应适当向基层倾斜，尤其是向人才队伍倾斜，增加基层卫生人员

收入，改善工作环境和生活条件。要制定稳定的、优惠的、具有吸引力的政策，通过政策引导人才向社区、向农村流动，如适当降低基层医疗卫生机构招聘条件，对医学院校毕业生到基层就业给予一定的培训进修、生活补助、住房照顾、晋升职称等方面的优惠措施。

3. 加强基层医院信息化建设财政投入

目前，基层医院由于技术力量薄弱等原因导致患者不愿意到基层医院就诊，通过引进及自身培养的方式不能在短期内达到有效目的。在当前信息化高速发展的时代，通过加强基层医院的信息化建设投入，与上级医院充分进行网络覆盖，做到实时通讯，快速地让基层医生以及患者获得上级医院的技术支持是非常有必要的。如建立移动远程查房系统，基层医生通过配置移动电脑与摄像装置，与上级医院对接，可以达到双方同步查房及实时指导的目的；同时建立医联体单位医院信息系统（hospital information system，HIS）系统互联互通模式，使上级指导医院能够有一定权限查看以及指导基层医生医疗活动，这样既可以提高基层医院医生水平，又可以更好地为患者服务并获得患者信任；社区医院全科医生可以通过专门开发的手机应用程序与上级医院医生建立实时手机沟通方式，实现快速帮扶及转诊模式。

附录一　县乡村一体化管理问卷调查

调查员自我介绍及说明：为促进四川省民族地区卫生事业发展，根据有关安排，我们开展本次调查，希望得到您的配合。

关于被访者信息保密的保证：对于您提供的一切信息，我们会严格遵守《中华人民共和国统计法》予以保密，请您无须有任何顾虑。

调查对象：__________职务：__________任本职工作时间：__________

所在机构：__________________________电话：______________________

调查人：____________________________调查日期：________________

1. 本县是否实施县乡村卫生服务一体化

①否（调查结束）　　②是

2. 本县开展县乡村卫生服务一体化的时间：20______年____月

3. 是否制定本县（市）的县乡村卫生服务一体化管理文件实施方案

①否　　②是

4. 是否成立专门领导小组安排部署县乡村卫生服务一体化管理工作

①否　　②是

5. 是否有县乡村卫生服务一体化管理实施效果年终总结报告

①否　　②是

6. 是否有关于本县县级医疗机构对乡镇卫生院帮扶关系的相关文件

①否　　②是

7. 是否有关于本县县级医疗机构卫生技术人员晋升需下乡锻炼的相关文件

①否　　②是

8. 是否有关于双向转诊的相关文件

①否　　②是

9. 是否实施分级诊疗制度

①否　　②是

10. 目前本地区县级医疗机构之间是否存在横向合作？

①否　（如果否跳至 12）　②是

11. 政府对医疗机构之间开展横向合作是否给予政策支持？

①否　②是

12. 县级医疗机构与乡镇医疗机构纵向合作的模式包括哪些？（可多选）

①签订技术合作协议　②县乡托管　③组建医疗集团（如医联体）

④院办院管（乡镇卫生院属于本院的分院）　⑤管办分离

⑥其他，请备注________________

13. 县级医疗结构与乡镇卫生院人员互动形式有：（可多选）

①县级医生定期到乡镇卫生院坐诊

②县级医生到乡镇卫生院开展专题讲座

③县级医生到乡镇卫生院开展专项手术

④乡镇卫生院人员到县级医疗机构进修　⑤联合病房或查房

⑥长期派驻技术骨干服务基层并与业务晋升挂钩

⑦其他，请备注________________

14. 在县乡村卫生服务一体化管理工作中除了上述谈到的横向合作和纵向合作，有没有其他主要的措施？

①否　②是（请备注________________）

附录二　四川省民族地区县乡村一体化管理问卷调查表

市（州）__________ 县 __________ 机构名称 ____________

1. 本县是否实施县乡村卫生服务一体化（　　）

①否（调查结束）　　②是

2. 本县开展县乡村卫生服务一体化的时间：20 ____ 年____月

3. 是否制定本县（市）的县乡村卫生服务一体化管理文件实施方案（　　）

①否　　②是

4. 是否成立专门领导小组安排部署县乡村卫生服务一体化管理工作（　　）

①否　　②是

5. 是否有县乡村卫生服务一体化管理实施效果年终总结报告（　　）

①否　　②是

6. 是否有关于本县县级医疗机构对乡镇卫生院帮扶关系的相关文件（　　）

①否　　②是

7. 是否有关于本县县级医疗机构卫生技术人员晋升需下乡锻炼的相关文件（　　）

①否　　②是

8. 是否有关于双向转诊的相关文件（　　）

①否　　②是

9. 是否实施分级诊疗制度（　　）

①否　　②是

10. 目前本地区县级医疗机构之间是否存在横向合作？（　　）

①否（如果否跳至 12）　　②是

11. 政府对医疗机构之间开展横向合作是否给予政策支持？（　　）

①否　　②是

12. 县级医疗机构与乡镇卫生院纵向合作的模式包括哪些？（可多选）（　　）

①签订技术合作协议　　②县乡托管　　③组建医疗集团（如医联体）

④院办院管（乡镇卫生院属于本院的分院）　　⑤管办分离

⑥其他，请备注____________________

13. 县级医疗结构与乡镇卫生院人员互动形式有：(可多选)（　　）

①县级医师定期到乡镇卫生院坐诊

②县级医师到乡镇卫生院开展专题讲座

③县级医师到乡镇卫生院开展专项手术

④乡镇卫生院人员到县级进修

⑤联合病房或查房

⑥长期派驻技术骨干服务基层并与业务晋升挂钩

⑦其他，请备注____________________

14. 在县乡村卫生服务一体化管理工作中除了上述谈到的横向合作和纵向合作，有没有其他主要的措施？（　　）

①否　　②是（请备注____________________）

填表人：__________　　　　联系电话：__________

附录三　卫生行政部门有关负责人访谈提纲

调查员自我介绍及说明：为促进四川省民族地区卫生事业发展，根据有关安排，我们开展本次调查，希望得到您的配合。

关于被访者信息保密的保证：对于您提供的一切信息，我们会严格遵守《中华人民共和国统计法》予以保密，请您无须有任何顾虑。

访谈对象：__________职务：__________任本职工作时间：__________

所在机构：__________________________电话：______________________

访谈人：____________________________访谈日期：________________

访谈内容：

1. 您所在的地区是否实施县乡村卫生服务一体化？

2. 若是请就县乡村卫生服务一体化的情况回答下列问题；若否请就县乡村卫生服务一体化的情况回答下列问题，并谈谈对县乡村卫生服务一体化的认识？

3. 何时开始实施？都有哪些地区实施？

4. 请您介绍您所在地区医疗服务体系的基本情况（人员、设备、医疗服务能力等方面），并谈谈您所在地区进行县乡村卫生服务一体化改革的主要目的，改革对县级医疗服务体系产生的影响（即利弊分析）有哪些？

5. 请您谈谈和周边地区相比，您所在地区有没有根据自身情况制定特色政策（包括调整政策）？

6. 请您列举县乡村卫生服务一体化采取的核心措施（做个基本评价：包括做得比较好的和做得不够好的两方面）。目前为止实施程度如何？是否基本达到政策预期目标？

7. 谈谈您对县乡村各级医疗机构在一体化医疗服务体系中功能定位的看法？

8. 目前您所在地区县级医疗机构之间是否存在横向合作？如果存在，请谈谈横向合作的基本情况（包括政府的政策支持），未来还会（希望）构建哪些横向关系？

9. 请您谈谈您所在地区县级医疗机构与乡镇卫生院及村卫生室之间纵向合作的基本情况，未来还会（希望）构建哪些纵向关系？

10. 是否实行基层首诊和分级诊疗？医保报销是否与首诊和转诊挂钩？您对于建立首诊、分诊和转诊等制度的设计是如何看待的？

11. 为配合县乡村卫生服务一体化，在监管形式和人员结构上是否做出相应调整？现行行政监管和医保监管的力度如何？能否达到县乡村卫生服务一体化所需要求？

12. 在县乡村卫生服务一体化后，三级医疗机构资源配置有何变化？更多集中到大医院（上级医院）还是基层？

13. 您觉得一体化的政策投入力度如何？能否满足您心目中县乡村卫生服务一体化的要求？

14. 县乡村卫生服务一体化之后患者的总体流向有没有改变？您对现在服务覆盖能力还满意吗？有没有达到政策预期目标或是否需要进一步调整？

15. 您所在地区县乡村卫生服务一体化在实施到一定阶段后，回顾当时的政策设计，您认为是否基本实现了预期政策目标？在哪些方面需要进一步完善（管理体制、服务体系等方面）？主要存在哪些障碍？需要哪些政策支持？

附录四　县级医疗机构院长或医务处负责人访谈提纲

调查员自我介绍及说明：为促进四川省民族地区卫生事业发展，根据有关安排，我们开展本次调查，希望得到您的配合。

关于被访者信息保密的保证：对于您提供的一切信息，我们会严格遵守《中华人民共和国统计法》予以保密，请您无须有任何顾虑。

访谈对象：__________职务：__________任本职工作时间：__________

所在机构：____________________________电话：________________________

访谈人：______________________________访谈日期：________________

访谈内容：

1. 您所在医疗机构是否实施县乡村卫生服务一体化？

2. 若是请就县乡村卫生服务一体化的情况回答下列问题；若否请就乡村一体化的情况回答下列问题，并谈谈对乡村卫生服务一体化的认识？

3. 何时开始实施？都有哪些地区实施？

4. 请您介绍您所在医疗机构的基本情况（人员、设备、医疗服务能力等方面），请您谈谈您所在地区县乡村医疗卫生服务一体化实施后对您所在单位医务管理方面主要的影响（双向转诊、就诊人数、医疗纠纷等方面）有哪些？

5. 谈谈您对县乡村各级医疗机构在县乡村卫生服务一体化医疗服务体系中功能定位的看法？

6. 请问您所在单位与其他同级医疗机构之间是否建立横向合作机制？如果存在，请详细介绍横向合作的模式及具体做法，并就合作取得的成效、存在的问题、拟解决的办法及未来还会（希望）发展哪些合作谈谈自己的看法？（此处可收集典型的案例）

7. 请您谈谈您所在单位在县乡村卫生服务一体化之前和基层医疗卫生机构的主要联络合作形式，县乡村卫生服务一体化后合作的现状（包括合作的机制、合作的模式、合作取得的成效及存在的关键问题等），以及未来还会（希

望）发展哪些合作?（此处可收集典型的案例）

8. 您觉得县乡村卫生服务一体化实施后，您所在单位人员管理形式是否有相应改变?是否涉及您所在单位人员绩效评定和分配形式?您所在单位医生是否接受这一转变?

9. 在县乡村卫生服务一体化实施后，您所在单位基础设施或资源配置有何变化?您觉得县乡村卫生服务一体化的政策投入力度如何?能否满足您心目中县乡村卫生服务一体化的要求?

10. 县乡村卫生服务一体化实施后，您所在单位服务量和服务能力有何变化?您对您所在单位的服务覆盖能力还满意吗?有没有达到县乡村卫生服务一体化初期的预设目标?

11. 您所在单位医生是否接受县乡村卫生服务一体化对于服务方式的转变?

12. 您认为您所在地区县乡村卫生服务一体化在哪些方面做得比较好；哪些方面需要进一步完善（管理体制、服务体系等方面）?主要存在哪些障碍?需要哪些政策支持?

附录五　乡镇级医疗机构院长或医务处负责人访谈提纲

调查员自我介绍及说明：为促进民族地区卫生事业发展，根据有关安排，我们开展本次调查，希望得到您的配合。

关于被访者信息保密的保证：对于您提供的一切信息，我们会严格遵守《中华人民共和国统计法》予以保密，请您无须有任何顾虑。

访谈对象：__________职务：__________任本职工作时间：__________

所在机构：__________________________电话：______________________

访谈人：____________________________访谈日期：________________

访谈内容：

1. 请您谈谈您所在地区县乡村卫生服务一体化实施后对您所在单位医务管理方面主要的影响（双向转诊、就诊人数、医疗纠纷等方面）？

2. 谈谈您对县乡村各级医疗机构在县乡村卫生服务一体化体系中功能定位的看法？

3. 请问您所在单位与其他同级医疗机构之间是否建立横向合作机制？如果存在，请详细介绍横向合作的模式及具体做法，并就合作取得的成效、存在的问题、拟解决的办法及未来还会（希望）发展哪些合作谈谈自己的看法？（此处可收集典型的案例）

4. 请您谈谈您所在单位在县乡村卫生服务一体化实施之前和县级以及村卫生室的主要联络合作形式，县乡村卫生服务一体化后合作的现状（包括合作的机制、合作的模式、合作取得的成效及存在的关键问题等），以及未来还会（希望）发展哪些合作？（此处可收集典型的案例）

5. 您觉得县乡村卫生服务一体化实施后，您所在单位人员管理形式是否有相应改变？是否涉及您所在单位人员绩效评定和分配形式？您所在单位医生是否接受这一转变？

6. 在县乡村卫生服务一体化实施后，您所在单位基础设施或资源配置有何变化？您觉得一体化的政策投入力度如何？能否满足您心目中县乡村卫生服务一体化的要求？

7. 县乡村卫生服务一体化实施后，您所在单位服务量和服务能力有何变化？您对您所在单位的服务覆盖能力还满意吗？有没有达到县乡村卫生服务一体化初期的预设目标？

8. 您所在单位医生是否接受县乡村卫生服务一体化对于服务方式的转变？

9. 您认为您所在地区县乡村卫生服务一体化在哪些方面做得比较好；哪些方面需要进一步完善（管理体制、服务体系等方面）？主要存在哪些障碍？需要哪些政策支持？

附录六　村卫生室访谈提纲

调查员自我介绍及说明：为促进四川省民族地区卫生事业发展，根据有关安排，我们开展本次调查，希望得到您的配合。

关于被访者信息保密的保证：对于您提供的一切信息，我们会严格遵守《中华人民共和国统计法》予以保密，请您无须有任何顾虑。

访谈对象：__________职务：__________任本职工作时间：__________

所在机构：__________________________电话：______________________

访谈人：____________________________访谈日期：________________

访谈内容：

1. 请您谈谈您所在地区县乡村卫生服务一体化实施后对您所在单位医务管理方面主要的影响（双向转诊、就诊人数等方面）？

2. 谈谈您对县乡村各级医疗机构在县乡村卫生服务一体化服务体系中功能定位的看法？

3. 请问您所在单位与其他同级医疗机构之间是否建立横向合作机制，如果存在，请详细介绍横向合作的模式及具体做法，并就合作取得的成效、存在的问题、拟解决的办法及未来还会（希望）发展哪些合作谈谈自己的看法。（此处可收集典型的案例）

4. 请您谈谈您所在单位在县乡村卫生服务一体化之前和县乡级医疗机构的主要联络合作方式，一体化后合作的现状（包括合作的机制、合作的模式、合作取得的成效及存在的关键问题等），以及未来还会（希望）发展哪些合作？（此处可收集典型的案例）

5. 您觉得县乡村卫生服务一体化实施后，您所在单位人员管理形式是否有相应改变？是否涉及您所在单位人员绩效评定和分配形式？您所在单位医生是否接受这一转变？

6. 在县乡村卫生服务一体化实施后，您所在单位基础设施或资源配置有何变化？您觉得县乡村卫生服务一体化的政策投入力度如何？能否满足您心目中县乡村卫生服务一体化的要求?

7. 县乡村卫生服务一体化实施后，您所在单位服务量和服务能力有何变化?您对您所在单位的服务覆盖能力还满意吗?有没有达到县乡村卫生服务一体化初期的预设目标?

8. 您所在单位医生是否接受县乡村卫生服务一体化对于服务方式的转变?

9. 您认为您所在地区县乡村卫生服务一体化在哪些方面做得比较好；哪些方面需要进一步完善（管理体制、服务体系等方面）?主要存在哪些障碍?需要哪些政策支持?

附录七　患者访谈提纲

<u>调查员自我介绍及说明：</u>为促进四川省民族地区卫生事业发展，根据有关安排，我们开展本次调查，希望得到您的配合。

<u>关于被访者信息保密的保证：</u>对于您提供的一切信息，我们会严格遵守《中华人民共和国统计法》予以保密，请您无须有任何顾虑。

访谈地点：________市________县__________ 医院。

访 谈 人：_____________________________访谈日期：________________

一、被调查者个人基本情况

1. 性别：①男　　②女

2. 出生年月：________年____ 月____日

3. 文化程度：

①未受过正规教育　　②小学　　③初中　④高中/中专

⑤大专　⑥大学及其以上　　⑦不明

4. 职业类型：

①机关、企事业单位管理者　　②专业技术人员　　③个体工商户

④办事人员（普通公务员、公司职员、邮政电信业务人员等）

⑤农业劳动者（从事农林牧渔工作）　　⑥城市务工的农民

⑦离退休人员　　⑧军人　　⑨其他

5. 医疗保险的形式是（可多选）：

①城镇职工医疗保险　　②新型农村合作医疗保险

③城镇居民医疗保险　　④公费医

⑤商业医疗保险　　⑥其他医疗保险

⑦有医疗保险，但不知道具体形式　　⑧无医疗保险

6. 您家庭近三个月的人均月收入是多少________（元）?

如果是农村居民询问：您家庭人均一年的收入是多少______（元）?

二、最近一次转诊就医情况

1. 就诊情况：

就诊机构	疾病名称	就诊方式		自付的医疗费用	医保报销费用
		住院（天数）	门诊（次数）		
乡镇卫生院					
县级医疗机构					

2. 转诊情况：

（1）您觉得转诊手续办理是否方便：

①方便　②一般　③不方便

（2）转诊医院选取方式：

①医生推荐选择　②乡镇卫生院定点上转医院

③患者自己选择　④其他

（3）与县级医院联系转诊的方式：

①乡镇卫生院接诊医生负责联系　②患者自行联系

③由乡镇卫生院专门负责转诊的部门联系　④其他

（4）转诊过程患者的转运由哪方负责：

①乡镇卫生院　②县级医疗机构　③患者　④其他

（5）转诊时医院是如何处理您的病历、检查报告等？

①乡镇卫生院接诊医生负责转交　②患者自行联系

③由乡镇卫生院专门负责转诊的部门处理　④其他

三、对县乡村卫生服务一体化的评价

1. 若县级医疗机构医生定期到乡镇卫生院坐诊，您是否会选择在乡镇卫生院就诊而不去县级医疗机构看病：

①是　②否　③看情况

2. 县级医疗机构医生到乡镇卫生院开展专项手术，您是否选择在乡镇卫生院接受手术：

①是　②否　③看情况

四、对县级医疗机构的评价

评　价　内　容	评　价		
	满意	一般	不满意
您对医院的设备条件是否满意			
总体看，您对医院的就诊环境是否满意			
您对到这里来看病或利用服务的便捷性是否满意			
您对在医院诊疗所花时间是否满意			
您对给您看病医生的态度是否满意			
您对接待您的护士的态度是否满意			
您认为医务人员对您病情和治疗方案的解释沟通情况如何			
您对医生医疗技术水平是否满意			
您对就诊所花费的医疗费用如何评价			

您对就诊最不满意的是（选择三项）：

①设施环境差　②等待住院时间长　③手续烦琐　④技术水平低

⑤费用高　⑥收费不合理　⑦提供不必要的服务　⑧服务态度差

⑨感觉受到歧视

⑩其他（备注________________________________）

五、对乡镇卫生院的评价

评　价　内　容	评　价		
	满意	一般	不满意
您对医院的设备条件是否满意			
总体看，您对医院的就诊环境是否满意			
您对到这里来看病或利用服务的便捷性是否满意			
您对在医院诊疗所花时间是否满意			
您对给您看病医生的态度是否满意			
您对接待您的护士的态度是否满意			
您认为医务人员对您病情和治疗方案的解释沟通情况如何			
您对医生医疗技术水平是否满意			
您对就诊所花费的医疗费用如何评价			

您对就诊最不满意的是（选择三项）：

①设施环境差　②等待住院时间长　③手续烦琐　④技术水平低

⑤费用高　⑥收费不合理　⑦提供不必要的服务　⑧服务态度差

⑨感到受到歧视

⑩其他（备注________________________________）

参考文献

[1] Barro RJ. Economic growth in a cross section of countries [J]. The Quarterly Journal of Economics, 1991, 106 (2): 407—443.

[2] Chen Z. Launch of the health-care reform plan in China [J]. The Lancet 2009, 373 (9672): 1322—1324.

[3] Diniz SG, d'Oliveira AFPL, Lansky S. Equity and women's health services for contraception, abortion and childbirth in Brazil [J]. Reproductive Health Matters 2012, 20 (40): 94—101.

[4] Embrett MG, Randall GE. Social determinants of health and health equity policy research: exploring the use, misuse, and nonuse of policy analysis theory [J]. Social science & medicine, 2014, 108, 147—155.

[5] Farmer J, Philip L, King G, et al. Territorial tensions: misaligned management and community perspectives on health services for older people in remote rural areas [J]. Health & Place, 2010, 16 (2): 275—283.

[6] Hennegan J, Kruske S, Redshaw M. Remote access and care: a comparison of Queensland women's maternity care experience according to area of residence [J]. Women And Birth : Journal of the Australian College of Midwives, 2014, 27 (4): 281—291.

[7] Johns B, Steinhardt L, Walker DG, et al. Horizontal equity and efficiency at primary health care facilities in rural Afghanistan: a seemingly unrelated regression approach [J]. Social Science & Medicine, 2013, 89: 25—31.

[8] Kontodimopoulos N, Nanos P, Niakas D. Balancing efficiency of health services and equity of access in remote areas in Greece [J]. Health Policy, 2006, 76 (1): 49—57.

[9] Pan J, Wang P, Qin X, et al. Disparity and convergence: Chinese provincial government health expenditures [J]. PloS One, 2013, 8 (8): e71474.

[10] Robberstad B, Norheim OF. Incorporating concerns for equal lifetime health in evaluations of public health programs [J]. Social Science & Medicine, 2011, 72 (10): 1711-1716.

[11] Snyder J, Wagler M, Lkhagvasuren O, et al. An equity tool for health impact assessments: reflections from Mongolia [J]. Environmental Impact Assessment Review, 2012, 34: 83-91.

[12] Theodorakis P, Mantzavinis G. Inequalities in the distribution of rural primary care physicians in two remote neighboring prefectures of Greece and Albania [J]. Rural Remote Health, 2005, 5 (3): 457.

[13] Van Ourti T, Erreygers G, Clarke P. Measuring equality and equity in health and health care [J]. Encyclopedia of Health Economics, 2014, 51 (4): 234-239.

[14] WHO. Increasing access to health workers in remote and rural areas through improved retention [M]. Geneva: WHO Press, 2010.

[15] WHO. Monitoring equity in access to AIDS treatment programmes, a review of concepts, models, methods and indicators [M]. Geneva: WHO Press, 2010.

[16] 关旭静，唐雪峰，吴先萍，等. 四川省三级促进基本公共卫生服务均等化指导中心建设与运行现状调查 [J]. 中国循证医学杂志 2015, 15 (3): 249-252.

[17] 景琳. 少数民族地区农村居民卫生服务需求与利用分析（国家第三次卫生服务调查西部扩点四川调查课题组）[J]. 中国卫生事业管理 2005, 21 (11): 684-687.

[18] 景琳，黄艳玲，徐保华，等. 四川省民族地区疾病预防控制机构基本情况及存在的主要问题 [J]. 中国卫生事业管理, 2011, 28 (5): 356-357.

[19] 李晓燕. 新医改背景下农村卫生服务效率问题研究——以四川省为例 [J]. 西北农林科技大学学报（社会科学版）, 2012, 12 (1): 8-12.

[20] 曲青山. “四个全面”: 新形势下党治国理政的总方略 [J]. 党建, 2015 (2): 27-29.

[21] 沈骥，胡锦梁. 论县级医院的长远规划与分步实施 [J]. 中国卫生事业管

理，2013，30（9）：644－645.

［22］沈骥，赵晓光，钟新秋，等. 以科学发展观为指导，规范农村基层医疗卫生机构标准化建设［J］. 中国卫生事业管理，2013，30（3）：164－166.

［23］沈骥，郑小华. 四川省民族地区卫生发展状况研究［J］. 中国卫生事业管理 2008，25（1）：4－6.

［24］习近平. 扎实做好保持党的纯洁性各项工作［J］. 党建，2012（4）：6－9.

［25］向玲凛，邓翔，瞿小松. 西南少数民族地区贫困的时空演化——基于110个少数民族贫困县的实证分析［J］. 西南民族大学学报（人文社会科学版），2013，34（2）：124－129.

［26］肖艳丽. 四川省民族地区卫生人力资源现状分析及公平性研究［D］. 成都：成都中医药大学，2011.

［27］杨练，杨胤清，李玉强，等. 四川省少数民族地区乡镇卫生院服务能力现状研究［J］. 中国卫生事业管理 2012，29（3）：210－212.

［28］朱恒鹏，昝馨，林绮晴. 医保如何助力建立分级诊疗体系［J］. 中国医疗保险，2015（6）：9－11.

［29］俞敏洁. 基于县乡村一体化视角的县级人民医院发展策略研究［D］. 武汉：华中科技大学医药卫生管理学院，2012.

［30］代涛，陈瑶，韦潇. 医疗卫生服务体系整合：国际视角与中国实践［J］. 中国卫生政策研究，2012，5（9）：1－9.

［31］Bodenheimer T. The American health care system：physicians and changing medical marketplace［J］. New England Journal of Medicine，1999，340（7）：584－588.

［32］National Center for Health Statistics. Health United States，2005［M］. Hyattsville，Maryland：National Center for Health Statistics (US)，2005.

［33］杜娟，李蔓，路孝琴，等. 加拿大基层医疗改革及启示［J］. 中国卫生事业管理，2010（8）：65－68.

［34］Oelke ND，Cunning L，Andrews K，et al. Organizing care across the continuum：primary care specialty services，acute and long－term care［J］. Healthcare Quarterly，2009，13：75－79.

［35］丁润萍. 国外农村医疗保障的经验及对我国的启示［J］. 经济问题，2007，(4)：122－124.

［36］Robinson R，Grand JL. Evaluating the NHS reforms［M］. London：

Kings Fund Institute，1994.

[37] 郭永松. 国内外医疗保障制度的比较研究 [J]. 医学与哲学（人文社会医学版），2007（8）：2－5.

[38] 詹国彬，王雁红. 英国 NHS 改革对我国的启示 [J]. 南京社会科学，2010，(9)：36－42.

[39] 尚婷，姚华. 国外农村医疗卫生工作经验研究 [J]. 中国农村卫生，2012（2）：39－41.

[40] 卢祖询，金生国. 国外社区卫生服务 [M]. 北京：人民卫生出版社，2001.

[41] 叶露，张朝阳，刘利群，等. 泰国卫生服务制度的启示与思考 [J]. 中国卫生资源，2003（11）：282.

[42] 徐青，刘斌. 建立健全农村三级卫生服务网络的政府责任体系重构 [J]. 医学与社会，2008，21（6）：19－21.

[43] 汪雪梅，张业武. 我国乡村卫生组织一体化管理的现状与思考 [J]. 安徽卫生职业技术学院学报，2002，1（1）：26－28.

[44] 张朝阳. 关于乡村卫生组织一体化管理的探讨 [J]. 中国农村卫生事业管理，1998，18（6）：3－7.

[45] 田淼淼，冯占春. 乡村卫生服务一体化管理内涵及目标研究 [J]. 中国农村卫生事业管理，2013，33（12）：1340－1342.

[46] 简梁盛. 海南农村卫生发展新模式——县、乡、村卫生管理一体化模式的研究与实践 [J]. 中国农村卫生事业管理，2002，22（3）：12－14.

[47] 张继伟，刘加卓，姜晓波，等. 关于县乡村卫生服务一体化管理体系建设问题探讨 [J]. 中国初级卫生保健，2014，28（8）：11－15.

[48] 刘东兴，王继武. 公立医院托管改革模式的制度分析及建议 [J]. 中国医院管理，2004，24（9）：8－9.

[49] 高友俊，白光文，李帮碧，等. 重庆市城乡卫生统筹条件下县乡村卫生一体化管理研究 [J]. 中国初级卫生保健，2011，25（12）：11－12.

[50] 华宁县卫生局. 华宁县人民政府关于开展县乡村医疗服务一体化管理的实施意见（试行）[R/OL].（2014－03－26）[2019－11－01]. http://www.huaning.gov.cn/news/1395802240550.html.

[51] 黄金玲，郭启勇，裴冬梅. 我国医疗资源纵向整合的现状分析与对策研究 [J]. 现代医院管理，2010，38（5）：8－12.

[52] 朱兆芳，姜巍，王禄生，等. 县乡卫生机构纵向业务合作不同做法及评

价［J］. 中国卫生政策研究，2009，2（9）：26－32.

［53］刘继同. 公立医院管办分离文献回顾系统综述与理论框架［J］. 中国医院管理，2008，320（3）：12.

［54］曲江斌，张西凡乡村卫生组织一体化管理的效果、不足与思考［J］. 中国农村卫生事业管理，2006，26（1）：61－62.

［55］陈湘安. 宁阳县县乡村卫生服务管理一体化的基本内涵［J］. 中国农村卫生事业管理，2006，26（6）：5－7.

［56］黄圣洁. 重庆市丰都县县乡村医疗机构一体化管理研究［D］. 重庆：重庆医科大学，2013.

［57］潘树荣，颜高义. 兴安县乡村卫生服务管理“一体化”工作浅析［J］. 中国妇幼保健，2004，19：10－11.

［58］姜文洁，张东峰，王景宏，等. 胶南市县乡村一体化管理下的村卫生室运行效果调查［J］. 中华医药管理杂志，2010，26（7）：542－544.

［59］韩子刚. 搞好县医院建设，发挥农村三级医疗网的龙头作用［J］. 中国医院，2004，8（4）：8.

［60］王建生，姜垣，金水高. 乡村一体化管理对农村卫生服务利用公平性的影响［J］. 中国农村卫生事业管理，2002，22（8）：25－32.

［61］袁成清，徐玉国. 盐都县乡村卫生组织一体化管理的实践与思考［J］. 中国卫生经济，2000，19（5）：56－57

［62］李传荣，姜文洁，张东峰，等. 胶南市县乡村一体化管理下的县级医院运行效果调查［J］. 中华医院管理杂志，2010，26（7）：537－539.

［63］胡晓媛. 新疆 9 县（市）乡村卫生服务一体化管理实施现状分析及评价［D］. 新疆：新疆医科大学，2012.